Medicina Legal y Toxicología

LECCIONES DE MEDICINA

Medicina Legal y Toxicología

Coordinador
Ángel Nieto Sánchez

Profesor Asociado, Departamento de Medicina,
Facultad de Medicina, Universidad Francisco de Vitoria,
Pozuelo de Alarcón, Madrid.

Facultativo Especialista de Área, Unidad de Medicina Interna,
Hospital Clínico San Carlos, Madrid.

EDITORIAL MEDICA panamericana

Buenos Aires - Bogotá - Madrid - México
www.medicapanamericana.com

1ª Edición, diciembre 2020
1ª Reimpresión, marzo 2021.

EDITORIAL MEDICA panamericana

Visite nuestra página web:
http://www.medicapanamericana.com

ARGENTINA
Marcelo T. de Alvear 2145 (C 1122 AAG)
Ciudad Autónoma de Buenos Aires, Argentina
Tel.: (54-11) 4821-2066 / Fax: (54-11) 4821-1214
e-mail: info@medicapanamericana.com

COLOMBIA
Carrera 7a A nº 69-19 - Bogotá DC, Colombia
Tel.: (57-1) 235-4068 / Fax: (57-1) 345-0019
e-mail: infomp@medicapanamericana.com.co

ESPAÑA
Sauceda, 10, 5ª planta - 28050 Madrid, España
Tel.: (34-91) 131 78 00 / Fax: (34-91) 457 09 19
e-mail: info@medicapanamericana.es

MÉXICO
Av. Miguel de Cervantes Saavedra, 233, piso 8, oficina 801
Colonia Granada, Alcaldía Miguel Hidalgo
CP 11520, Ciudad de México, México
Tel.: (5255) 5250 0664
e-mail: infomp@medicapanamericana.com.mx

ISBN: 978-84-9110-664-7 (Versión impresa + digital)
ISBN: 978-84-9110-665-4 (Versión digital)

Sauceda, 10, 5ª planta - 28050 Madrid
Depósito legal: M-8401-2020
Impreso en España

Índice de autores

García Martínez de Bartolomé, Ruth

Profesora Asociada, Departamento de Pediatría,
Facultad de Medicina, Universidad Francisco de Vitoria,
Pozuelo de Alarcón, Madrid.

Facultativa Especialista de Área, Unidad de Pediatría,
Centro de Salud Valle de la Oliva, Majadahonda, Madrid.

León Vázquez, Fernando

Profesor Asociado, Departamento de Medicina,
Facultad de Medicina, Universidad Francisco de Vitoria,
Pozuelo de Alarcón, Madrid.

Facultativo Especialista de Área, Médico de Familia,
Unidad Gerencia de Atención Primaria, Dirección Asistencial Noroeste,
Centro de Salud San Juan de la Cruz, Pozuelo de Alarcón, Madrid.

Nieto Sánchez, Ángel

Profesor Asociado, Departamento de Medicina,
Facultad de Medicina, Universidad Francisco de Vitoria,
Pozuelo de Alarcón, Madrid.

Facultativo Especialista de Área, Unidad de Medicina Interna,
Hospital Clínico San Carlos, Madrid.

Santiago Sáez, Andrés

Profesor Asociado, Departamento de Medicina,
Facultad de Medicina, Universidad Francisco de Vitoria,
Pozuelo de Alarcón, Madrid.

Jefe de Servicio de Medicina legal,
Hospital Clínico San Carlos, Madrid.

Prólogo

La educación médica, pese a la notable inercia de hábitos académicos y el enorme prestigio del modelo universitario tradicional, va poco a poco adaptándose a los nuevos tiempos, a las nuevas necesidades y a las nuevas posibilidades pedagógicas que la tecnología ofrece a los profesores y estudiantes del siglo XXI. Buen ejemplo de todo ello ha sido el enorme despliegue de recursos pedagógicos en remoto afrontado por las instituciones académicas en todo el mundo con ocasión de la crisis mundial del COVID19.

Hasta hace muy pocos años, la formación en las facultades gravitaba en torno a clases magistrales (rentables para manejar grupos grandes de alumnos), seguidas de unas prácticas clínicas poco sistematizadas y con escaso protagonismo personal del aprendiz. En 2010 entraron en vigor los acuerdos del Plan Bolonia, que supusieron una reforma profunda de objetivos y métodos universitarios en el Espacio Europeo de Educación Superior. Se declaró entonces la pretensión de ampliar y equilibrar el perfil de los graduados universitarios a todas las dimensiones de una competencia profesional integral (conocimientos, habilidades y actitudes). Esta renovada intención educativa supone un reto pedagógico para las Facultades de Medicina y su profesorado, que deben asumir e implementar nuevas metodologías docentes y evaluativas adecuadas a la nueva necesidad.

Todo esto ocurre en unos tiempos en los que se han producido profundos cambios tecnológicos y sociales, inimaginables pocos años atrás. El joven que ingresa hoy en la facultad de medicina es un «nativo digital», acostumbrado a los entornos virtuales y a la búsqueda de información instantánea a través de redes sociales y herramientas online. En general, es un usuario avezado de las tecnologías requeridas para ello y trabaja con comodidad frente a una pantalla para satisfacer muchas de sus necesidades personales. Internet es, además, hoy un recurso mundialmente accesible a bajo coste y nuevas aplicaciones permiten hacer cada vez más cosas de otra forma, cambiando en profundidad hábitos sociales arraigados.

En este contexto, se plantea el debate sobre cuál es la forma más adecuada de garantizar la adquisición del conocimiento imprescindible del futuro médico, con el rigor y profundidad que necesita la medicina de nuestro tiempo, inmersa en un ritmo frenético de crecimiento científico exponencial que cambia continuamente los conceptos y las formas de la práctica clínica. Las anteriores generaciones crecimos amparadas en el uso de algunos tratados fundamentales, que nos ayudaban a profundizar en los contenidos de los apuntes tomados apresuradamente en las clases. Acudir hoy a ese tipo de fuentes que se renuevan, en promedio, cada cinco años, le parece al nuevo alumno del tercer milenio, no solo caduco, sino ineficiente.

El proyecto ***Lecciones de Medicina*** nace del principio de que los nuevos tiempos requieren nuevas respuestas. Convencidos de ello, un claustro completo de clínicos especialistas de una joven Facultad de Medicina de la Universidad Francisco de Vitoria de Madrid, se comprometió con sus alumnos a crear juntos la columna vertebral del conocimiento clínico actualizado e inexcusable que el estudiante debería dominar en cada área de conocimiento.

Para darle forma al proyecto, la Facultad, junto a un socio de experiencia y prestigio merecido como Editorial Médica Panamericana, trabajaron la creación de un entorno virtual desde el que dicha información se provea al alumno con la mejor calidad y de la forma más efectiva posible, esto es, de forma confiable, comprensible, centrada en lo importante, simplificadora de lo complejo y con un formato pedagógico que resulte significativo para quien aprende, incluyendo la aplicación práctica del conocimiento a la clínica.

Lecciones de Medicina es, por tanto, una herramienta de apoyo que no pretende suplir sino complementar la tarea presencial del profesor clínico, mediante un instrumento de motivación y ordenación del trabajo personal del alumno, programado en términos de tiempo de dedicación y créditos académicos concretos. Se pretende ofrecer al alumno un entorno confiable por la calidad y actualidad del conocimiento recopilado, y útil por proponer un ritmo de trabajo individual acomodado a la realidad y posibilidades del atareado alumno de Medicina. La programación adicional de tareas comprobatorias, autoevaluativas y de aplicación práctica de los conocimientos adquiridos al razonamiento sobre casos clínicos, han sido, también, elementos determinantes de la aceptación y éxito del proyecto.

Su aplicación en nuestra facultad se ha mostrado útil y motivador para alumnos y profesores, y de alta rentabilidad por sus resultados académicos objetivables. En la convicción de que también pueda resultar de utilidad para ayudar en el trabajo personal de cualquier otro alumno de cualquier otra escuela de Medicina, divulgamos con confianza e ilusión esta propuesta.

Fernando Caballero
Decano de la Facultad de Medicina,
Universidad Francisco de Vitoria

Presentación

Lecciones de Medicina nace con la vocación de facilitar la formación de los alumnos del segundo ciclo del grado de Medicina, que deben compatibilizar el estudio de las materias teóricas con prácticas clínicas en horarios prolongados y dispersión geográfica. La estructura de cada asignatura, clínica o medicoquirúrgica, se divide en temas teóricos correspondientes a una lección o clase presencial, de manera que puedan seguir fácilmente el estudio diario, necesario en una carrera de fondo como es Medicina. Se propone una metodología de estudio fundamentada en la lectura comprensiva del texto de la lección donde se destacará la información más relevante para el alumno. El texto comienza con unos puntos clave, continúa con la descripción de la lección y se cierra con un resumen que ayuda al alumno a identificar lo aprendido. Al final de cada lección se proponen unos *Recursos didácticos* con el objetivo de que el alumno realice un aprendizaje activo, revisando y volviendo a evocar lo aprendido, de manera que refuerce su aprendizaje. Desde el ebook interactivo se podrá acceder a los siguientes recursos:

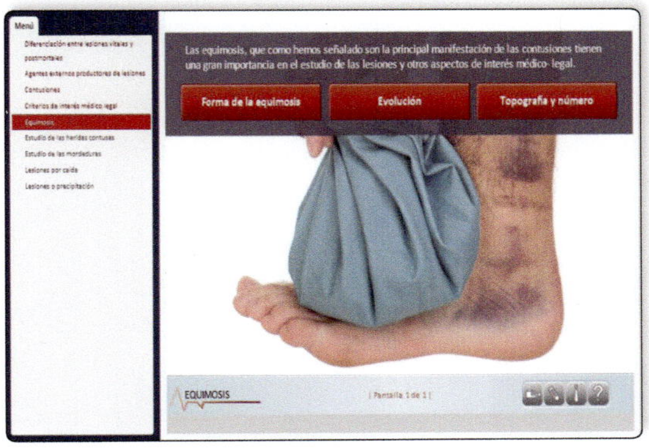

- **Enfoca**: presentación del tema en formato multimedia, donde se refuerzan los conceptos clave de forma más visual y atractiva, apoyándose en imágenes clínicas, diagramas y esquemas, así como en botones interactivos para reclamar la atención del alumno y fomentar las pausas reflexivas.

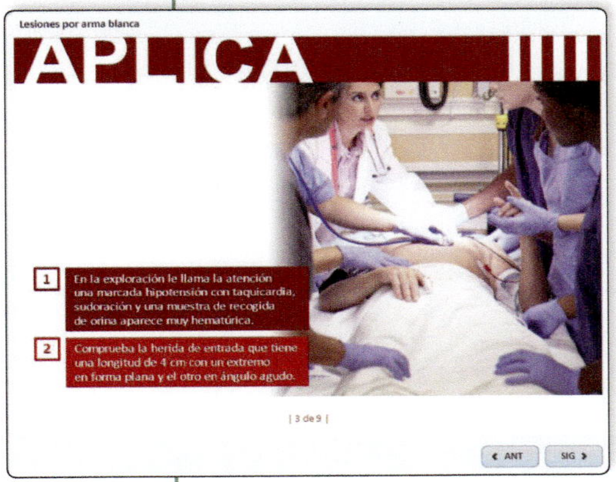

- **Aplica**: se incluye un caso clínico a resolver por el alumno que deberá integrar los conocimientos tratados en ese tema y que le servirá para entrenarse en la aplicación clínica de dichos conocimientos. El caso se desarrolla de forma secuencial, alternando información complementaria y preguntas de autoevaluación, y para cada una de ellas el alumno obtiene una respuesta comentada sobre la opción correcta.

- **Entrena**: preguntas tipo test, principalmente orientadas a la resolución de los puntos clave del tema, que ayudan a identificar al alumno su nivel de comprensión del texto.

Los diferentes formatos en que se presenta el material de estudio, permiten al estudiante emplear todos los recursos o bien seleccionar el material de estudio que mejor se adapta a su proceso de aprendizaje, para la mejor asimilación de conceptos y en definitiva de experiencias de aprendizaje.

Índice

SECCIÓN I. Patología forense

1 Fenómenos cadavéricos

A. Santiago Sáez

Puntos clave

- ✔ Tras la muerte, se suceden en el cadáver una serie de fenómenos, de forma pasiva y bajo la influencia del medioambiente. Éstos incluyen fenómenos abióticos (deshidratación, livideces, hipostasis y enfriamiento) y fenómenos bióticos (rigidez y espasmo cadavérico).
- ✔ El presente tema desarrolla estos fenómenos prestando atención a las características que fundamentan cada uno de ellos.
- ✔ El análisis de estos fenómenos permite establecer desde el punto de vista médico-legal la causa y la data de la muerte.
- ✔ Existen una serie de condicionantes externos e internos que influyen en cada uno de los fenómenos cadavéricos.

Introducción

Tras la muerte, se suceden en el cadáver una serie de fenómenos, de forma pasiva y bajo la influencia del medioambiente, conocidos como fenómenos cadavéricos, que se dividen en fenómenos abióticos y bióticos.

Dentro de los abióticos, se incluyen la deshidratación, las livideces, la hipostasis y el enfriamiento. En los bióticos encontramos la rigidez y el espasmo cadavérico.

De forma un poco más tardía, comienza su destrucción mediante otros fenómenos (autólisis y putrefacción), denominados procesos destructores del cadáver. Si bien, en ocasiones, éstos se detienen o no se inician merced a otro tipo de fenómenos conocidos como procesos conservadores del cadáver (saponificación, momificación, embalsamamiento...).

A lo largo del desarrollo de este tema, vamos a abordar cada uno de los fenómenos cadavéricos que se establecen a partir del fallecimiento y que contribuyen a ayudar a establecer el tiempo transcurrido desde que se ha producido.

Fenómenos abióticos

Constituyen el conjunto de modificaciones que se producen en el cadáver como consecuencia de la acción que sobre éste ejercen las condiciones ambientales.

Deshidratación

Tras la muerte, se produce una pérdida paulatina de agua, más o menos rápida en función de las características corporales y ambientales, dando lugar a fenómenos de deshidratación corporal.

Entre ellos, pueden citarse:

- ✔ **Pérdida de peso:** escasamente apreciable, salvo en el caso de los recién nacidos.
- ✔ **Apergaminamiento cutáneo:** cuando ha habido alguna lesión de la epidermis, como ocurre en las erosiones, la desecación en la zona es más fácil y rápida, con formación de placas de consistencia dura como el «pergamino», amarillentas, sobre las que pueden visualizarse las ramificaciones vasculares. En determinadas circunstancias, la desecación impide la proliferación bacteriana y se produce la momificación del tejido.
- ✔ **Pérdida de consistencia de la piel:** de forma que, tras su «pellizcamiento», tarda más tiempo en recobrar la forma.
- ✔ **Alteración de las mucosas:** su desecación y oscurecimiento se observa típicamente en los labios.
- ✔ **Fenómenos oculares:**
  - Enturbiamiento de la córnea, con pérdida de la transparencia, a lo que contribuyen los restos epiteliales provenientes de la autólisis y el material trasudado. Su formación está en relación directa con la exposición al ambiente, de forma que cuando el ojo permanece abierto es apreciable en menos de 2 horas, y cuando permanece cerrado puede demorarse más de 24 horas.
  - Mancha esclerótica de Sommer-Larcher, de color oscuro, originada por la desecación de la esclerótica que permite ver la capa oscura subyacente (coroides). Se forma a ambos lados de la pupila, pudiendo confluir en forma de elipse de convexidad inferior. Es un fenómeno inconstante.
  - Disminución del tono ocular, motivado por la pérdida de líquidos de las cámaras oculares, siendo apreciable de forma grosera al comprimir el globo con la yema de los dedos, y de forma más precisa con un tonómetro. En último extremo, alcanza hasta el hundimiento ocular.

Livideces cadavéricas (*livor mortis*)

Concepto

Es la coloración que adquiere la piel en las zonas corporales declives, con tonalidades que varían entre rojiza y azul oscura, debido al depósito de sangre efecto de la gravedad tras cesar la circulación sanguínea con la muerte. Por el mecanismo contrario, el vaciamiento de los vasos en las zonas corporales opuestas confiere a éstas un característico aspecto céreo.

Localización

La sangre se deposita en las zonas corporales declives. Cuando el cuerpo permanece bocarriba (decúbito supino), como es más habitual, las livideces se van a localizar en el dorso del cuerpo, aunque a veces se aprecian también en los planos anterior y lateral, sobre todo de los muslos. En el caso de los ahorcados, por su posición suspendida, se ven especialmente en las partes distales de los miembros inferiores y superiores.

Las livideces no van a poder formarse en las zonas sometidas a presión, que ofrecerán un aspecto pálido. En el caso de permanencia del cuerpo en decúbito supino, estas zonas corresponden a la escápula («imagen de mariposa»), las nalgas o los talones. También, esta ausencia de livideces se produce en áreas que hayan estado comprimidas por ropa, cinturones, objetos u otros, de evidente interés médico-legal para conocer las circunstancias de la muerte.

Hemorragias petequiales

A veces, en el área de las livideces se produce la rotura de pequeños vasos, dando lugar a hemorragias puntiformes. Ocurre con más facilidad en zonas como los hombros o el cuello, o en lugares que soportan mayor presión, como sería el caso de una extremidad colgando respecto al cuerpo.

Livideces paradójicas

Se denominan así porque aparecen en zonas no declives. Es más habitual en muertes que cursan con intensa congestión, haciéndose más evidente en el cuello y cabeza, más aún si ésta se ha mantenido en un plano inferior respecto al cuerpo. Se ha relacionado con la congestión del territorio venoso y la movilización *post mortem* de la sangre.

Evolución de las livideces

Se inician como pequeñas manchas pequeñas que van confluyendo. Generalmente, se observan a las 2 horas (entre 0,5-3 horas), el desarrollo completo se alcanza a las 6 horas (entre 4-8 horas) y su máxima intensidad a las 10 horas (entre 4-16 horas).

En algunas circunstancias, como en las muertes por fallo cardíaco o tras una prolongada inmovilización, pueden aparecer muy precozmente, incluso concomitantes al momento del fallecimiento.

Las livideces se exploran comprimiendo la zona con los dedos o un cristal, observando cómo cambia la coloración por el desplazamiento de la sangre. Inicialmente, con esta maniobra desaparecen o disminuyen; después, lo hacen de forma escasa o nula (Fig. 1-1).

Es un fenómeno cadavérico de gran interés para estudiar posibles modificaciones de la posición del cuerpo tras la muerte. Al cambiar la posición, las livideces formadas inicialmente desaparecen, para formarse en las nuevas zonas declives. Sin embargo, llega un momento en que no se pueden modificar por el tiempo transcurrido: se dice que están «fijas», lo que suele ocurrir pasadas 10-12 horas, aunque este período es muy variable. La causa es la hemólisis y el paso de la hemoglobina a través de los vasos depositándose en los tejidos. Una vez fijas, podrán formarse otras nuevas (salvo que sea ya un tiempo muy diferido de la muerte), pero también permanecerán las iniciales, lo que delatará en la investigación cómo ha sido movido el cuerpo, fenómeno conocido como transposición de las livideces.

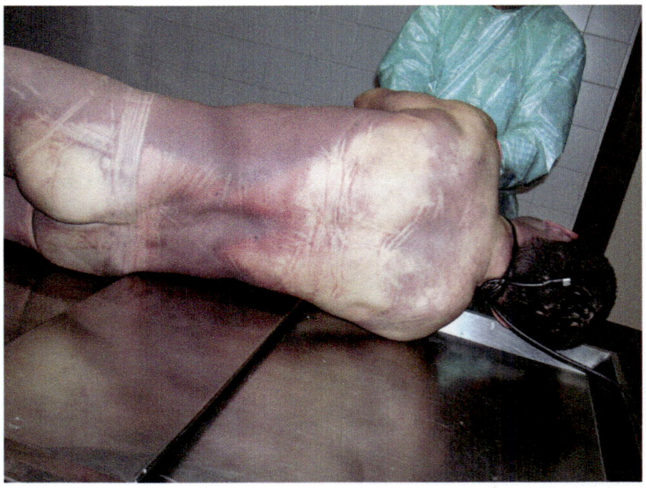

Fig. 1-1 | Livideces en posición decúbito supino.

Color

Varía entre el rojo claro y el azul oscuro. Paulatinamente, se va oscureciendo por la pérdida de oxígeno de la hemoglobina debido a su disociación y el consumo por las células que sobreviven un tiempo tras la muerte.

El grado de oxigenación de la hemoglobina en el momento de la muerte va a influir en el color. Así, serán más oscuras las livideces en las muertes congestivas o hipóxicas.

En el caso de intoxicación con monóxido de carbono, en que se habrá formado una alta proporción de carboxihemoglobina, los tejidos tendrán un color característico rojo cereza, que hará sospechar esta causa.

En las muertes por frío, es menor la disociación del oxígeno de la hemoglobina y está reducido el consumo por las células, por lo que las livideces van a ser más claras.

La permanencia del cadáver en un medio refrigerado puede hacer que las livideces se tornen más claras, por un mecanismo de reoxigenación de la hemoglobina no bien comprendido. Este efecto es más marcado en las zonas del cuerpo que soportan menos presión (zonas no declives) y ausente en el lecho ungueal (por el aislamiento del medio que consiguen las uñas).

Cuando la causa de la muerte ha sido la intoxicación por un tóxico metahemoglobinizante (como los nitratos o nitritos), la metahemoglobina formada proporciona a la sangre un color marrón.

Intensidad

Se relaciona con la fluidez de la sangre. Tras la muerte, sucede un corto período en que la sangre no se coagula por el efecto de las fibrinolisinas. Por mecanismos no claros, estos procesos pueden alterarse, encontrándose en ocasiones en la autopsia gran cantidad de sangre coagulada (más en muertes de origen infeccioso), mientras, por el contrario, en otras se observa un aumento de la fluidez que dará mayor intensidad a las livideces (como en las muertes asfícticas).

Por otra parte, las hemorragias pueden disminuir o hacer inapreciables las livideces, si bien han de ser considerables, habiéndose calculado que en un adolescente se precisa una pérdida del 65 % del volumen circulante para que este hecho sea evidente.

En los ahogados, la presión del agua sobre la superficie corporal, junto con otros mecanismos propios de esta forma de muerte, puede dificultar su aparición.

Hipostasis

Las hipostasis viscerales se producen por el mismo fenómeno que las livideces, pero en el interior del cadáver, es decir, en los órganos donde va a acumularse la sangre en su parte más baja.

Se originan por el mismo mecanismo que en la piel. Han de tenerse en cuenta para evitar confundirlas con lesiones, como podría ocurrir en la víscera cardíaca.

La púrpura hipostática es un fenómeno que se aparta de lo habitual y que consiste en un punteado parecido a la escarlatina. Se produce, según Hoffman, porque la hipostasis cadavérica puede romper los vasos, sobre todo si los capilares sufren degeneración grasa como en la intoxicación fosforada, alcohólica o la septicemia.

Enfriamiento cadavérico (*algor mortis*)

En el momento de la muerte, cesa la producción de calor por el organismo y, poco a poco, la temperatura corporal comienza a igualarse con la ambiental. Como la temperatura corporal suele ser mayor, progresivamente el cuerpo irá enfriándose, si bien, en el caso de que la temperatura ambiente fuese más alta (como sería bajo exposición al sol), el cadáver se calentaría.

La pérdida de calor corporal tiene lugar mediante los procesos de conducción, convección, radiación y evaporación.

Evolución

El enfriamiento se inicia en las partes más expuestas al medio, habitualmente la cara, las manos y los pies, donde ya es apreciable a la palpación a las 2 horas de la muerte. Más tarde, en torno a las 6-8 horas, el enfriamiento también se evidencia en las superficies corporales protegidas por la ropa o que están más cercanas a las vísceras, como es el caso de las ingles, las axilas o el cuello.

Todo ello, obviamente, en función de la diferencia entre las temperaturas corporal y ambiental, que pueden hacer variar de forma extrema los tiempos señalados.

La disminución de la temperatura en la superficie corporal es demasiado errática para tener un valor en el cálculo de la data posmortal. Se recurre por ello a su registro interno, en general en el recto, en el hígado o en el conducto auditivo; lugares donde la temperatura se modifica más gradualmente.

Asimismo, contribuye a la conservación del calor corporal una pequeña producción de éste en las primeras horas *post mortem*, sobre todo en el hígado. Esta «meseta» de conservación del calor dura (siempre dentro de temperaturas ambientales no extremas) unas 2-4 horas. Después, hay una pérdida lineal, de aproximadamente un grado por hora, que se va ralentizando cuando la temperatura se aproxima a la ambiental. Es factible que al final no lleguen a igualarse de forma completa, porque el metabolismo bacteriano produzca algún grado de calor. Por eso se dice que el modelo matemático de la pérdida de calor se aproxima más a una curva sigmoidea que a una lineal, por la meseta inicial y la ralentización final señaladas.

En zonas menos profundas, como sería la boca, esta meseta es menos pronunciada, y en la superficie corporal (piel) apenas tiene lugar.

Para calcular el tiempo transcurrido tras la muerte, se compara la temperatura ambiental con la que presenta el cadáver, aplicando sobre estos valores distintas fórmulas o el normograma de Henssge.

Aun cuando varios autores han señalado la temperatura como el método más fiable en la determinación del intervalo posmortal, lo cierto es que también resulta demasiado errático. Entre otros motivos, porque desconocemos la temperatura del cuerpo en el momento de la muerte, que puede estar alejada de las temperaturas habituales en que se basan todas las fórmulas. Pensemos en muertes relacionadas con estados sépticos, determinadas intoxicaciones, o aquellas acaecidas tras realizar ejercicio intenso, en que la temperatura al morir puede ser más alta de lo habitual. Por otra parte, al aplicar las fórmulas se da por supuesto que la temperatura ambiente ha permanecido constante, cuando en la realidad puede haber sufrido cambios, en algunos casos extremos (como en cadáveres que han permanecido expuestos a la intemperie).

Factores que modifican la pérdida de calor

Son los siguientes:

- **Estado del organismo en el momento de la muerte:**
  - Aceleran el enfriamiento: las hemorragias importantes, las intoxicaciones por alcohol o fósforo, las muertes por frío, el hipotiroidismo, la enfermedad oclusiva arterial periférica, los fármacos miorrelajantes y la deshidratación.
  - Ralentizan el enfriamiento: la insolación, las convulsiones, la actividad física, el hipertiroidismo, la hipertermia maligna, los procesos febriles (sepsis, intoxicaciones...) y el edema. En ocasiones, hay incluso un breve aumento de la temperatura *post mortem*, como ocurre en la muerte por *shock* infeccioso.
- **Factores individuales.** El factor más importante es la proporción de área corporal que está expuesta respecto a la masa corporal total. Por ello, en obesos la pérdida es más lenta (actuando al tiempo la grasa como aislante térmico), mientras que en niños o personas caquécticas el proceso es más rápido.
- **Factores ambientales:**
  - La temperatura ambiente es el factor fundamental. De hecho, durante la investigación forense se buscan siempre posibles fuentes de calor o frío, como estufas, radiadores o aire acondicionado, al tiempo que se valora la ropa que cubre el

cadáver o la capacidad aislante de la superficie sobre la que reposa (alfombra, suelo de madera, tierra...).

- Influyen de forma importante la ventilación y la humedad, de forma que siendo éstas más elevadas aceleran la pérdida de calor.
- En el cadáver que permanece en el agua fría, la pérdida es más rápida que la producida por esa misma temperatura cuando está expuesto al aire, pues el agua facilita la pérdida por convección. No obstante, el enfriamiento se enlentecerá si la temperatura del agua es elevada.

Fenómenos bióticos

Rigidez cadavérica (*rigor mortis*)

En el momento de la muerte, sobreviene un estado de relajación muscular completa, que paulatinamente es sustituida por la contracción generalizada o *rigor mortis*.

Mecanismo bioquímico

Las moléculas de actina y miosina, que conforman las miofibrillas musculares, precisan energía para evitar su unión (y, por tanto, la contracción del músculo), que es proporcionada por ATP (trifosfato de adenosina). Tras la muerte, la energía proviene de las reservas de glucógeno, por lo que mientras éstas duren seguirá inhibida la contracción, y según se agoten la rigidez irá instaurándose. Culmina con una contracción permanente, que sólo cederá con los procesos destructivos que alteran la arquitectura celular (autólisis y putrefacción).

Desarrollo

En general, se aprecia a partir de las 3 horas *post mortem*. Primero en la mandíbula y los músculos orbiculares, sigue por el resto de la cara y el cuello, y progresivamente en sentido corporal descendente, apreciándose un discreto predominio de la musculatura flexora sobre la extensora. Más tarde, se irán resolviendo en el mismo sentido.

En su desarrollo intervienen factores como la posición del cadáver, de forma que, en casos en que permanece el cuerpo inclinado con la cabeza y el tórax en un plano inferior, las rigideces pueden desarrollarse en orden inverso.

La rigidez suele ser completa (manifiesta en todo el cuerpo) a las 8-12 horas, y su máxima intensidad («fase de estado») se alcanza en torno a las 24 horas. Iniciará su resolución («fase de resolución») en torno a las 36 horas, si bien todos estos períodos son muy variables.

La rigidez afecta tanto a la musculatura estriada como a la lisa. Con respecto al diafragma o el corazón, se manifiesta ya a las 2 horas de la muerte.

La contracción del músculo dartos en el escroto, junto con la contracción de las fibras musculares de las vesículas seminales y de la próstata, puede dar lugar a la emisión de semen. Por un mecanismo opuesto, en el período de relajación inmediato tras la muerte, la pérdida de tono en los esfínteres puede provocar la emisión de orina y heces.

A nivel ocular, hay una dilatación pupilar inicial en el momento de la muerte y una miosis progresiva posterior. No es infrecuente una anisocoria (diferente grado de apertura pupilar), sin valor patológico.

La contracción de los músculos erectores del pelo produce la conocida como cutis anserina o piel de gallina, sin otro significado.

Exploración

Las rigideces se exploran sobre todo observando la resistencia que ofrecen las articulaciones a su movilización.

Modificación de la rigidez

Nysten estableció la conocida ley que lleva su nombre, según la cual las rigideces formadas más precozmente serán menos intensas y duraderas, frente a las de inicio más tardío, que resultarán más intensas y prolongadas.

Son numerosas las circunstancias que afectan a lo que sería una evolución habitual de la rigidez, pudiendo citarse:

- El desarrollo muscular: en personas atléticas, con musculatura desarrollada, la rigidez se iniciará de forma más tardía, pero será más intensa y duradera. De forma contraria, en ancianos, niños o personas en estados de desnutrición, la rigidez será de inicio más temprano e intensidad más débil, incluso a veces no llega a apreciarse.
- La integridad muscular: en caso de lesiones musculares, como en muertes por traumatismos, pueden no formarse rigideces a ese nivel.
- El ejercicio físico: cuando se ha realizado de forma intensa antes del momento de la muerte, la rigidez será más temprana y débil.
- Los procesos convulsivos en el momento de la muerte: dan lugar a una rigidez precoz e intensa.
- La temperatura corporal en el momento de la muerte: cuando ha sido elevada, como en los procesos febriles, la rigidez se va a iniciar antes. En las muertes por golpe de calor, la rigidez será precoz, intensa y poco duradera. Si, por el contrario, la causa de la muerte ha sido el frío, la rigidez resulta tardía, intensa y duradera.
- La temperatura ambiente: si el cadáver permanece en ambiente frío, la rigidez retrasa su inicio, e incluso si es muy baja no llega a iniciarse. Cuando la temperatura ambiente es elevada, se acelera su inicio y se acorta su duración.
- El mecanismo de la muerte: en las muertes violentas y de evolución rápida, la rigidez se inicia más tarde y es más intensa. Cuando, al contrario, va precedida de un período largo de agonía, es más débil y precoz.

Espasmo cadavérico

Es un fenómeno de rigidez inmediata tras la muerte, sin fase de relajación previa. Es un fenómeno de muy rara presentación que puede afectar al conjunto del cuerpo (completa) o, lo que es más frecuente, sólo a determinados grupos musculares (parcial). Esta última afecta típicamente a la musculatura flexora de la mano, como al sujetar con fuerza un arma de fuego en un acto suicida.

Las causas más frecuentes que lo producen son:

- Emoción extraordinaria o tensión nerviosa en el momento en que sorprende la muerte.
- Muerte por procesos convulsivantes.
- Heridas por armas de fuego que produzcan la muerte repentina por lesión de centros nerviosos superiores o corazón (más raramente).
- Muerte por lesiones espontáneas del sistema nervioso central.
- Fulguración por electricidad atmosférica.
- Asfixias mecánicas y sumersión.

RESUMEN

Introducción

- Tras la muerte, se suceden en el cadáver una serie de fenómenos, de forma pasiva y bajo la influencia del medioambiente, conocidos como fenómenos cadavéricos, clasificados en abióticos y bióticos que incluyen la deshidratación, las livideces, la hipostasis y el enfriamiento, la rigidez y el espasmo cadavérico.

Fenómenos abióticos

- Deshidratación: tras la muerte, se produce una pérdida paulatina de agua, más o menos rápida en función de las características corporales y ambientales. Entre éstas, cabe destacar la pérdida de peso (escasamente apreciable, salvo en el caso de los recién nacidos), el apergaminamiento cutáneo (con formación de placas de consistencia dura como el «pergamino», amarillentas, sobre las que pueden visualizarse las ramificaciones vasculares), la pérdida de consistencia de la piel, la alteración de las mucosas (su desecación y oscurecimiento se observa típicamente en los labios) y los fenómenos oculares (enturbiamiento de la córnea, con pérdida de la transparencia, que es apreciable en menos de 2 horas; mancha esclerótica de Sommer-Larcher, de color oscuro, originada por la desecación de la esclerótica y que permite ver la capa oscura subyacente, la coroides; disminución del tono ocular, motivado por la pérdida de líquidos de las cámaras oculares).
- Livideces cadavéricas e hipostasis: es la coloración que adquiere la piel en las zonas corporales declives, con tonalidades que varían entre rojiza y azul oscura, debido al depósito de sangre efecto de la gravedad tras cesar la circulación sanguínea con la muerte.
- Cuando el cuerpo permanece bocarriba (decúbito supino), como es más habitual, las livideces se van a localizar en el dorso del cuerpo, aunque a veces se aprecian también en la planos anterior y lateral, sobre todo de los muslos. En el caso de los ahorcados, por su posición suspendida, se ven especialmente en las partes distales de los miembros inferiores y superiores.
- Las livideces no van a poder formarse en las zonas sometidas a presión, que ofrecerán un aspecto pálido.
- A veces, en el área de las livideces se produce la rotura de pequeños vasos, dando hemorragias puntiformes. Ocurre más fácilmente en zonas como los hombros o el cuello.
- El fenómeno de las livideces paradójicas se caracteriza por que aparecen en zonas no declives, y se ha relacionado con la congestión del territorio venoso y la movilización *post mortem* de la sangre.
- Las livideces se inician como pequeñas manchas pequeñas que van confluyendo. Generalmente se observan a las 2 horas (0,5-3 horas), alcanzan el desarrollo completo a las 6 horas (4-8 horas) y su máxima intensidad a las 10 horas (4-16 horas). Se dice entonces que están «fijas». Su color varía entre el rojo claro y el azul oscuro. Paulatinamente, se va oscureciendo por la pérdida de oxígeno de la hemoglobina debido a su disociación y el consumo por las células que sobreviven un tiempo tras la muerte.
- Serán, así, más oscuras las livideces en las muertes congestivas o hipóxicas. En el caso de intoxicación con monóxido de carbono, en que se habrá formado una alta proporción de carboxihemoglobina, los tejidos tendrán un color característico rojo cereza. En las muertes por frío, donde es menor la disociación del oxígeno de la hemoglobina y está reducido el consumo por las células, las livideces van a ser más claras.
- Las hemorragias pueden disminuir o hacer inapreciables las livideces, si bien se precisa una pérdida importante del volumen circulante.
- Con relación a la hipostasis, en las vísceras también se producen livideces por el mismo mecanismo que en la piel, acumulándose el infiltrado en las zonas declives de la víscera.
- Enfriamiento cadavérico: en el momento de la muerte, cesa la producción de calor por el organismo y la temperatura corporal comienza paulatinamente a igualarse con la ambiental. Pero en el caso de que la temperatura ambiente fuese más alta (como sería bajo exposición al sol), el cadáver se calentaría.
- La pérdida de calor corporal tiene lugar mediante los procesos de conducción, convección, radiación y evaporación.
- El enfriamiento se inicia en las partes más expuestas al medio, habitualmente la cara, manos y pies, donde ya es apreciable a la palpación a las 2 horas de la muerte. Posteriormente, en torno a las 6-8 horas, el enfriamiento también se evidencia en las superficies corporales protegidas por la ropa o que están más cercanas a las vísceras, como es el caso de las ingles, las axilas o el cuello. Todo ello, obviamente, en función de la diferencia entre las temperaturas corporal y ambiental, que pueden hacer variar los tiempos señalados.
- Para el registro interno se recurre a la temperatura en el recto, en el hígado o en el conducto auditivo, lugares donde la temperatura se modifica más gradualmente.

Continúa...

RESUMEN (Cont.)

- Tras una «meseta» de conservación del calor de unas 2-4 horas, hay una pérdida lineal, de aproximadamente un grado por hora, que se va ralentizando cuando la temperatura se aproxima a la ambiental. Una serie de factores modifican la pérdida de calor, como el estado del organismo en el momento de la muerte. Aceleran el enfriamiento: las hemorragias importantes, las intoxicaciones por alcohol o fósforo, las muertes por frío, el hipotiroidismo, la enfermedad oclusiva arterial periférica, los fármacos miorrelajantes y la deshidratación. Enlentecen el enfriamiento: la insolación, las convulsiones, la actividad física, el hipertiroidismo, la hipertermia maligna, los procesos febriles (sepsis, intoxicaciones...) y el edema. En ocasiones, hay incluso un breve aumento de la temperatura *post mortem*, como ocurre en la muerte por *shock* infeccioso. Existen factores individuales, como la proporción de área corporal que está expuesta respecto a la masa corporal total. Por ello, en obesos la pérdida es más lenta (actuando al tiempo la grasa como aislante térmico), mientras que en niños o personas caquécticas el proceso es más rápido. Como factores ambientales encontramos la temperatura ambiente. Es normal que durante la investigación forense se busquen siempre posibles fuentes de calor o frío (como estufas, radiadores o aire acondicionado) al tiempo que se valora la ropa que cubre el cadáver o la capacidad aislante de la superficie sobre la que reposa (alfombra, suelo de madera, tierra...); influyen de forma importante la ventilación y la humedad, de forma que, siendo éstas más elevadas, aceleran la pérdida de calor. En el cadáver que permanece en el agua fría, la pérdida es más rápida que la producida por esa misma temperatura cuando está expuesto al aire, pues el agua facilita la pérdida por convección. No obstante, el enfriamiento se enlentecerá si la temperatura del agua es elevada.

Fenomenos bióticos

- Rigidez y espasmo cadavérico: en el momento de la muerte, sobreviene un estado de relajación muscular completa, que paulatinamente es sustituida por la contracción generalizada o *rigor mortis*.
- Mecanismo bioquímico: tras la muerte, la energía proviene de las reservas de glucógeno, por lo que mientras éstas duren seguirá inhibida la contracción, y según se agoten la rigidez irá instaurándose. Culmina con una contracción permanente, que sólo cederá con los procesos destructivos que alteran la arquitectura celular (autólisis y putrefacción).
- Se aprecia a partir de las 3 horas *post mortem*, primero en la mandíbula y los músculos orbiculares, sigue por el resto de la cara y el cuello, y progresivamente en sentido corporal descendente, con un discreto predominio de la musculatura flexora sobre la extensora. Después se irán resolviendo en el mismo sentido.
- En su desarrollo intervienen factores como la posición del cadáver, de forma que, en casos en que permanece el cuerpo inclinado con la cabeza y el tórax en un plano inferior, las rigideces pueden desarrollarse en orden inverso. La rigidez suele ser completa (manifiesta en todo el cuerpo) a las 8-12 horas. Su máxima intensidad («fase de estado») se alcanza en torno a las 24 horas y su resolución («fase de resolución») se inicia en torno a las 36 horas.
- Las rigideces se exploran fundamentalmente observando la resistencia que ofrecen las articulaciones a su movilización.
- Nysten estableció la conocida ley que lleva su nombre, según la cual las rigideces formadas más precozmente serán menos intensas y duraderas, frente a las de inicio más tardío, que resultarán más intensas y prolongadas.
- Son numerosas las circunstancias que afectan a lo que sería una evolución habitual de la rigidez, como el desarrollo muscular (en personas atléticas, con musculatura desarrollada, la rigidez se iniciará de forma más tardía, pero será más intensa y duradera), la integridad muscular (en caso de lesiones musculares, como en muertes por traumatismos, pueden no formarse a ese nivel), el ejercicio físico (cuando se ha realizado de forma intensa antes del momento de la muerte, la rigidez será más temprana y débil), los procesos convulsivos en el momento de la muerte (dan lugar a una rigidez precoz e intensa), la temperatura corporal en el momento de la muerte (cuando ha sido elevada, como en los procesos febriles, la rigidez se va a iniciar antes), la temperatura ambiente (si el cadáver permanece en ambiente frío, la rigidez retrasa su inicio, e, incluso, si es muy baja, no llega a iniciarse), el mecanismo de la muerte (en las muertes violentas y de evolución rápida, la rigidez se inicia más tarde y es más intensa; cuando, al contrario, va precedida de un período largo de agonía, es más débil y precoz).
- El espasmo cadavérico es un fenómeno de rigidez inmediata tras la muerte, sin fase de relajación previa, como al sujetar con fuerza un arma de fuego en un acto suicida.

RECURSOS DIDÁCTICOS

- Enfoca
- Aplica
- Entrena

Bibliografía

Gisbert Calabig JA. Medicina Legal y Toxicología. Capítulos: "Diagnóstico de la muerte cierta " y "Fenómenos cadavéricos" 5ª ed. Barcelona:Masson; 2001.

2 Fenómenos conservadores y destructores del cadáver

A. Santiago Sáez

Puntos clave

- Existen una serie de fenómenos que se contraponen a los fenómenos destructores y de putrefacción una vez fallecida la persona, denominados fenómenos cadavéricos.
- Éstos pueden ser naturales o provocados. Entre los naturales cabe destacar la momificación, la saponificación, la maceración, la congelación (que también puede ser artificial y provocada) y la corificación. El embalsamamiento y la conservación temporal, así como la técnica de plastinación (de reciente aparición) son fenómenos artificiales.
- Las características de cada fenómeno aportan información tanatológica.
- Por otra parte, los fenómenos destructores se clasifican en autólisis y putrefacción. Esta última se caracteriza por cuatro fases correlativas que culminan en la esqueletización del cadáver.

Introducción a los fenómenos conservadores

En ocasiones los procesos destructivos del cadáver, autólisis y putrefacción, no se inician o, lo que es más frecuente, se detienen en algún momento temprano de su evolución. Se producen entonces los llamados fenómenos conservadores del cadáver.

A su vez estos fenómenos, según tengan su origen en las circunstancias ambientales o en una manipulación intencionada del cadáver por el hombre, son denominados respectivamente fenómenos conservadores naturales y fenómenos artificiales. Si bien hay mecanismos de conservación que pueden tener ambos orígenes como es el caso de la congelación.

A continuación, se enumeran todos aquellos fenómenos que se consideran conservadores: momificación, saponificación, maceración, congelación, refrigeración, embalsamamiento y conservación temporal, corificación y plastinación.

Momificación

La momificación se produce como consecuencia de la deshidratación del cuerpo, lo que impide su putrefacción. Puede ser total, lo que es más habitual, o parcial. Generalmente hay una buena conservación externa, mientras que en los órganos internos la putrefacción estará extendida en mayor o menor grado.

Resulta característica la marcada disminución del volumen y peso del cuerpo, que muestra una coloración entre parda y negruzca en función del contenido sanguíneo, como evidencia el intenso color de las vísceras. La piel y los tejidos subyacentes se retraen y endurecen, y resaltan las prominencias anatómicas.

En conjunto, resulta un cuerpo frágil y quebradizo, en el que no va a ser infrecuente la coexistencia con zonas saponificadas o zonas destruidas por la putrefacción. La posterior colonización micótica del cuerpo puede dar lugar a áreas de coloración generalmente blanquecina o grisácea.

Respecto a su evolución, la momificación se inicia en las zonas corporales más expuestas al medio, ya que se van a secar con mayor facilidad, como ocurre con la cara, las manos o los pies. Se extiende progresivamente al resto del cuerpo, y sólo de forma parcial a los órganos internos. El tiempo de formación varía enormemente según las circunstancias ambientales, y precisa de forma grosera entre 1 y 12 meses. Una vez que se ha momificado el cuerpo, si permanece protegido de los factores externos, éste puede preservarse indefinidamente o, por el contrario, acabar pulverizándose.

Generalmente se habla de momias pesadas para referirse a aquéllas en las que la momificación no es aún completa, y de momias ligeras cuando ha concluido el proceso, lo que usualmente ocurre pasado 1 año de la muerte.

La momificación tiene interés médico-legal por sus posibilidades de identificación, aunque los cuerpos van a estar muy desfigurados. En ocasiones es posible tomar huellas dactilares o ADN, entre otros.

También los cuerpos momificados permiten el examen de las lesiones violentas que hayan dejado su impronta en la piel o el hueso, como las heridas por arma blanca o las quemaduras por fuego y los traumatismos. No obstante, la actividad de la fauna, las infecciones micóticas o las roturas espontáneas de la piel pueden dificultar estas apreciaciones.

Para el proceso de momificación lo más importante es un ambiente seco, cálido y con aire circulante, como es el caso de los desiertos o algunas criptas y grutas. No obstante, en medios muy fríos también podrá existir momificación debido a la sequedad del aire y la inhibición del crecimiento bacteriano, como es el caso de las célebres momias precolombinas, cuyos cuerpos fueron depositados a grandes alturas como sacrificio religioso. En los cuerpos enterrados en cementerios, en los niveles más profundos no es inhabitual la momificación en algún grado por el frío y la falta de oxígeno.

Es también importante la delgadez del cuerpo (constitucional, en caquéxicos, emaciados o deshidratados), siendo más rara la momificación en los cuerpos obesos, aunque también posible.

A veces las circunstancias ambientales son muy distintas a las señaladas, como en las momificaciones de cuerpos encontrados en las turberas del norte de Europa, principalmente Dinamarca, con un grado de conservación sorprendente, tanto interna como externa. Son ejemplos notables el hombre de Tollund (400 a.C.) o el hombre de Grauballe (300 d.C.). En la explicación de este fenómeno se encuentran la extrema pobreza de oxígeno de las aguas pantanosas y la presencia de ácido húmico proveniente de la descomposición del musgo.

Saponificación o adipocira

Proceso de interés médico-legal, consistente en la trasformación jabonosa de la grasa subcutánea del cadáver. La primera descripción la hizo Fourcroy, en cadáveres hacinados en fosas comunes en el Cementerio de los Inocentes (París) en el siglo XVIII. Al denominar esta materia adipocira, quiso reflejar al tiempo su aspecto graso (adipo) y céreo (cira). Es de observación frecuente en los cadáveres, al menos de forma parcial, sobre todo si el lugar de enterramiento se mantiene húmedo. En la misma se produce la trasformación de la grasa en una sustancia viscosa y untuosa, que en las fases iniciales de su formación (adipocira joven) semeja el queso blando (viscosa, untuosa, modelable), pudiendo distinguirse en ella restos de otros tejidos como tendones o músculos.

Cuando la transformación está más avanzada (adipocira vieja), adquiere entonces una consistencia que recuerda el queso añejo (dura, quebradiza) mostrando una estructura más homogénea.

La transformación de la grasa es consecuencia de su rotura (hidrólisis) en glicerina y ácidos grasos, e hidrogenación de éstos con formación de hidroxiácidos grasos y oxácidos grasos, aunque el mecanismo íntimo no está del todo aclarado (Fig. 2-1).

En las fases iniciales es importante la acción de ciertos microorganismos, como el *Clostridium perfringens*, productor de lecitinasa, enzima que interviene en los procesos de hidrólisis e hidrogenación señalados. Se ha sugerido que el frío puede retardar la formación de adipocira al dificultar este crecimiento bacteriano.

En su origen son fundamentales la humedad y la existencia de grasa. Motivo este último por el que va a ser más frecuente en las mujeres y los niños (más proporción de grasa), los obesos y en patologías como la degeneración grasa.

La humedad necesaria para su formación puede proceder del medio en que se halla el cuerpo, en la sumersión, sobre todo si es en agua estancada. En el caso de cuerpos enterrados en terrenos de superficie porosa, el agua va a poder alcanzarlos y se iniciará el proceso.

En los cadáveres hacinados, el agua procede de los propios cuerpos al descomponerse, por lo que se saponifican más fácilmente aquéllos situados en posiciones inferiores. Incluso, en determinadas circunstancias, se supone que el agua del propio cuerpo puede ser suficiente para completar el proceso.

Dado que sólo queda afectada la grasa, la adipocira se formará esencialmente en los lugares donde ésta abunda, como las mejillas, los senos o las nalgas. Puede afectar también a la grasa interna, como en los epiplones, aunque en menor grado.

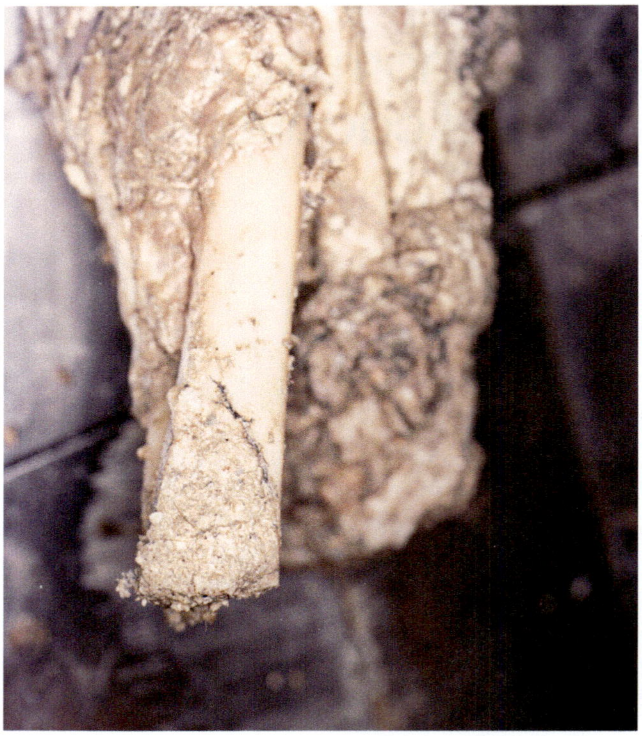

Fig. 2-1 | Transformación de la grasa en glicerina y ácidos grasos.

Esta transformación se sucede en el cuerpo en un sentido que va desde las zonas externas a las más internas, hasta formar finalmente una especie de coraza granulosa.

Su coloración varía del blanco (formada en agua) al amarillo (formada en tierra), si bien puede tomar otros tintes por la impregnación de productos de la putrefacción (verdoso) o de la sangre (rojizo). Evans describió su olor «a tierra, queso y amoníaco».

La saponificación puede ser completa o parcial, siendo esta última más frecuente. El resto de los tejidos continúan el proceso de putrefacción, si bien ésta podría inicialmente estar dificultada por la propia adipocira. Tampoco es inhabitual encontrar al tiempo en el cuerpo otras zonas momificadas.

Para su formación, aunque muy variable, se requiere un mínimo de 3 meses, y para la transformación completa, generalmente 1 año. En recién nacidos a término el tiempo puede ser mucho más breve. Una vez formada puede mantenerse durante años, pero no de forma indefinida como en el caso de la momificación.

En cuanto al interés médico-legal que despierta, dado que sólo se conserva la grasa del tejido subcutáneo y es habitual la putrefacción concomitante, su uso en la identificación del cadáver será limitada, aunque hay casos como el de George Washington, perfectamente identificable a los 40 años de su muerte. Asimismo, lesiones violentas, como las heridas por arma blanca o de fuego, podrán dejar en la adipocira su impronta.

De forma anecdótica, puede citarse el amplio uso que esta sustancia ha tenido en las diversas culturas, como cicatrizante por los pueblos americanos precolombinos, o como bebida diaforética en suspensión en vino por pueblos de los Balcanes.

Maceración

Proceso que tiene lugar en fetos a término muertos, que no han sido expulsados y permanecen en condiciones asépticas en el seno del líquido amniótico. No hay putrefacción bacteriana, sólo autólisis. El feto aparece muy flácido, con la piel resbaladiza y una tonalidad marrón de los tejidos. Dado que una vez fuera de la cavidad uterina comienza rápido su putrefacción, el hallazgo sin signos de ésta indica que su extracción o expulsión ha sido muy reciente.

Congelación y refrigeración

En la congelación tiene lugar una excelente conservación del cadáver por acción del frío intenso y prolongado, lo que permite la identificación y el estudio de las causas de la muerte. Una vez apartado el cuerpo del ambiente frío, la putrefacción se va a instaurar con gran rapidez.

El ejemplo típico de interés médico-legal son los fallecidos en alta montaña, hallados a veces años después de su desaparición. Hay también casos de gran valor arqueológico y antropológico, como el célebre Otzi, «el hombre de los hielos», datado en 5.300 años de antigüedad. Ocasionalmente, en casos criminales la congelación se utiliza como medio para ocultar el cuerpo.

Algunas empresas norteamericanas como la fundación Alcor para la Extensión de la Vida practican la criogenización, que consiste en mantener un cuerpo debidamente preparado, o sólo la cabeza, en cápsulas de nitrógeno líquido (-196 ºC), en espera de que la ciencia futura permita su vuelta a la vida. Al parecer, personajes célebres están así conservados.

Respecto a la refrigeración, habitualmente entre 0º y 5ºC, es utilizada para retrasar temporalmente la putrefacción, por ejemplo, hasta la realización de su autopsia o por demora del entierro.

Embalsamamiento y conservación temporal

El embalsamamiento es una forma de conservación artificial, que se realiza con diferentes técnicas y métodos. Ha sido profusamente utilizada en las distintas culturas, como es el caso de las célebres momias egipcias, a las que se aplicaron diferentes técnicas en función de la disponibilidad económica. La más compleja incluía la evisceración y la colocación de las vísceras en cuatro vasos canopes, cada uno bajo la protección de un hijo de Horus. En todas, el elemento esencial era la desecación del cuerpo mediante su sumersión en sal (natrón).

En España, los primeros pobladores canarios, los guanches, también practicaban la momificación de los cuerpos conjugando su lavado, tratamiento con sustancias químicas, secado y finalmente envoltura en pieles de cabra. No está claro si en ocasiones se realizaba la evisceración.

En la cultura occidental fue decisivo el descubrimiento del formol en el siglo XIX. Aun cuando actualmente es una sustancia prohibida por su riesgo cancerígeno, sigue siendo utilizada dentro de diferentes fórmulas, junto con el alcohol y otros productos antisépticos.

En España el embalsamamiento se regula en los Reglamentos de Policía Sanitaria Mortuoria. El último con carácter nacional se aprobó en 1974 mediante el Decreto 2263/1974. En el mismo se regulan todas las prácticas sanitarias que pueden realizarse sobre el cadáver y se establecen las condiciones técnico-sanitarias que han de cumplir las empresas e instalaciones funerarias.

Posteriormente, con la paulatina asunción por las comunidades autónomas de las distintas competencias, se han ido promulgando los reglamentos propios de cada comunidad. Pueden citarse como ejemplos los de las comunidades de Andalucía (Decreto 95/2001), Asturias (Decreto 72/1998), Castilla-La Mancha (Decreto 72/1999), Cataluña (Decreto 297/1997), Galicia (Decreto 3/1999) o Madrid (Decreto 124/1997). Actualmente las comunidades de Aragón, Canarias, Murcia y Melilla se rigen total o parcialmente por el Reglamento Nacional.

Los Reglamentos de Policía Sanitaria de las diferentes comunidades imponen una normativa bastante homogénea. Puede servir de ejemplo el Reglamento de la Comunidad de Madrid (Decreto 124/1997), del que se reproducen diversos artículos de su Capítulo III relativos a la tanatopraxia, en el que se recogen las disposiciones relativas a las prácticas de embalsamamiento y conservación temporal a las que se ha hecho referencia.

CAPÍTULO III Tanatopraxia

Artículo 7

La conservación temporal de un cadáver será obligatoria en los siguientes casos:

a) Cuando el traslado del cadáver hasta su destino final vaya a realizarse después de las cuarenta y ocho horas desde el fallecimiento, exceptuando los supuestos en que haya intervención de la autoridad judicial.

b) Cuando vaya a ser expuesto en lugares públicos, tal como se regula en el artículo 15.

c) En todo traslado a otra Comunidad Autónoma de cadáveres en los que se haya realizado autopsia.

Artículo 8

1. Cuando, a juicio de la Consejería de Sanidad y Servicios Sociales, las técnicas de conservación temporal no garanticen la adecuada conservación del cadáver hasta el momento de la inhumación o incineración, será necesario su embalsamamiento.
2. El embalsamamiento de un cadáver será obligatorio en los siguientes casos:

a) En los traslados al extranjero.
b) En los traslados por vía aérea o marítima.
c) En los enterramientos en criptas.

Artículo 9

1. No se podrá introducir un cadáver en cámara frigorífica antes de transcurridas veinticuatro horas desde la defunción, excepto cuando haya intervención judicial o en los casos especí-

ficamente aconsejados por las circunstancias según se haga constar por el médico que certifica la defunción u otro debidamente autorizado.

2. Toda manipulación sobre los cadáveres que se considere irreversible, incluidas las prácticas de conservación temporal y embalsamamiento, y las prácticas de restauración con fines estéticos que afecten a órganos vitales deberá hacerse una vez obtenida la certificación médica de defunción o, en su caso, la carta orden de inscripción en el Registro Civil y entre las veinticuatro y las cuarenta y ocho horas desde el fallecimiento. En los casos de mantenimiento en cámara frigorífica se podrán autorizar estas prácticas después de las cuarenta y ocho horas.

Artículo 10

1. Los embalsamamientos y las conservaciones temporales serán realizadas por un facultativo debidamente acreditado, ciñéndose en su cometido a la normativa vigente, debiendo certificar su actuación y responsabilizándose de la misma. Dicha actuación podrá ser inspeccionada por la Consejería de Sanidad y Servicios Sociales.
2. Asimismo, las prácticas de restauración con fines estéticos deberán ser efectuadas por personal debidamente acreditado, cualificado e informado de las causas de defunción.
3. La acreditación de los profesionales que realicen cualquiera de las prácticas contempladas en este capítulo la otorgará la Consejería de Sanidad y Servicios Sociales, que en desarrollo de este Decreto fijará los criterios y los requisitos para acceder a dicha acreditación.

Artículo 11

1. Todas estas prácticas deberán realizarse en lugares apropiados para ello, dotados de mesa adecuada con desagüe y que pueda ser lavada y desinfectada fácilmente, al igual que el suelo y paredes de la habitación.
2. Estos lugares dispondrán de lavabos de accionamiento no manual, aseos con duchas y vestuarios para el personal, así como los elementos necesarios para la protección y seguridad en el trabajo. Como mínimo dispondrán de guantes, mascarillas, ropa de uso exclusivo y medios para la desinfección de los mismos.
3. Asimismo dispondrán de cámara frigorífica, como mínimo de dos cuerpos, que permita el mantenimiento de los cadáveres en caso de que se sobrepasen los plazos establecidos en este Decreto.
4. Las sustancias y preparados químicos utilizados en las prácticas de tanatopraxia deberán ser autorizados para este fin y reunir las condiciones de almacenamiento, envasado, etiquetado y manipulado que establece la legislación vigente sobre sustancias y preparados.
5. Los residuos que se generen en estas operaciones deberán ser manipulados y gestionados de acuerdo con lo establecido en la legislación vigente sobre residuos biosanitarios.

Artículo 12

En caso de catástrofes o muertes colectivas, deberán aplicarse excepcionalmente las técnicas de manipulación y de conservación que para estas ocasiones especiales autorice la Consejería de Sanidad y Servicios Sociales, garantizándose en todo momento las necesarias condiciones de salubridad.

Corificación

Fue descrita por Dalla Volta en cadáveres que se mantenían en cajas de zinc soldadas herméticamente, a modo de una momificación alcanzada bajo unas particulares condiciones.

Destaca en ellos la importante pérdida de volumen y el color gris amarillento de la piel, muy resistente, aunque flexible, de un aspecto semejante al cuero recién curtido. Las articulaciones mantienen cierta movilidad. Existe una conservación parcial de las vísceras.

En su génesis intervienen, tras una fase inicial de putrefacción, diversas reacciones físico-químicas de coagulación y deshidratación; el proceso se completa entre el primer y segundo año.

El estudio de la piel corificada permite observar la posible huella de determinadas muertes violentas, así como el estudio visceral de la causa de algunas muertes naturales.

Plastinación

Técnica creada por Gunther von Hagens, quien la emplea por primera vez en 1990. Consiste en reemplazar el agua corporal por acetona, y posteriormente, en una cámara de vacío, sustituir ésta por material plástico. Tiene unos resultados extraordinarios de aplicación para la docencia, la formación médica y la exposición museística.

El autor realiza una exposición itinerante denominada *Bodys*, con cuerpos humanos plastinados diferenciando sistemas y aparatos anatómicos.

Introducción a los fenómenos cadavéricos destructores

Comprenden la autólisis y la putrefacción.

En la autólisis no hay participación bacteriana, siendo el primer fenómeno en iniciarse, si bien rápidamente ambos procesos van a superponerse en su labor destructiva de los tejidos.

Autólisis

Consiste en la autodigestión de los tejidos por su propia actividad enzimática. La falta de oxígeno y la disminución del pH en el citoplasma alteran la permeabilidad de las membranas celulares con salida de las enzimas de los lisosomas que, sin control, provocan el daño y la desestructuración de las células y tejidos. Los órganos más ricos en lisosomas serán así los más rápidamente afectados, como el páncreas y el bazo.

Como en todos los procesos *post mortem*, van a ejercer una gran influencia la temperatura y humedad ambientales. De manera que unos valores altos de éstas favorecerán el curso autolítico.

La autólisis se manifiesta en los diferentes órganos y tejidos de forma característica, entre ellos destacan:

- **Sangre.** La autólisis permite la salida de la hemoglobina, que impregnará los tejidos adyacentes, tornándolos rojizos. Esta autólisis ya se observa en las primeras 2-3 horas tras la muerte.
- **Páncreas.** Se reblandece precozmente y adquiere una consistencia friable.
- **Suprarrenales.** La autólisis afecta rápidamente a la médula, que se aprecia fluida en los cortes practicados durante su examen autópsico.
- **Estómago.** Los fermentos digestivos mantienen su actividad varias horas tras la muerte, pero sin producirse moco protector. Disminuyen así los pliegues de la mucosa y la pared se reblandece. En raras ocasiones se produce, por causas no bien determinadas, un aumento de la acidez *post mortem* que afecta de forma grave a las paredes del estómago, que adquieren un color gris sucio y se tornan muy débiles. Es por esto que resulta fácil su rotura, a veces accidental, durante la autopsia, debiendo diferenciarse de las quemaduras por ingestión de tóxicos.
- **Encéfalo.** Queda afectado de forma temprana, transformándose en una papilla grisácea. Los cambios son ya apreciables a las 48 horas de la muerte, con una atenuación de la delimitación entre sustancia blanca y los córtex cerebrales.
- **Bazo.** Se aprecia una rápida licuefacción de la pulpa esplénica.
- **Músculo.** Resiste mucho más tiempo. De hecho, pasados meses aún puede reconocerse el útero o la próstata, algo que tiene validez para el diagnóstico del sexo.
- **Timo.** En los recién nacidos se observa su rápido reblandecimiento y cavitación.

Putrefacción

Generalidades

Es consecuencia de la fermentación bacteriana, cuyas enzimas progresivamente degradan los tejidos blandos, trasformando los diferentes principios orgánicos (grasas, hidratos de carbono, proteínas) hasta su destrucción. Se suceden para ello procesos de oxidación y reducción, principalmente estos últimos, con producción abundante de distintos gases, entre otros, ácido sulfhídrico.

Los gérmenes intervinientes provienen de la boca, la nariz y el aparato respiratorio, pero sobre todo del intestino, donde son muy abundantes.

Participan inicialmente gérmenes aerobios, hasta que consumen el oxígeno disponible, y posteriormente anaerobios, los principales y más destructivos, entre ellos del género *Clostridium* y *Proteus*.

Las bacterias se multiplican y se extienden por todo el organismo, tanto por contigüidad como a través de los vasos venosos y linfáticos, ya que la sangre es impulsada por la contracción ventricular y arterial *post mortem*, así como por la fuerte presión generada por los gases dentro de las cavidades.

La afectación de los distintos tejidos y zonas corporales no es uniforme, ni en su comienzo ni en intensidad, lo que va a depender de factores como la cantidad de sangre existente o la riqueza de bacterias. Incluso, no es inusual observar en un cadáver al tiempo partes destruidas por la putrefacción junto a otras conservadas por momificación o saponificadas.

Fases de la putrefacción

Las fases de la putrefacción son: cromática, enfisematosa, colicuativa y reducción esquelética.

Cromática. La evolución de la putrefacción se inicia de forma característica con la aparición de la mancha verde en el abdomen, generalmente en la fosa ilíaca derecha. El color se produce por la acción del ácido sulfhídrico, producto de la putrefacción, sobre la hemoglobina, formando sulfohemoglobina. Generalmente aparece en torno a las 48 horas, aunque esto varía fundamentalmente en función de la temperatura, prolongándose durante días.

Enfisematosa. Los procesos putrefactivos originan una gran cantidad de gases, que es lo que caracteriza la siguiente fase, denominada enfisematosa. Ésta suele ser evidente al finalizar la semana *post mortem* y progresa durante varios días. En esta fase enfisematosa se desfigura monstruosamente el cuerpo, que aparece hinchado, con los ojos y la lengua protruidos, una marcada crepitación de los tejidos (muy evidente al presionar sobre la piel), los genitales externos distendidos (especialmente el escroto en el hombre) y la tensión de la piel del abdomen, cuya percusión produce un sonido semejante al tambor. Es muy evidente la red venosa superficial, donde la sangre se encuentra a presión, siendo más visible en los hombros, las regiones laterales del abdomen, los brazos y los muslos. El cuerpo adquiere un color rojizo o negruzco por la imbibición de la hemoglobina, que contrasta con la tonalidad verdosa de las partes donde se ha formado la sulfohemoglobina.

La intensa presión de los gases provoca la llamada purga del cadáver, con salida de líquido sanguinolento por las distintas cavidades (boca, nariz, vagina, ano). Incluso, se han descrito casos de partos *post mortem*.

En condiciones ambientales de 18-20 °C esta fase enfisematosa se prolonga alrededor de 1-2 semanas. A ella se superpone progresivamente la fase colicuativa o de licuefacción.

Colicuativa o de licuefacción. En la que se produce una degradación paulatina de toda la materia orgánica. Se forman soluciones de continuidad en la piel que permiten la salida de los gases. La epidermis se despega fácilmente, y en zonas declive se forman ampollas de líquido sanioso que terminan rompiéndose. El pelo se desprende con la simple tracción. Las cavidades peritoneal y pleural quedan ocupadas por líquido hemático sanioso. La grasa, licuada, impregna los líquidos de las cavidades. El cadáver adquiere un color negruzco. Los tejidos se transforman progresivamente en putrílago, el cual también, de forma más lenta, terminará despareciendo.

Esta fase colicuativa dura generalmente entre 8 y 10 meses.

Reducción esquelética. Dura entre los 3 y 5 años tras la muerte en los cuerpos enterrados; el proceso concluye con el cuerpo esqueletizado. Sólo los huesos, los cabellos, las uñas y los dientes pueden persistir.

Todos los plazos indicados son extremadamente variables según las condiciones del cadáver y el medio.

Factores que modifican la evolución de la putrefacción

Estado nutricional y constitucional. La putrefacción va a estar mucho más favorecida en personas obesas que en delgadas, caquécticas o desnutridas.

Integridad corporal. Las zonas corporales con cualquier daño en su integridad (heridas, contusiones, fracturas, etc.) presentan una menor resistencia a la invasión bacteriana que facilita la putrefacción. Lo que explica la aparición de la mancha verde en el tórax en las muertes por sumersión o la precoz afectación en las heridas gangrenadas. En las muertes con enfermedad infecciosa concomitante, la putrefacción será más rápida e intensa, de forma contraria a aquellas otras muertes que están precedidas por hemorragias, cuadros de deshidratación o tratamientos antibióticos.

Características ambientales. La temperatura ejerce una gran influencia, como sucede en los todos los fenómenos cadavéricos. El calor acelera la putrefacción y el frío la retrasa notablemente, hasta el punto de poder iniciarse en 1 o 2 días en climas muy cálidos y retrasarse semanas en ambientes fríos (incluso de forma indefinida en éstos). Motivo por el cual, durante la investigación médico-legal, es importante constatar la temperatura ambiental y la presencia de fuentes de calor o frío como estufas, calefactores, ropas o mantas. Son igualmente importantes en la evolución de la putrefacción la aireación (la dificulta) y la humedad (la acelera).

Lugar. En igualdad de condiciones, se pudren antes los cuerpos al aire libre, más despacio los sumergidos en agua y más lentamente aún los enterrados. En estos últimos la putrefacción puede ralentizarse e incluso ser incompleta, influyendo el momento en que se ha enterrado el cuerpo, si acudieron las moscas, el nivel de enterramiento (generalmente a más profundidad hay menor humedad, oxígeno y temperatura, y es más difícil el acceso de animales, por lo que la putrefacción estará dificultada), la naturaleza del terreno (el barro impide el paso del agua), o la naturaleza del féretro; por ejemplo, los herméticos de metal dificultarán la putrefacción.

En los cadáveres sumergidos la descomposición es más lenta que al aire libre por la temperatura generalmente más fría del agua, la carencia de oxígeno y la protección frente a los insectos. Si bien la temperatura del agua y las corrientes juegan un papel decisivo. Los cuerpos sumergidos salen a la superficie al flotar a causa de los gases formados durante la fase enfisematosa. En ocasiones, sobre todo en aguas estancadas, los cuerpos pueden saponificarse.

Colaboradores de la destrucción cadavérica. Especialmente insectos y sus larvas, grandes destructoras de tejidos por el propio consumo y por sus enzimas proteolíticas. La Entomología como ciencia auxiliar de la Medicina forense se inicia en el siglo XIX, siendo clásicos los estudios de Megnin, quien hablaba de los escuadrones de la muerte para referirse a las diferentes especies que acudían al cadáver en momentos diferentes de la descomposición cadavérica. Posteriormente se ha comprobado que el esquema por él propuesto es rígido y han de tenerse en cuenta otros factores determinantes como la zona geográfica o el clima.

Los artrópodos que acuden al cadáver pertenecen a especies:

- ✔ Necrófagas.
- ✔ Predadoras o parasitarias de necrófagos.
- ✔ Omnívoras.
- ✔ Accidentales.

Su estudio e interpretación competen al entomólogo forense, quien determina la data de la muerte analizando el desarrollo de las larvas y los distintos tipos de insectos presentes.

Se ha propuesto también el estudio micológico como una forma de aproximar la data en el cuerpo putrefacto.

Podrán también participar en la destrucción cadavérica, en función de las circunstancias y características del medio, entre otros: hormigas, cucarachas, escarabajos, roedores, aves, fauna acuática como cangrejos y peces, jabalíes, mamíferos domésticos como perros y gatos, zorros y lobos.

Porta propone ya en 1930 un esquema que resume la actuación de la fauna en cadáveres sumergidos (Tabla 2-1).

Tabla 2-1. Actuación de la fauna en cadáveres sumergidos

Sumersión en agua dulce	Fauna cadavérica
Cromática	Larvas de insectos Crustáceos Moluscos Sanguijuelas
Enfisematosa	Larvas de insectos Moluscos (escasos) Crustáceos (abundantes)
Colicuativa	Peces Sanguijuelas
Sumersión en agua salada	**Fauna cadavérica**
Cromática	Moluscos Crustáceos (escasos)
Enfisematosa	Crustáceos (abundantes)
De disolución inicial	Peces Protozoarios Celenterados Crustáceos (excepcionalmente)
De disolución terminal	Peces

RESUMEN

- ✔ Se pueden diferenciar una serie de fenómenos cadavéricos contrapuestos, los fenómenos conservadores y los destructores.
- ✔ Entre los fenómenos conservadores se encuentran los que son propiamente naturales (momificación, saponificación, maceración, congelación y corificación) y los artificiales o provocados (congelación o refrigeración, embalsamamiento y conservación natural y plastinación).
- ✔ La momificación es consecuencia de la deshidratación del cuerpo, lo que impide su putrefacción. Puede ser total, lo que es más habitual, o parcial. La piel y los tejidos subyacentes se retraen y endurecen, resaltando las prominencias anatómicas. En conjunto, resulta un cuerpo frágil y quebradizo. El tiempo de formación varía enormemente según las circunstancias ambientales, y precisa de forma grosera entre 1 y 12 meses. Para el proceso de momificación lo más importante es un ambiente seco, cálido y con aire circulante, como es el caso de los desiertos o algunas criptas y grutas. Es también importante la delgadez del cuerpo (constitucional, en caquéxicos, emaciados o deshidratados); la momificación de los cuerpos obesos resulta más rara, aunque también es posible.
- ✔ La saponificación consiste en la trasformación jabonosa de la grasa subcutánea del cadáver. Es de observación frecuente en los cadáveres, al menos de forma parcial, sobre todo si el lugar de enterramiento se mantiene húmedo. Se produce la trasformación de la grasa en una sustancia viscosa y untuosa. La transformación de la grasa es consecuencia de su rotura (hidrólisis) en glicerina y ácidos grasos. Es más frecuente en las mujeres y los niños (más proporción de grasa), los obesos y en los que han sufrido patologías como la degeneración grasa. La adipocira se formará esencialmente en los lugares donde la grasa abunda, como las mejillas, los senos o las nalgas. La saponificación puede ser completa o parcial (la última es más frecuente). Se requiere un mínimo de 3 meses y para la transformación completa, generalmente 1 año.
- ✔ La maceración es un proceso que tiene lugar en fetos a término muertos, que no han sido expulsados y permanecen en condiciones asépticas en el seno del líquido amniótico.
- ✔ En el fenómeno de la congelación tiene lugar una excelente conservación del cadáver por acción del frío intenso y prolongado. Una vez apartado el cuerpo del ambiente frío, la putrefacción se va a instaurar con gran rapidez. Respecto a la refrigeración (habitualmente entre 0º y 5 ºC), es utilizada para retrasar temporalmente la putrefacción.
- ✔ El embalsamamiento es una forma de conservación artificial, que se realiza con diferentes técnicas y métodos. Ha sido profusamente utilizada en las distintas culturas, como es el caso de las célebres momias egipcias, a las que se aplicaron diferentes técnicas en función de la disponibilidad económica. En la cultura occidental fue decisivo el descubrimiento del formol en el siglo XIX. En España se regula en los Reglamentos de Policía Sanitaria Mortuoria (Decreto 2263/1974). La conservación temporal de un cadáver será obligatoria en los siguientes casos:
  - Cuando el traslado del cadáver hasta su destino final vaya a realizarse después de las 48 horas desde el fallecimiento, exceptuando los supuestos en que haya intervención de la autoridad judicial.
  - Cuando vaya a ser expuesto en lugares públicos, tal como se regula en el artículo 15.
  - En todo traslado a otra comunidad autónoma en los que se haya realizado autopsia.
- ✔ La corificación fue descrita por Dalla Volta en cadáveres que se mantenían en cajas de zinc soldadas herméticamente, a modo de una momificación alcanzada bajo unas particulares condiciones. Destaca en ellos la importante pérdida de volumen y el color gris amarillento de la piel; ésta queda muy resistente, flexible y semeja el cuero recién curtido. Tras una fase inicial de putrefacción, diversas reacciones físico-químicas de coagulación y deshidratación permiten completar el proceso entre el primer y segundo año.
- ✔ La plastinación, creada por Gunther von Hagens, consiste en reemplazar el agua corporal por acetona, y posteriormente, en una cámara de vacío, sustituir ésta por material plástico.
- ✔ Los fenómenos destructores son la autólisis y la putrefacción. La autólisis consiste en la autodigestión de los tejidos por su propia actividad enzimática y no hay participación bacteriana. La putrefacción es consecuencia de la fermentación bacteriana, cuyas enzimas progresivamente degradan los tejidos blandos, trasformando los diferentes principios orgánicos (grasas, hidratos de carbono, proteínas) hasta su destrucción.
- ✔ Existen cuatro fases en la putrefacción, que son correlativas y bien diferenciadas: cromática, enfisematosa, colicuativa y reducción esquelética:
  - *Cromática.* Generalmente aparece en torno a las 48 horas, la primera manifestación es la mancha verde en la fosa ilíaca derecha.
  - *Enfisematosa.* Se origina una gran cantidad de gases, que suele ser evidente al finalizar la semana *post mortem*, y progresa durante varios días. El cuerpo sufre una gran deformidad. La intensa presión de los gases provoca la llamada purga del cadáver, que consiste en la salida de líquido sanguinolento por las distintas cavidades y que se prolonga 1-2 semanas.
  - *Colicuativa o licuefacción.* En la que se produce una degradación paulatina de toda la materia orgánica. La grasa, licuada, impregna los líquidos de las cavidades. El cadáver toma un color negruzco. Dura generalmente entre 8 y 10 meses.
  - *Reducción esquelética.* Dura entre 3 y 5 años tras la muerte en los cuerpos enterrados, concluye el proceso con el cuerpo esqueletizado.
- ✔ Hay una serie de factores que modifican la evolución de la putrefacción: el estado nutricional y constitucional, la integridad corporal, las características ambientales, el lugar y fauna colaboradora en la destrucción cadavérica, especialmente los insectos y sus larvas, grandes destructores de tejidos por el propio consumo y por sus enzimas proteolíticas.

RECURSOS DIDÁCTICOS

- ✔ Enfoca
- ✔ Aplica
- ✔ Entrena

Bibliografía

Lee Goff M. El testimonio de las moscas. Cómo los insectos ayudan a resolver crímenes. Barcelona:Alba Editorial;2002.

Reverte Coma J. M. Antropología Forense. Ministerio de Justicia. Madrid 1999.

3 Lesiones y contusiones

A. Santiago Sáez

Puntos clave

- ✔ Las lesiones constituyen uno de los capítulos más importantes dentro de la Medicina Legal. Desde el punto de vista de su gravedad, las lesiones se clasifican como mortales y no mortales. Podemos considerar como lesión «cualquier alteración dañosa producida en el cuerpo, particularmente en los tejidos, por una causa externa o una enfermedad».
- ✔ Es fundamental adquirir formación para poder diferenciar cuándo una lesión se ha producido en vida del individuo o tras ella (*post mortem*).
- ✔ El estudio de las contusiones, su clasificación y la posibilidad de establecer su data configuran las características para un buen análisis médico-legal.
- ✔ Estudiaremos también otras lesiones como heridas contusas, mordeduras, equimosis y su importancia forense.
- ✔ El estudio de las lesiones producidas en las caídas y precipitaciones completa los objetivos de esta lección.

Introducción

Las lesiones constituyen uno de los capítulos más importantes dentro de la Medicina Legal, y es importante conocer dos aspectos de ellas. El aspecto médico y el aspecto jurídico. Desde el punto de vista médico se establece la naturaleza, localización, vitalidad, gravedad, mecanismo de producción, evolución, complicaciones, secuelas, etc., mientras que desde el punto de vista jurídico se valoran las circunstancias que afectan al agresor y la tipología legal de las distintas lesiones.

Desde el punto de vista de su gravedad, las lesiones se clasifican como mortales y no mortales, siendo las primeras responsables de la muerte del individuo, bien de forma inmediata o diferida, y las segundas aquéllas que, aunque produzcan una gravedad variable, no van a producir la muerte.

Definición

Podemos considerar como lesión «cualquier alteración dañosa producida en el cuerpo, particularmente en los tejidos, por una causa externa o una enfermedad», pero existen marcadas diferencias respecto de lo que se entiende por lesión desde el punto de vista médico y desde el punto de vista jurídico. Estas diferencias son por un lado conceptuales y, por otro, derivadas de que desde el punto de vista del derecho no existe un concepto unívoco de lesión, sino que existen diferentes conceptos según lo contemplemos desde el punto de vista penal, civil, laboral, etc.

Desde el punto de vista médico el término lesión tiene un componente anatomopatológico, es decir, representaría una alteración en la morfología de las células y tejidos, lo que nos lleva a la definición médica clásica, que considera lesión toda alteración anatómica o funcional ocasionada por agentes externos o internos.

Pueden estar causadas por una causa interna y por tanto se descartan intervenciones ajenas al organismo, o también por una causa externa y por tanto de naturaleza violenta, lo que va a exigir la intervención judicial. Estas causas de origen externo pueden desencadenar alteraciones físicas, como son las heridas, erosiones, contusiones, intoxicaciones, etc., o bien producirse alteraciones funcionales como son las alteraciones psíquicas (demencia postraumática, trastorno ansioso depresivo, etc.).

Actualmente, y a partir de la reforma penal del año 1989, debe entenderse por lesión «todo menoscabo de la integridad corporal o de las salud física o mental originado por cualquier medio o procedimiento". Se trata, por tanto de un concepto extraordinariamente amplio en el que se incluyen, por un lado lo que desde el punto de vista médico consideramos como lesión y, por otro, y en algunos casos, lo que se viene conceptuando bajo la denominación de enfermedades; es decir, en el orden penal tienen la misma relevancia a efectos de castigo y a efectos de reparación las lesiones con clara alteración de las estructuras morfológicas, que las traducidas a nivel de síntomas y que desde el punto de vista médico llamamos enfermedades.

Agentes externos productores de lesiones

En cuanto a los agentes productores de las lesiones, podemos establecer la siguiente clasificación:

Agentes mecánicos

Se producen generalmente por violencias externas y son las más frecuentes, y en principio se consideraban sinónimas de lesión en la esfera penal.

La gravedad de estas lesiones va a estar, entre otras, en relación con:

- ✔ La zona del cuerpo sobre la que actúa el objeto.
- ✔ La velocidad con la que incide sobre el cuerpo.
- ✔ El tamaño del objeto.
- ✔ Características particulares de dicho objeto (armas blancas, armas de fuego, elementos contundentes, etc.)

Lesiones de origen físico

Son aquéllas que se derivan de la acción del frío, del calor, de los cambios de presión atmosférica, radiaciones ionizantes y de cualquier otro agente físico. Las propiedades que tiene cada uno de estos agentes van a ser responsables del tipo de lesión que se produzca.

Lesiones de origen químico

Se incluyen aquéllas producidas por ácidos, álcalis y en general aquéllas que producen intoxicaciones. En este grupo podemos diferenciar lesiones producidas por contacto sobre la superficie corporal, como las producidas por ácidos o álcalis, o bien aquéllas que actúan a nivel sistémico, en las que el agente lesional se absorbe por cualquiera de las vías (digestiva, mucosas, piel, etc.) y ejerce con posterioridad su acción sobre los diferentes órganos y tejidos.

Lesiones de origen biológico

Son aquéllas producidas por microorganismos como bacterias, virus, parásitos, hongos, etc. Estas lesiones se consideran enfermedades desde el punto de vista médico. En estos casos es importante poder establecer el origen de estos agentes y el mecanismo de transmisión. Como ejemplo de estas lesiones son las toxiinfecciones alimentarias y las enfermedades infecto-contagiosas, como ocurre con la hepatitis o el SIDA.

Lesiones debidas al sobreesfuerzo

No intervienen agentes externos, pero como consecuencia de determinados esfuerzos que sobrepasan la capacidad de resistencia tisular, originarían una lesión.

Lesiones por agentes psicológicos

Estas lesiones se producen cuando el individuo es atacado, desde el punto de vista psicológico, como ocurre en las agresiones verbales (insultos, infravaloración), o aquéllas que coartan la libertad personal (libertad religiosa, de culto, etc.). Son de difícil valoración y pueden pasar desapercibidas, al no tener una clara manifestación física.

Lesiones vitales y postmortales

Es este un apartado importante en los casos de muertes violentas, para conocer si la lesión pudo causar la muerte o fue anterior o posterior a la misma.

El descubrimiento de una herida en un cadáver no presenta interés más que si se ha producido en vida. Es decir, lo que nos interesa conocer es si la herida se ha producido antes de la muerte o después de ella. En el caso de que se haya producido antes del fallecimiento puede haber ocurrido mucho antes o en un momento cercano a la muerte. Los autores médico-legales han tratado de establecer estos plazos basándose en un principio en las características macroscópicas de las lesiones y posteriormente empleando las pruebas de laboratorio para tratar de conseguir una mejor aproximación al tiempo en que se produjo la lesión.

Vamos a definir lo que se considera como lesión vital y postmortal y estableceremos la diferenciación entre ellas desde el punto de vista macroscópico, haciendo también mención a los actuales métodos de laboratorio que pueden ayudarnos a esta diferenciación.

Lesiones vitales

Ya hemos comentado anteriormente lo que se entiende por lesión desde el punto de vista jurídico: «todo menoscabo de la integridad corporal o de la salud física o mental originado por cualquier medio o procedimiento», pero en este caso, de esa definición, sólo nos interesa la parte física, es decir, las alteraciones anatomopatológicas causadas por agentes externos, y más concretamente sus manifestaciones cuando el sujeto está vivo, o cuando el sujeto ha fallecido.

Desde este punto de vista, ya en la antigüedad, Cornelio Celso (siglo I a.C.) señalaba como características de las lesiones la presencia de dolor, calor, rubor y tumor, como componentes de la reacción vital, y continúan siendo signos inequívocos de que el sujeto cuando recibió esa lesión se encontraba vivo.

Lesiones postmortales

En contraposición a las lesiones vitales las lesiones postmortales serían aquéllas en las que ante la agresión de un agente no se produce ninguna reacción, es decir, no se produce alteración alguna de los tejidos que han sido sometidos a la agresión.

Las lesiones postmortales pueden ser muy variadas y entrarían dentro del amplio concepto de tafonomía cadavérica, es decir, aquellos fenómenos que ocurren en el individuo después de su fallecimiento sean provocados por personas o causas naturales. En este sentido podemos encontrar desde lesiones que siguen inmediatamente a la muerte, como son las lesiones agónicas o aquéllas producidas con ánimo de salvar la vida del sujeto, como resucitación cardiopulmonar o venopuntura, etc., a lesiones que se producen con mayor o menor dilación en el tiempo, como lesiones producidas por animales, por movimiento del cadáver en el agua, por plantas, o de origen criminal con el fin de ocultar un cadáver o hacerlo desaparecer.

Diferenciación morfológica entre las lesiones vitales y postmortales

Una primera aproximación a la diferenciación entre lesiones vitales y postmortales fue la llevada a cabo por Legrand du Saulle, que estableció una serie de signos morfológicos, visibles macroscópicamente, que serían válidos para diferenciar las lesiones vitales de las postmortales, 6 horas antes o después de la muerte. El esquema de Legrand du Saulle, es el siguiente:

Lesiones vitales:

1. Labios de la herida engrosados, infiltrados de sangre y separados por la retracción de la dermis o de los tejidos subyacentes. Más tarde, exudación de linfa y supuración.
2. Hemorragia abundante con infiltración de sangre en los tejidos adyacentes.
3. Sangre coagulada en el fondo de la herida o sobre la piel.

Lesiones postmortales:

1. Labios de la herida blandos, no engrosados, aproximados y no retraídos. Ausencia de exudación de linfa y supuración.
2. Ausencia de hemorragia arterial o venosa, ni infiltración de los tejidos.
3. Ausencia de sangre coagulada.

En ocasiones puede no existir hemorragia aun cuando la lesión se haya producido en vida, y también, al contrario, presentarse en lesiones que se han producido *post mortem*. En el esquema siguiente se muestran estas diferenciaciones:

- ✔ **Hemorragia.** Puede ser vital y no darse en: heridas punzantes con instrumentos muy finos, heridas con arrancamiento, heridas que coexistan con otras de órganos internos, otras lesiones que produzcan un cuadro de inhibición circulatoria.
- ✔ **Hemorragia.** Puede no ser vital y darse en: heridas que se producen poco después de la muerte, heridas que radican en zonas declives.

Uno de los retos de los investigadores médico-legales es reducir el período de incertidumbre que estableció Tourdes 6 horas antes o después de la muerte. Este grupo de lesiones que se dan en torno al momento de la muerte, se denomina lesiones intermedias o *perimortem*. En ellas faltan las reacciones vitales generales, pero pueden darse todavía las reacciones vitales locales.

Un primer intento para reducir este período es mediante la prueba del lavado, que consiste en aplicar un chorro fino de agua a poca presión sobre la sangre coagulada. Si la arrastra la herida será postmortal, en caso contrario será vital, pero para que suceda esto debe haber transcurrido suficiente tiempo entre la producción de la herida y la muerte del sujeto. Para tratar de superar este tiempo y establecer de forma fidedigna si la herida se produjo antes o después de la muerte, los autores han propuesto una serie de técnicas, para acortar este periodo, que exponemos a continuación. En este sentido, el estudio de la reacción leucocitaria, desintegración de los glóbulos rojos, cambios de la hemoglobina, cambios en la trama capilar, alteraciones del tejido conjuntivo, etc., supone un avance en estos estudios. Actualmente la investigación se centra en el estudio de los marcadores bioquímicos. Ya en 1963 Raekalio propuso como marcadores bioquímicos la histamina y la serotonina, mediadores de la respuesta inflamatoria, para el diagnóstico de la vitalidad, pero en la práctica real su utilización es limitada, dado el alto número de falsos negativos. En el momento actual estos estudios se han ampliado a otros marcadores, como los inhibidores de las proteasas, iones tisulares, catepsina D, dímero D, fibronectina p-selectiva, citoquinas, ARNm. Estos estudios, aunque prácticos, necesitan de una experiencia y medios que se encuentran en la mayoría de los casos fuera del alcance de los laboratorios.

Contusiones

Son lesiones producidas por la acción de cuerpos duros de superficie obtusa o roma, que actúan en el organismo por mediación de una fuerza viva más o menos considerable.

La contusión sería «la lesión producida por un instrumento contundente que golpea el cuerpo o el impacto del cuerpo contra un objeto o una superficie romos».

Las contusiones se presentan bajo el aspecto de manchas de color rojo oscuro, más o menos extensas, constituidas por sangre coagulada o extravasada que infiltra los tejidos.

Los instrumentos contundentes son muy abundantes y por tanto resulta difícil establecer una clasificación. Gisbert (2004) los clasifica como:

1. Instrumentos expresamente construidos y empleados como agentes de contusión, para la defensa y ataque.
2. Órganos naturales de defensa y ataque del hombre y animales.
3. Objetos o instrumentos usados por el hombre con finalidades distintas y que ocasionalmente sirven como armas contundentes.

La fuerza del instrumento contundente puede ejercerse perpendicularmente en forma de presión o percusión, o en sentido tangencial en forma de frotamiento, o actuar los dos mecanismos conjuntamente. Se le puede unir un mecanismo de tracción dando lugar a violencias más complejas.

Las contusiones son lesiones muy frecuentes en la práctica médico-legal y por tanto su conocimiento es de gran interés por la información que nos pueden proporcionar.

Clasificación de las contusiones

Existen una gran variedad de clasificaciones de las contusiones, por lo que vamos a exponer una síntesis de las que alcanzan una mayor difusión desde el punto de vista de los autores de obras de Medicina Legal.

Contusiones propiamente dichas o hematomas sin solución de continuidad

Pueden alcanzar diferentes grados y cuando es un primer grado suele llamárselas equimosis. La contusión de segundo grado corresponde a una destrucción de tejido más intensa y la sangre puede coleccionarse en una bolsa (hematoma) formada en los extremos de las fibras lesionadas. En ocasiones el derrame formado no es hemático, hablándose entonces de los derrames serosos de Morrell-Lavallé, de importancia médico-forense por cuanto que aparecen especialmente en los casos de atropello, y que fueron descritos por este autor en los traumatismos producidos tangencialmente sobre regiones como la lumbar o la cara externa del muslo, en las que por debajo de la piel hay un plano aponeurótico resistente, lo que da lugar a la formación de una cavidad que se rellena de un líquido viscoso y turbio. En cuanto a su origen, se establece que se debe a los restos de reabsorción de un hematoma o que se trate sencillamente de la extravasación del suero sanguíneo, siendo por tanto una linforragia.

Erosiones o contusiones con lesión epidérmica

También llamadas escoriaciones, son las lesiones que afectan más superficialmente, sólo a la epidermis.

Las escoriaciones a su vez se subclasifican en:

- ✔ **Escoriaciones por raspado (o rozadura).** Como los arañazos.
- ✔ **Escoriaciones por fricción.** Se emplea este término para definir una lesión por raspado sobre un área extensa del cuerpo (como la espalda).
- ✔ **Escoriaciones por impacto (presión).** Se producen cuando la fuerza se transmite en dirección perpendicular a la piel, aplastándola generalmente sobre una prominencia ósea. Pueden ocurrir cuando el cuerpo se desploma sobre el suelo.
- ✔ **Escoriaciones figuradas.** Son una variedad de escoriaciones en la que la forma del objeto, o el patrón de un objeto intermedio como la ropa, se imprime en la piel subyacente al punto de impacto.

Heridas contusas

También denominadas laceraciones, se producen por objetos romos, con solución de continuidad dermoepidérmica, y se dan con mayor frecuencia sobre prominencias óseas. Afectan a zonas extensas con mortificación y necrosis de los tejidos, de modo que, aunque la piel en principio puede estar intacta, acaba necrosándose.

Petequias

Equimosis de pequeñas dimensiones, reunidas a menudo en conjuntos o agrupaciones. Pueden denominarse también como punteado hemorrágico.

Bolsa sanguínea

Es un hematoma de mayores dimensiones que forma una acentuada prominencia en la piel.

Data de las contusiones

Sólo se puede establecer de forma aproximada dada la variabilidad de factores ya señalados anteriormente que pueden influir en su evolución.

En la Tabla 3-1 se exponen los valores dados por algunos autores basándose en el cambio de coloración que se produce con la evolución de la equimosis.

Tabla 3-1. Data de las contusiones

Color	Equimosis
Rojo oscuro	De pocos momentos u horas
Negruzco	De 2 a 3 días
Azul	De 3 a 6 días
Verdoso	De 12 a 17 días
Amarillo	Más de 17 días

Criterios de interés médico-legal

Las contusiones tienen importancia en la semiología médico-legal analizando los criterios topográfico, morfológico y cuantitativo. Vamos a centrarnos en las erosiones.

Criterio topográfico

Las erosiones y excoriaciones se encuentran de ordinario en partes descubiertas y asequibles, especialmente sobre partes salientes, debajo de las cuales hay resistencias óseas. Pueden proporcionar información sobre:

- ✔ **Atropellos.** La localización de las erosiones indica la posición del individuo al ser atropellado y la dirección que llevaba el vehículo.
- ✔ **Arrastramientos.** Producen rasguños extensos y profundos que señalan la dirección de arrastre del vehículo.
- ✔ **Sofocación.** En este caso se ven erosiones y excoriaciones producidas por las uñas y que se localizan alrededor de la nariz y la boca.
- ✔ **Estrangulación a mano.** También las erosiones localizadas en el cuello tienen gran valor. En los casos de infanticidio por este mecanismo se plantea a veces la necesidad de distinguir las erosiones de tal origen de las que haya producido la parturienta cuando intenta extraer el feto sin ayuda. En este último caso la concavidad de los estigmas está dirigida hacia arriba. En la estrangulación la concavidad es lateral.
- ✔ **Agresiones sexuales.** Las agresiones sexuales en general dan lugar a erosiones próximas a los órganos genitales, pero también a distancia, al tratar de sujetar a la víctima los brazos y alrededor de la boca para que no grite.
- ✔ **Riñas.** Se producen señales diversas de defensa y lucha, bajo la forma de excoriaciones distribuidas irregularmente por todo el cuerpo.

Criterio morfológico

La forma de las erosiones puede ser irregular, en cuyo caso no informan sobre el objeto que las ha producido, o figurada, en cuyo caso permiten a veces establecer qué instrumento las produjo. Entre ellas se encuentran:

- **Erosiones por ruedas de vehículos.** Suelen ser de forma rectangular alargada, a veces con los dibujos de las ruedas.
- **Erosiones lineales o en forma de cinta.** Son producidas por látigos, bastones, etc.
- **Erosiones en forma de suela de calzado.** Debidas a pateamiento y puntapiés. Si corresponde al tacón tienen forma de herradura.
- **Erosiones cuadrangulares.** Reproducen la superficie contundente del instrumento, como ocurre con los martillos.
- **Erosiones lineales.** Cuando son múltiples, finas, paralelas y equidistantes entre sí, debe pensarse en la acción de las garras de animales.
- **Arañazos.** Son las erosiones que mayor número de veces motivan actuaciones médico-legales. Se les llama también estigmas ungueales y son el resultado de la acción traumática de las uñas. Pueden ser:
  - Excoriación lineal: delgada, de forma arqueada, reproduce el borde la uña, se denomina también estigma ungueal.
  - Arañazo: excoriación delgada, alargada, más o menos profunda, que corresponde a la que resbala tangencialmente sobre la piel.
  - Excoriaciones con rasguño: la lesión más o menos larga tiene un borde inicial ligeramente convexo y uno terminal ligeramente cóncavo mientras que los bordes laterales, rectilíneos, son poco netos. Se produce cuando la uña, después de haber profundizado ligeramente en la piel, resbala con fuerza.

Criterio cuantitativo

El tamaño de las erosiones y excoriaciones varía con el instrumento y modalidad de producción, por lo que sirve en ocasiones para la identificación de aquél.

Equimosis

Las equimosis, que como hemos señalado son la principal manifestación de las contusiones, tienen una gran importancia en el estudio de las lesiones, por lo que exponemos a continuación sus características y otros aspectos de interés médico-legal.

Forma

Igualmente es muy variable, dependiendo del instrumento y del modo como éste haya sido manejado. Las más frecuentes se reflejan en la Tabla 3-2:

Evolución

Los contornos de las contusiones son netos al principio, pero esto se pierde pronto, difuminándose con el paso del tiempo por la difusión de la sangre. Igualmente, el color evoluciona con el tiempo. Primero es de un color rojo lívido o rojo oscuro y en los días siguientes se va volviendo de una tonalidad más oscura, casi violáceo-negruzca, para virar al azulado, al verde y finalmente al amarillo cada vez más pálido hasta desaparecer. El color es más marcado en el centro que en la periferia.

Debemos diferenciar dos excepciones en los colores hemáticos evolutivos: las equimosis subconjuntivales, que no cambian de color, y las equimosis subungueales, que pueden oscurecerse pero continúan así hasta desaparecer por el cambio ungueal.

Duración

La duración depende de:

1. Superficialidad y extensión de la contusión.
2. Laxitud del tejido celular subcutáneo.
3. Edad del sujeto: la reabsorción es más lenta cuanto mayor es el sujeto.
4. Estado de salud del traumatizado.
5. Profundidad de la extravasación sanguínea.
6. Localización de la extravasación, que está en relación con la vascularización de la región. Las que más tardan son las equimosis subconjuntivales y subungueales.

En relación con el diagnóstico médico-legal, las equimosis poseen un extraordinario interés médico-legal, pese a su escaso valor clínico, dado que proporcionan los datos más valiosos para la reconstrucción de los hechos en cuyo desarrollo se produjeron. Su diagnóstico médico-legal implica el análisis de sus caracteres con relación a los diversos aspectos peculiares de los traumatismos contundentes.

Equimosis verdaderas o falsas

En el vivo

Existen dos causas de error: que una contusión no produzca equimosis y que aparezca equimosis en ausencia de contusión.

Las **contusiones sin equimosis** pueden suceder:

1. Porque los vasos sanguíneos resistan el impacto sin desgarrarse.
2. Porque exista una rotura cardíaca y no llegue sangre a la periferia tras el traumatismo.
3. Porque el instrumento contundente esté envuelto en un cuerpo blando que suavice la aspereza del golpe.

Las **equimosis sin contusiones** se deben a la existencia de enfermedades en las que se producen equimosis espontáneas. Entre ellas figuran las diátesis hemorrágicas, escorbuto, eritema nodoso, intoxicación fosforada, enfermedades orgánicas del sistema nervioso (meningitis aguda, ictus), procesos convulsivantes, etc.

En el cadáver

1. **Equimosis asfícticas.** La confusión es difícil porque se trata de manchas de pequeñas dimensiones que se distribuyen en un territorio muy delimitado, como es la cara.

Tabla 3-2. Forma de las equimosis

Redondeadas	Las más frecuentes, la causa determina la extensión de la lesión
Alargadas	Consecutivas a golpes con bastones, palos, cinturones, látigos
Cuadrangulares	Reproducen la forma de la superficie contundente: martillo
Digitadas	Son debidas a presiones violentas de los dedos y dibujan la forma de éstos

2. **Equimosis patológicas.** Son aquéllas que se producen por una enfermedad de las que hemos citado. Tienen como característica fundamental su pequeño tamaño y diseminación por toda la superficie corporal.
3. **Coloraciones seudoequimóticas.** Son los cambios de coloración que se producen en el cadáver y que a veces pueden dar lugar a confusión.
4. **Manchas cianóticas.** Aparecen en el rostro y más raramente en la región del cuello en casos de muerte por insuficiencia cardiorrespiratoria aguda. Por su localización se prestan a confundirse con violencias mecánicas de sofocación y estrangulación.
5. **Livideces cadavéricas.** No deben confundirse por los siguientes caracteres: están ligadas al decúbito, por lo que sólo se forman en los territorios declives; no son prominentes, la sangre no está extravasada, no hay laceración ni fenómenos inflamatorios reaccionales, la inhibición sanguínea hipostática desaparece al lavar las livideces con agua destilada. En ocasiones se rompen los capilares por presión hidrostática y aparecen manchas que podrían confundirse con las equimosis. Se diferencian de ellas en que: son puntiformes, petequiales, múltiples, superficiales y radican siempre en zonas de máxima presión hidrostática.
6. **Manchas de putrefacción.** Las modificaciones de color debidas a los procesos de putrefacción incipiente toman el aspecto de equimosis en un examen superficial. Se trata de una hemólisis postmortal de la sangre que libera la hemoglobina. La posibilidad de confundir la mancha verde con un hematoma en fase de reabsorción es muy remota; en cualquier caso, la incisión de esta zona despeja toda duda al no haber extravasación alguna.

Equimosis vitales y postmortales

Los traumatismos contusos aplicados a cadáveres pueden dar lugar a equimosis por rotura de los vasos ingurgitados cuando ocurren en zonas declives. Para hacer el diagnóstico diferencial deberemos incidir en la zona equimótica y examinar los caracteres de la sangre extravasada. Si la equimosis se produjo en vida, la sangre se habrá infiltrado por las mallas de tejido celular y aparecerá fuertemente coagulada y adherida al tejido celular, por lo que no es posible desprenderla ni eliminarla, ni aun procediendo a un lavado sostenido con agua. Cuando es postmortal, la sangre aparece fluida o débilmente coagulada.

Topografía y número

Normalmente aparecen en la zona contundida, pero no debemos olvidar que en ocasiones puede aparecer a distancia cuando la sangre migra a través de espacios libres de la región. Las más frecuentes son las equimosis orbitarias en fracturas de la base del cráneo.

El número de equimosis normalmente coincide, pero pueden existir causas de error como son: un objeto irregular que puede dar lugar a varias equimosis en un solo golpe, o un objeto contundente que golpea varias veces en el mismo sitio y sólo da una equimosis.

Estudio de las heridas contusas

También denominadas laceraciones, son lesiones producidas por instrumentos contundentes, en las que, además de la acción contusiva, superficial o profunda, tiene lugar una solución de continuidad de la piel, cuya elasticidad es vencida por la acción del instrumento.

Se caracterizan por una gran irregularidad, que dependerá de la región contundida, de la fuerza del golpe, del instrumento, etc.

Si el instrumento golpea perpendicularmente, la herida es irregular, con los bordes dentados. El tejido subcutáneo se desgarra más extensamente que la piel, por lo que los bordes están despegados. Aparecen además excoriados y equimosis. La profundidad es variable y el fondo desigual, con ciertos elementos que permanecen a manera de puente entre las paredes de la herida. Esta característica se usa para diferenciar la laceración o desgarro de una herida incisa, que carece de estos puentes de unión.

Si actúa oblicuamente se observa un mayor despegamiento de los bordes de la herida, despegamiento que a veces asume extensiones notables. El despegamiento de la piel puede combinarse con laceraciones dando lugar a colgajos irregulares con la superficie profunda muy desigual.

Si la piel se distiende al ser aplastada entre la potencia vulnerante y un borde óseo subyacente, se suelen producir heridas alargadas y bastante regulares, que toman el aspecto de hendiduras lineales.

En relación con el diagnóstico médico-legal, no suelen presentar problemas dadas sus características; en algún caso podrían confundirse con heridas incisas, pero el examen cuidadoso despeja toda duda.

Las contusiones profundas ocurren en zonas donde la piel es elástica sin planos óseos subyacentes, lo que puede dar lugar a lesiones internas en órganos.

Estudio de las mordeduras

Definición

Se denominan así las lesiones contusas producidas por los dientes. Se deben a un mecanismo combinado de presión y tracción. Las mordeduras pueden causarlas los animales o el hombre. En el primer caso pueden plantear un accidente de trabajo y en el segundo son lesiones dolosas (Fig. 3-1).

Caracteres de las lesiones

Las heridas por mordeduras presentan a lo largo de sus bordes las huellas de los dientes que las han producido, siendo ésta su principal característica formal. Suelen ser semilunares, múltiples y a menudo están rodeadas por una zona más o menos contusa y equimótica.

Mordeduras humanas

Presentan forma de herradura de caballo, con pequeñas soluciones de continuidad. Suelen localizarse en orejas, labios, pezones, y a veces se producen arrancamientos.

Mordeduras animales

- ✔ **Perros.** Pueden producir arrancamiento cuando se encuentran excitados o simple mordedura cuando se encuentran tranquilos, y en ella sólo dejan huella de caninos o de incisivos.
- ✔ **Gatos.** Producen heridas por los caninos de dimensiones menores que las de los perros, pero más profundas por ser más afilados. Los arrancamientos son muy raros.
- ✔ **Caballos.** Suelen ser graves y se producen en antebrazo, mano y cara. Las lesiones tienen la forma de dos semicírculos por su concavidad y no suelen guardar el mismo eje, por los movimientos de lateralidad en la mordida en estos animales. A estas lesiones acompañan a menudo otras de golpeamiento y de arrastramiento.

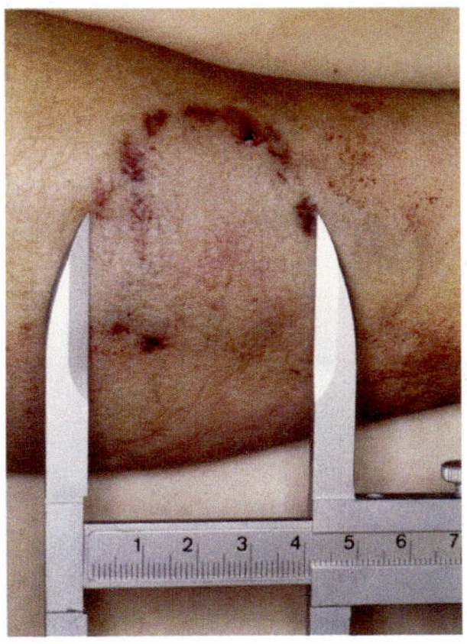

Fig. 3-1 | Mordedura humana.

Lesiones por caída

Defińción

Son aquéllas que se producen en el mismo plano de sustentación del sujeto, es decir, éste cae al suelo desde su altura. La precipitación supondría un desplome desde una altura muy superior al plano del suelo.

Clasificación

Desde un punto de vista médico-legal se distingue:

- ✔ **Caída simple o estática.** No existe ningún componente dinámico extraño a la caída; no suele conducir a la muerte.
- ✔ **Caída complicada.** A la caída se le añade otro componente lesivo que complica la violencia traumática y agrava sus consecuencias. Por ejemplo, al caer la víctima sobre el agua, sobre el fuego, etc.
- ✔ **Caída fásica.** La caída tiene lugar en dos momentos sucesivos.
- ✔ **Caída acelerada.** A los efectos de desplome del cuerpo se añade un componente dinámico debido a la velocidad que aumenta la fuerza viva.
- ✔ **Caída postmortal.** Es una posibilidad a tener en cuenta.

Lesiones de la caída

Las más frecuentes se suelen localizar en el cráneo, que al golpear con el suelo como si se tratara de un proyectil puede fracturarse y sufrir hemorragias meníngeas, cerebrales, contusión, etc. Otras lesiones también frecuentes suelen producirse en el cuello del fémur en ancianos, en las extremidades superiores que se extienden para amortiguar los efectos de la caída. Estos efectos se agravan con la edad.

Lesiones por precipitación

Definición

La precipitación se diferencia de la caída por la altura ya que el plano de caída es mucho más bajo que el de sustentación del sujeto.

La precipitación accidental es la más común. Se incluyen accidentes de trabajo, industrial o agrícola. Los niños también sufren caídas desde balcones o ventanas. Otro tipo de personas que pueden precipitarse son los enfermos delirantes.

La precipitación también se produce con ánimos suicidas desde edificios de gran altura, puentes, etc.

El homicidio por este mecanismo no suele ser frecuente, y sólo se da cuando hay una gran desproporción de fuerza como ocurre en los niños.

Morfología

La piel aparece intacta o poco afectada; los destrozos internos son muy graves, consistentes en fracturas del esqueleto, roturas de parte blandas y sobre todo de vísceras, ofreciendo las más variadas combinaciones.

- **Lesiones cutáneas.** La piel suele estar íntegra o casi íntegra, lo que contrasta con la gravedad de las lesiones internas. Las pocas lesiones que se encuentran consisten en excoriaciones, equimosis y heridas contusas. Si el cuerpo tropieza con otros elementos lesivos, bien en su caída o en el suelo, pueden producirse heridas cortantes o cortopunzantes.
- **Lesiones esqueléticas.** Las lesiones de la precipitación varían según la modalidad. Se pueden distinguir:
  - *Precipitación sobre la extremidad superior y la cabeza.* Encontraremos prevalentemente lesiones craneoencefálicas, siendo característico el estallido del cráneo «en saco de nueces».
  - *Precipitación sobre la extremidad inferior.* Prevalecen las lesiones óseas de las extremidades inferiores y de la pelvis. Se describe en este tipo de precipitaciones el signo de la cuádruple fractura: corresponderían las fracturas a las dos extremidades inferiores a la altura del tercio inferior de la pierna, mientras que en las extremidades superiores corresponderían a fracturas en el tercio medio de los húmeros, aunque también pueden localizarse en antebrazo y muñecas. Muy frecuente también es la luxación de las vértebras, que puede acompañarse de lesiones de la médula graves o mortales.
    - En ambos tipos de precipitación se suelen encontrar luxaciones, fracturas craneales circunscritas alrededor del orificio occipital, siendo más frecuentes en las caídas sobre los pies al transmitirse, a lo largo de la columna vertebral, el impacto del choque, que produce finalmente el hundimiento de un fragmento del occipital. También en ambos tipos de precipitaciones son muy frecuentes, y de modo especial en la caída sobre los pies, las fracturas de las vértebras. Las fracturas suelen localizarse en la región dorsolumbar, aunque pueden afectar a todas las vértebras. Gran importancia tienen las fracturas por aplastamiento: los cuerpos vertebrales sobre los que se ofrece una fuerte compresión, mientras la columna sufre una flexión anterior forzada, se aplastan más fuertemente hacia delante que hacia atrás, con lo que toman una forma de cuña de vértice anterior. Suelen acompañarse de luxaciones, en cuyo caso las lesiones medulares son la regla.
  - *Precipitación lateral del cuerpo.* Son típicas las fracturas de las costillas, pudiendo coexistir con fracturas vertebrales. También se pueden acompañar fracturas del cráneo, pelvis, etc.
- **Lesiones viscerales.** En todas las modalidades de precipitación son frecuentes las roturas de vísceras torácicas y abdominales, siendo las más habituales de hígado, encéfalo y bazo, pero tampoco son raras las de pulmones, riñones u otras vísceras.

RESUMEN

- **Introducción y definición.** Las lesiones constituyen uno de los capítulos más importantes dentro de la Medicina Legal. Desde el punto de vista de su gravedad, las lesiones se clasifican como mortales y no mortales. Podemos considerar como lesión «cualquier alteración dañosa producida en el cuerpo, particularmente en los tejidos, por una causa externa o una enfermedad».
- **Agentes externos productores de lesiones:**
  - **Agentes mecánicos: s**e producen generalmente por violencias externas y son las más frecuentes.
  - **Lesiones de origen físico:** son aquéllas que se derivan de la acción del frío, del calor, de los cambios de presión atmosférica, radiaciones ionizantes y de cualquier otro agente físico.
  - **Lesiones de origen químico:** se incluyen aquéllas producidas por ácidos, álcalis y en general aquéllas que producen intoxicaciones.
  - **Lesiones de origen biológico:** aquéllas producidas por microorganismos como bacterias, virus, parásitos, hongos, etc. Estas lesiones se consideran enfermedades desde el punto de vista médico.
  - **Lesiones debidas al sobreesfuerzo:** no intervienen agentes externos.
  - **Lesiones por agentes psicológicos:** estas lesiones se producen cuando el individuo es atacado, desde el punto de vista psicológico, como ocurre en las agresiones verbales.
- **Lesiones vitales y postmortales**
  - **Lesiones vitales:** alteraciones anatomopatológicas causadas por agentes externos, y sus manifestaciones cuando el sujeto está vivo.
  - **Lesiones postmortales:** pueden ser muy variadas y entrarían dentro del amplio concepto de tafonomía cadavérica.
    - Para diferenciarlas tenemos que centrarnos en:
      - *Lesiones vitales,* labios de la herida engrosados, infiltrados de sangre y separados por la retracción de la dermis o de los tejidos subyacentes, más tarde exudación de linfa y supuración, hemorragia abundante con infiltración de sangre en los tejidos adyacentes y sangre coagulada en el fondo de la herida o sobre la piel.
      - *Lesiones postmortales,* labios de la herida blandos, no engrosados, aproximados y no retraídos, ausencia de exudación de linfa y supuración, ausencia de hemorragia arterial o venosa, ausencia de infiltración de los tejidos y sangre coagulada.

Continúa...

RESUMEN (Cont.)

- **Contusiones**
  - Son lesiones producidas por la acción de cuerpos duros de superficie obtusa o roma, que actúan en el organismo por mediación de una fuerza viva más o menos considerable. Las contusiones se presentan de color rojo oscuro, más o menos extensas, constituidas por sangre coagulada o extravasada que infiltra los tejidos. La fuerza del instrumento contundente puede ejercerse perpendicularmente en forma de presión o percusión, o en sentido tangencial en forma de frotamiento, o actuar los dos mecanismos conjuntamente.
  - **Clasificación de las contusiones:**
    - *Contusiones propiamente dichas o hematomas sin solución de continuidad:* pueden alcanzar diferentes grados y cuando es un primer grado suele llamárselas equimosis. La contusión de segundo grado corresponde a una destrucción de tejido más intensa y la sangre puede coleccionarse en una bolsa (hematoma) formada en los extremos de las fibras lesionadas.
    - *Erosiones o contusiones con lesión epidérmica:* también llamadas escoriaciones, son las lesiones que afectan más superficialmente, sólo a la epidermis.
    - *Heridas contusas:* también denominadas laceraciones, se producen por objetos romos, con solución de continuidad dermoepidérmica, y se dan con mayor frecuencia sobre prominencias óseas.
    - *Petequias:* equimosis de pequeñas dimensiones, reunidas a menudo en conjuntos o agrupaciones.
    - *Bolsa sanguínea:* es un hematoma de mayores dimensiones que forma una acentuada prominencia en la piel.
  - **Data de las contusiones:** la modificación del color de la lesión nos va a facilitar la data de su tiempo de evolución (rojo, negro, azul, verde y amarillo).
  - **Importancia médico-legal:** tienen importancia en la semiología médico-legal analizando los criterios topográfico, morfológico y cuantitativo:
    - *Criterio topográfico:* las erosiones y excoriaciones se encuentran de ordinario en partes descubiertas y asequibles, especialmente sobre partes salientes, debajo de las cuales hay resistencias óseas.
    - *Criterio morfológico:* la forma de las erosiones puede ser irregular, en cuyo caso no informan sobre el objeto que las ha producid, o figurad, en cuyo caso permiten a veces establecer qué instrumento las produjo.
    - *Criterio cuantitativo:* el tamaño de las erosiones y excoriaciones varía con el instrumento y modalidad de producción, por lo que sirve en ocasiones para la identificación de aquél.
  - **Equimosis:**
    - *Forma:* es muy variable dependiendo del instrumento y del modo como éste haya sido manejado.
    - *Evolución:* los contornos de las contusiones son netos al principio, pero esto se pierde pronto, difuminándose con el paso del tiempo por la difusión de la sangre; el color evoluciona con el tiempo.
    - *Duración:* depende de la superficialidad y extensión de la contusión, laxitud del tejido celular subcutáneo, edad del sujeto, estado de salud del traumatizado, profundidad de la extravasación sanguínea y localización de la extravasación. En relación con el diagnóstico médico-legal, las equimosis poseen un extraordinario interés, dado que proporcionan los datos más valiosos para la reconstrucción de los hechos.
  - **Heridas contusas:** también denominadas laceraciones, son lesiones producidas por instrumentos contundentes, en las que, además de la acción contusiva, superficial o profunda, tiene lugar una solución de continuidad de la piel, cuya elasticidad es vencida por la acción del instrumento. Se caracterizan por una gran irregularidad, que dependerá de la región contundida, de la fuerza del golpe, del instrumento, etc.
  - **Mordeduras:** se denominan así las lesiones contusas producidas por los dientes. Se deben a un mecanismo combinado de presión y tracción. Suelen ser semilunares, múltiples y a menudo están rodeadas por una zona más o menos contusa y equimótica.
  - **Caída:**
    - *Definición:* es aquélla que se produce en el mismo plano de sustentación del sujeto, es decir, éste cae al suelo desde su altura. La precipitación supondría un desplome desde una altura muy superior al plano del suelo.
  - Su *clasificación* desde un punto de vista médico-legal es:
    - Caída simple o estática.
    - Caída complicada.
    - Caída fásica.
    - Caída acelerada.
    - Caída postmortal.
  - *Lesiones de la caída:* las más frecuentes se suelen localizar en el cráneo, que al golpear con el suelo como si se tratara de un proyectil puede fracturarse y sufrir hemorragias meníngeas, cerebrales, contusión, etc.
  - **Precipitación:**
    - *Definición:* la precipitación se diferencia de la caída por la altura ya que el plano de caída es mucho más bajo que el de sustentación del sujeto. La precipitación accidental es la más común.
- *Morfología:* piel intacta o poco afectada; destrozos internos muy graves, consistentes en fracturas del esqueleto, roturas de parte blandas y sobre todo de vísceras, ofreciendo las más variadas combinaciones.

RECURSOS DIDÁCTICOS

- ✔ Enfoca
- ✔ Aplica
- ✔ Entrena

Bibliografía

De Dios Casas Sánchez J. Manual de medicina legal y forense. Madrid: Colex;2000.

4 Lesiones por arma blanca

A. Santiago Sáez

Puntos clave

- El tema que vamos a desarrollar centra su atención en las diferentes lesiones que podemos observar tras el uso de armas blancas.
- La clasificación en cinco categorías permite analizar aquellos aspectos desde el punto de vista médico-legal que ayudan en la investigación, el alcance y la gravedad de cada lesión.
- El análisis de la lesión producida, su forma, su profundidad y sus características generales colaboran en la identificación del arma y en el esclarecimiento del mecanismo que ha producido el daño.

Introducción

Las armas blancas son aquellos instrumentos utilizados como utensilios de ataque o de defensa (típicos, con un mecanismo lesional específico: cuchillo, tijeras, aguja de ganchillo...; atípicos: lápices o bolígrafos, destornillador, buril, tenedor o instrumentos de fabricación artesanal casera..., teniendo un ejemplo típico de fabricación de éstos en los centros de reclusión, cuyo mecanismo de lesión es activo y son considerados dentro de los agentes mecánicos).

Están fabricadas de diferentes materiales, como metal (cuchillo, navaja, espada...), madera, plástico, vidrio, etc., que, a la hora de diagnosticar, nos hará inclinarnos por técnicas de imagen diferentes.

Ya en el siglo XV se acuña el término, debido probablemente a la brillantez y claridad de los instrumentos utilizados para su construcción, su portabilidad y su uso en actividades de guerra o como utensilios caseros.

En medicina legal, la herida representa una huella orgánica objetiva actual de un hecho judicial pasado que se trata de comprobar y reconstruir.

De acuerdo con su análisis, se procederá a la inculpación y condena del autor de la agresión, en función de los hechos y sus características, procediéndose a la exploración, el diagnóstico y el tratamiento de las lesiones producidas y sus consecuencias (secuelas físicas o psicológicas que son indemnizables tanto si se objetivan en ese momento como si provocan daños futuribles).

Clasificación de las heridas

En función de que el mecanismo sea único o múltiple, clasificamos las lesiones en simples o complejas.

A su vez, y en función de la propia clasificación de las armas blancas, según sus características físicas, forma, número, localización e intensidad de las lesiones, podemos clasificarlas en:

- Heridas punzantes o penetrantes.
- Heridas incisas o cortantes.
- Heridas contusas o lesión por mecanismo contundente.
- Heridas cortopunzantes o incisopunzantes.
- Heridas cortocontundentes o incisocontusas.

Asimismo, la superficie del filo o la punta del instrumento, así como su cuerpo, nos llevan a diferenciar a nivel externo heridas en función de la forma que deja sobre la piel la señal de entrada, que puede ser elíptica con bordes redondos, con bordes angulados, herida concéntrica u oval, herida elíptica lineal, estrellada, lineal con «cola de ratón», entrecruzada con bordes angulados o redondos y torsionada.

Características de los diferentes tipos de lesiones por arma blanca

Las hojas de navaja, las esquirlas de vidrio y los fragmentos de metal agreden la piel penetrando en ella y dejando un tipo de herida que varía en función de la resistencia, las características del objeto y los movimientos.

Los bordes cortantes de estos objetos no dejan puentes de vasos sanguíneos intactos, a diferencia de las laceraciones.

Teniendo en cuenta el tipo de herida, veremos a continuación sus diferencias en cuanto a morfología, mecanismo de producción y características en general.

Heridas punzantes o penetrantes

Provocadas por cualquier instrumento más o menos largo, delgado, cilíndrico o redondo y con punta (p. ej.: picahielos, agujas, alfileres, punzones, puntas, buriles, leznas..., de perfil redondeado, y otros como florete, espada, lanza..., de perfil con aristas), cuya profundidad es mayor que la longitud de la herida en la piel y a veces más profundo incluso que la longitud de la hoja debido al «fenómeno del acordeón» que se produce por el hundimiento de los tejidos por el impacto o compresión.

Un agente punzante es un agente vulnerante que, debido a sus características punzantes, penetra y lesiona desgarrando irregularmente los tejidos de la piel y planos subyacentes por impacto o compresión.

El orificio externo suele adoptar forma de hendidura en la piel (no así en los vestidos, que es redondeado e irregular), cuya dirección la marca la separación de las fibras (que en la piel es en el mismo sentido y en capas profundas es en sentido diferente según las fibras elásticas de los diferentes tejidos atravesados) y la profundidad, que varía según el objeto. Se debe evitar la sonda de exploración de la trayectoria, para evitar crear falsas vías.

Las pequeñas dimensiones del orificio de entrada no informan sobre el pronóstico de la lesión debido a la posibilidad del alcance de órganos profundos, complicaciones infecciosas o la rotura del agente, que puede quedar dentro sin apreciarse externamente su existencia.

El orificio de salida no siempre existe y, en caso de existir, será más pequeño y más irregular, con bordes evertidos (excepto si se ha retirado el arma).

El pronóstico dependerá del tipo de instrumento, de las condiciones de esterilidad, de la profundidad y de los órganos que atraviese o la zona afectada.

Son de aplicación en este tipo de heridas las reglas de Filos y Langer:

- ✔ Las heridas producidas por objetos punzantes siempre se dirigen en un mismo sentido cuando asientan en una misma región, lo que las diferencia de las incisas bicortantes, que pueden presentar cualquier dirección aun en una misma región.
- ✔ Las heridas punzantes que asientan sobre una región en la que convergen varios sistemas de fibras de dirección divergente tienen forma triangular o de punta de flecha.

Se tendrán en cuenta, por lo tanto, las características de los orificios de entrada y salida, la profundidad, el grosor y el trayecto (recorrido, angulación...), así como las características de la piel (que varían según la zona del cuerpo) y los elementos añadidos (ropas más o menos gruesas, por ejemplo).

Heridas incisas o cortantes

Un agente cortante es un agente vulnerante que lesiona seccionando y formando bordes limpios en piel y planos subyacentes por presión o por deslizamiento.

Los instrumentos cortantes producen lesiones simples, largas, generalmente rectilíneas, poco profundas, terminadas en cola de ratón y de bordes generalmente regulares.

A diferencia de las heridas contusas, no existen puentes de unión entre sus paredes. No son en general letales (salvo en determinadas zonas, como el cuello).

En general, se clasifican en heridas lineales, heridas en colgajo (Fig. 4-1), heridas mutilantes y heridas incisas atípicas.

Entre los instrumentos, podemos destacar cuchillos o navajas, pero también sierras (bordes deshilachados), bisturíes, palas o instrumentos accidentales como el vidrio (botellas rotas).

Heridas contusas o lesión por mecanismo contundente

El agente vulnerante tiene bordes romos, lesiona de forma irregular desgarrando los tejidos, por impacto o compresión.

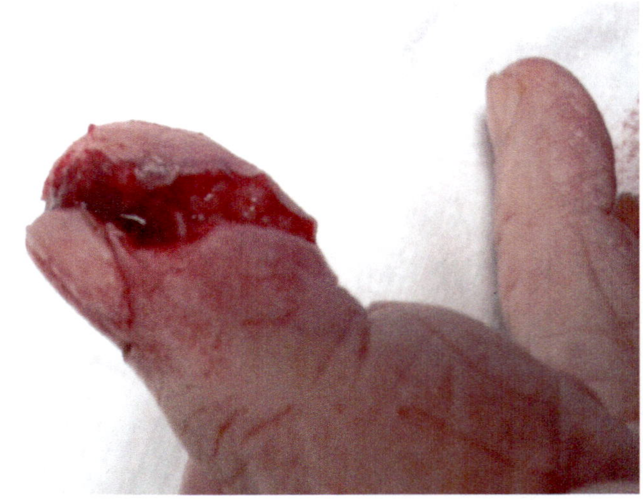

Fig. 4-1 | Herida en colgajo.

Este tipo de heridas depende del golpe, el choque, la caída y el aplastamiento.

Entre los agentes vulnerantes por golpe, encontramos naturales (puño, dientes, cabeza) y artificiales (porra, ladrillo, piedra, martillo, bastón), pudiendo la contusión adoptar forma lineal o geométrica, según el agente utilizado. A veces, es difícil de diferenciar del choque.

En el caso de caídas, la altura determinará el tipo de lesiones. A mayor altura, menores lesiones externas y más internas (roturas de órganos, fracturas múltiples...).

Heridas cortopunzantes

El agente vulnerante tiene características cortantes y punzantes, de forma que lesiona seccionando los tejidos de piel y planos subyacentes. Pueden ser monocortantes, bicortantes o pluricortantes, en función del número de aristas de la parte lesiva.

Algunos ejemplos son los cuchillos de cocina, puñales, con hojas de metal más o menos planas y anchas con punta y de uno o dos filos.

La herida es de bordes limpios, uno angulado y otro redondo, con diferente longitud, según la anchura de la hoja, la fuerza de penetración y la forma de sacar el instrumento.

Existe un tipo especial, que es la herida producida por tijeras, que, dadas sus características especiales, permite individualizar su reconocimiento, dando lugar a dos tipos de lesiones según que se produzca la penetración con las dos ramas cerradas (lesión en forma de ojal o rombo, única) o abiertas (dos lesiones diferentes más o menos separadas con formación de cola de ratón en los bordes cortantes).

Heridas cortocontundentes

El agente vulnerante tiene hoja de acero o metal con bordes semirromos y lesiona separando tejidos y planos subyacentes de forma ligeramente irregular por impacto, compresión o deslizamiento.

Algunos ejemplos son los machetes, las hachas, las espadas y los sables.

Análisis de la lesión

La ubicación del cuerpo extraño (arma blanca) es fundamental no sólo para el diagnóstico, sino también para el pronóstico en función de las estructuras afectas. Así, por ejemplo, el mayor porcentaje de lesiones en extremidades viene dado por lesiones por arma de fuego y por arma blanca, y, en el caso de esta última, el conocimiento de la anatomía da una idea bastante aproximada del daño causado por ella, a diferencia de la herida por arma de fuego.

De esta manera, el diagnóstico se basará en un examen clínico (que incluirá el análisis del objeto causante de la agresión) y la realización de pruebas complementarias, que incluirán un examen radiológico (radiografía simple, ecografía, tomografía computarizada, resonancia magnética y angiografía), con el fin de determinar el alcance la lesión más allá de la puerta de entrada a través de la piel.

En general, los fragmentos de vidrio, metal y grava de más de 1 mm son visibles en las radiografías simples (varias proyecciones). El plástico y la madera pintados a menudo son radiopacos y también se ven en las radiografías simples, pero el plástico no pintado y la madera u otros materiales orgánicos son radiolúcidos y no se ven con esta técnica, debiéndose usar la tomografía computarizada. La ventaja de la ultrasonografía radica en la no exposición a radiación en el estudio, pero no se recomienda por su inespecificidad como único método de imagen.

Problemas médico-legales de las lesiones producidas por arma blanca según el origen

Determinación del origen vital o *post mortem*

Según varios autores una herida de origen vital presenta tres caracteres clásicos:

- ✔ La hemorragia con infiltración de los tejidos es habitual. Puede, sin embargo, ser mínima en casos de heridas por instrumentos punzantes, por arrancamiento o traumatismo de los centros nerviosos. No sangra si el cuerpo está exangüe o en caso de degollamiento.
- ✔ En vida, la sangre que sale de los vasos coagula. Los coágulos son adherentes.
- ✔ La separación de los labios de la herida está en relación con la retractilidad vital de los tejidos.

Relación lesiones-origen de la lesión

Heridas punzantes

En el caso de las heridas punzantes, podemos encontrarlas en accidentes de tráfico y trabajo y también en etiología suicida u homicida.

Las heridas punzantes de defensa suelen darse en extremidades superiores y raramente son mortales.

En el caso de etiología suicida, son típicas en el tórax y raras en el abdomen, se suelen dar varias lesiones y «lesiones de tanteo» y la ropa suele estar apartada por el suicida previamente.

En el caso de etiología homicida, también suelen ser múltiples, pero de mayor profundidad, siendo en el tórax las más graves aquéllas que alcanzan el corazón y la aorta, y en el abdomen las que alcanzan el hígado y los grandes vasos, siendo frecuentes las complicaciones producidas por peritonitis y sepsis.

Son menos frecuentes en el cuello, produciéndose la muerte por exanguinación, embolia aérea (deberá realizarse radiografía de tórax *post mortem* para demostrarlo) o asfixia por compresión debida a hemorragia masiva de los tejidos.

Se recogerá el arma en una bolsa de papel y se evitará el plástico, porque puede producirse condensación que dificulte el análisis de las huellas. Nunca se debe retirar un arma clavada antes de tomar las huellas dactilares.

Ni la existencia ni la ausencia de arma blanca confirman que ésta sea el origen de la lesión.

Heridas cortantes

En el caso de heridas cortantes a la altura de cuello, pueden provocar cortes anchos y profundos y producir la muerte por degollamiento (se debe descartar suicidio y homicidio).

Se tendrán en cuenta la profundidad y la longitud (en relación con la fuerza ejercida) y, en general, el examen morfológico nos dará idea de las posiciones de la víctima y el autor, así como de la trayectoria.

En el caso de etiología suicida, son típicas en zonas accesibles: muñecas, pliegues de los codos, cara anterior de antebrazo y cuello (zona también típica en etiología homicida sorpresiva y en accidentes de tráfico), junto con la cara por cortes producidos tras la rotura del parabrisas.

La muerte se suele producir por hemorragia o embolia aérea (zona del cuello, sobre todo), siendo no letales en general las superficiales por la actuación inmediata de contención de la hemorragia, a diferencia de las heridas punzantes, donde la hemorragia interna puede no ser detectada.

Heridas contusas

Las heridas contusas serán analizadas en forma y con relación a su localización para los aspectos médico-legales. En el caso de las mordeduras, destaca la diferencia entre la producida por una agresión (suelen darse en partes prominentes) o por defensa (suelen localizarse en las manos del agresor en caso de estrangulación o de lucha).

Es importante diferenciar las mordeduras producidas por animales (*pre* o *post mortem*).

En casos de atropello (tren, metro...) con resultado de muerte, es importante diferenciar la etiología suicida de la accidental o de la intencionada por parte de otra persona (simulación).

Heridas cortopunzantes

Producirán lesiones alteradas en ocasiones por la manipulación del trayecto: torsión del arma (muy usado por delincuentes profesionales que buscan la forma de hacer más daño), que ha de examinarse muy bien a fin de diferenciarla de lesiones entrecruzadas (dos impactos consecutivos en el mismo sitio).

Son las heridas más importantes desde el punto de vista médico-legal por su frecuencia y por su asociación a delitos.

En el caso de uso de tijeras, aunque no son abundantes en la casuística médico-legal, son abundantes en casos de infanticidio.

Heridas cortocontundentes

Se ven frecuentemente en atropellos por vehículos de motor o en accidentes con hélices móviles (buque, avión).

La lesión presenta elementos de corte combinado con contusión, con cierto aspecto dislacerante a modo de bordes de la herida no netos, ángulos sin cola y paredes irregulares, con un fondo profundo. Es frecuente, además, la asociación con fracturas, fisuras, astillamiento, colgajos musculares, lesiones de órganos profundos y amputaciones.

Presentan mayor gravedad que las cortantes al ser de mayor extensión y profundidad y tener mayor probabilidad de infección.

Conclusiones

En el caso del análisis del uso de arma blanca desde el punto de vista médico-legal, hemos de tener en cuenta:

- ✔ El tipo de arma utilizada (clase, número de armas usadas, anchura, longitud).
- ✔ El tipo de lesión producida (orificio de entrada, trayecto, orificio de salida).
- ✔ Elementos añadidos en la lesión (forma, tipo, trayecto, profundidad, número, fuerza utilizada).
- ✔ Orden de las heridas (las heridas mortales de necesidad no tienen por qué ser las primeras en el tiempo).
- ✔ Etiología accidental, homicida o suicida.
- ✔ Origen de la lesión (*pre* o *post mortem*).

RESUMEN

- ✔ **Introducción**
  - Las armas blancas son aquellos instrumentos utilizados como utensilios de ataque o de defensa y que clasificamos como típicos o atípicos. Están fabricadas de diferentes materiales como metal (cuchillo, navaja, espada...), madera, plástico o vidrio.
  - En medicina legal, la herida representa una huella orgánica objetiva actual de un hecho judicial pasado que se trata de comprobar y reconstruir.
- ✔ **Clasificación de las heridas**
  - En función de que el mecanismo sea único o múltiple, clasificamos las lesiones en simples o complejas.
  - Según sus características físicas, forma, número, localización e intensidad de las lesiones, podemos clasificarlas en: punzantes o penetrantes, incisas o cortantes, contusas o lesión por mecanismo contundente, cortopunzantes o incisopunzantes y cortocontundentes o incisocontusas.
- ✔ **Características de los diferentes tipos de lesiones**
  - Heridas punzantes o penetrantes:
    - Provocadas por cualquier instrumento más o menos largo, delgado, cilíndrico o redondo y con punta (p. ej.: picahielos, agujas, alfileres, punzones, puntas).
    - Un agente punzante es un agente vulnerante que, debido a sus características punzantes, penetra y lesiona desgarrando irregularmente los tejidos de la piel y planos subyacentes por impacto o compresión.
    - La levedad del orificio de entrada no prejuzga el pronóstico de la lesión (alcance de órganos profundos, complicaciones infecciosas, rotura del agente, que puede quedar dentro sin apreciarse externamente su existencia). El orificio de salida no siempre existe y, en caso de existir, será más pequeño y más irregular, con bordes evertidos.
  - Heridas incisas o cortantes:
    - Un agente cortante es un agente vulnerante que lesiona seccionando y formando bordes limpios en la piel y los planos subyacentes por presión o por deslizamiento. No existen puentes de unión entre sus paredes. No son, en general, letales (salvo determinadas zonas, como el cuello). En general, se clasifican en heridas lineales, heridas en colgajo, heridas mutilantes y heridas incisas atípicas.
    - Podemos destacar cuchillos y navajas, pero también sierras (bordes deshilachados), bisturíes, palas, hachas o instrumentos accidentales como vidrio (botellas rotas).
  - Heridas contusas:
    - El agente vulnerante tiene bordes romos: naturales (puño, dientes, cabeza) y artificiales (porra, ladrillo, piedra, martillo, bastón). Lesiona de forma irregular desgarrando los tejidos, por impacto o compresión.
    - Este tipo de heridas depende de golpe, choque, caída y aplastamiento. En el caso de caídas, la altura determinará el tipo de lesiones. A mayor altura, menores lesiones externas y más internas.
  - Heridas cortopunzantes:
    - El agente vulnerante tiene características cortantes y punzantes, de forma que lesiona seccionando los tejidos de la piel y los planos subyacentes.
    - Pueden ser monocortantes, bicortantes o pluricortantes, en función del número de aristas de la parte lesiva.
    - Algunos ejemplos son los cuchillos de cocina y los puñales, con hojas de metal más o menos planas y anchas con punta y de uno o dos filos. La herida es de bordes limpios: uno angulado y otro redondo.

Continúa...

RESUMEN **(Cont.)**

- Heridas cortocontundentes:
  - El agente vulnerante tiene hoja de acero o metal con bordes semirromos y lesiona separando los tejidos y los planos subyacentes de forma ligeramente irregular por impacto, compresión o deslizamiento.
  - Ejemplos: machetes, hachas, espadas, sables...

✔ **Análisis de la lesión**

- La ubicación del cuerpo extraño (arma blanca) es fundamental no sólo para el diagnóstico, sino también para el pronóstico en función de las estructuras afectas. De esta manera, el diagnóstico se basará en un examen clínico (que incluirá el análisis del objeto causante de la agresión) y la realización de pruebas complementarias que incluirán un examen radiológico (radiografía simple, ecografía, tomografía computarizada, resonancia magnética y angiografía) con el fin de determinar el alcance la lesión más allá de la puerta de entrada a través de la piel.

✔ **Problemas médico-legales**

- La primera cuestión que se debe abordar es la determinación del origen vital o *post mortem* de las lesiones y, después, la relación entre la lesiones y su origen.
- **Heridas punzantes:** en el caso de las heridas punzantes, podemos encontrarlas en accidentes de tráfico y trabajo y también en etiología suicida u homicida. Las heridas punzantes de defensa suelen darse en las extremidades superiores y raramente son mortales.
- **Heridas cortantes:** en el caso de las heridas cortantes a la altura de cuello, pueden provocar cortes anchos y profundos produciendo la muerte por degollamiento (descartar suicidio y homicidio). Se tendrán en cuenta la profundidad y la longitud (en relación con la fuerza ejercida), y, en general, el examen morfológico nos dará idea de las posiciones de la víctima y el autor, así como de la trayectoria. En el caso de etiología suicida, son típicas en zonas accesibles (muñecas, pliegues de los codos, cara anterior de antebrazo y cuello).
- **Heridas contusas:** las heridas contusas serán analizadas en forma y con relación a su localización. En el caso de las mordeduras, destaca la diferencia entre la producida por una agresión (suelen darse en partes prominentes) o por defensa (suelen localizarse en las manos del agresor en caso de estrangulación o de lucha).
- **Heridas punzocortantes:** producirán lesiones alteradas en ocasiones por la manipulación del trayecto: torsión del arma (muy usado por delincuentes profesionales que buscan la forma de hacer más daño), que ha de examinarse muy bien a fin de diferenciarla de lesiones entrecruzadas (dos impactos consecutivos en el mismo sitio). Son las heridas más importantes desde el punto de vista médico-legal por su frecuencia y por su asociación a delitos.
- **Heridas cortocontundentes:** se ven frecuentemente en atropellos por vehículos de motor o en accidentes con hélices móviles (buque, avión). La lesión presenta elementos de corte combinado con contusión con cierto aspecto dislacerante a modo de bordes de la herida no netos, ángulos sin cola y paredes irregulares, con un fondo profundo. Además, es frecuente la asociación con fracturas, fisuras, astillamiento, colgajos musculares, lesiones de órganos profundos y amputaciones.

RECURSOS DIDÁCTICOS

✔ Enfoca
✔ Aplica
✔ Entrena

Bibliografía

Montiel Sosa J. Criminalística, Tomo II. Capítulo "Conceptos metodológicos para la investigación de muertes violentas producidas por arma blanca y otros instrumentos". México:Limusa; 1995.

5 Lesiones por arma de fuego

A. Santiago Sáez

Puntos clave

- En este capítulo abordamos el estudio de las heridas producidas por armas de fuego. En nuestro medio no son muy frecuentes y por ello al alumno no se le plantea un tratado de balística, sino que se pretende tener la capacidad de evaluar una herida de forma apropiada desde el punto de vista clínico y conocer el estudio médico-legal, centrado en la distancia de disparo, tipo de proyectil y arma utilizada. La simple visualización de los orificios de entrada y salida y el tatuaje formado alrededor de la herida puede darnos esa información.

Introducción

Definiciones

Se conocen como heridas o lesiones por armas de fuego aquellos efectos lesivos que producen sobre el organismo los disparos realizados con armas cargadas de diversos tipos de pólvora u otros explosivos.

Sin embargo, la balística es aquella parte de la mecánica que estudia el alcance y la dirección de los proyectiles.

Se considera arma de fuego a un instrumento de defensa y ataque que utiliza la combustión de pólvoras de distintos tipos, en un espacio confinado, para la proyección a distancia de un agente lesivo.

Tipos de balística

Balística interior

Estudia el recorrido de los proyectiles en el interior del arma de fuego desde que penetran en el cargador hasta que son expulsados por el ánima del cañón. Incluye todos los fenómenos físicos, mecánicos y químicos del disparo, así como el funcionamiento y la capacidad de conservación del arma de fuego. Es la principal fuente de estudio del principio criminalístico de intercambio del disparo.

Cada arma imprime sus huellas en el proyectil en tres partes fundamentales: fulminante, vaina y la propia cabeza del proyectil.

Estas huellas las imprimen los siguientes mecanismos del arma de fuego: la aguja percusora, las uñas de extracción y las estrías longitudinales del interior del ánima del cañón. Éstas proporcionan una rotación al proyectil que le da estabilidad y, con ello, precisión en el impacto.

Balística exterior

Estudia el recorrido del proyectil desde que abandona el arma de fuego por la boca del cañón hasta que realiza su primer impacto. Esta pericia incluye los blancos primarios, o sea, desde el punto de vista forense, cuando el proyectil hace contacto con una superficie que no es el cuerpo humano. Esta etapa de estudio balístico investiga la parábola, el vuelo, las deformaciones, etcétera.

Balística criminal

Estudia los procesos del proyectil y los efectos de éste en el cuerpo humano. Abarca el orificio de entrada, el trayecto y la salida. Existen autores que prefieren agrupar las dos etapas anteriores y la denominan «balística de efectos»; nosotros preferimos separarlos desde el punto de vista didáctico, pues su concepción es similar, pero su significado jurídico y pericial es diferente.

Clases de armas de fuego

A continuación, describimos de forma breve una de las clasificaciones básicas de armas de fuego:

- Por la longitud del cañón: armas cortas y armas largas.
- Por la forma de transportarlas: portátiles y no portátiles.
- Por el sistema de disparo: de tiro a tiro, de repetición, semiautomáticas y automáticas.
- Por el tipo de cañón: liso y estriado.

Clasificación por los tipos de munición

La unidad funcional compuesta por la vaina, la bala, la carga de proyección o balística (pólvora) y el fulminante se denomina proyectil.

Al igual que las armas de fuego, éstos tienen su clasificación, que exponemos a continuación:

- Por su número: de proyectil único o múltiple.
- Por el tipo de cabeza o punta: proyectil desnudo, proyectil encamisado, proyectil semidesnudo o de punta blanda.
- Por la forma de la ojiva: de ojiva aguzada, de ojiva redondeada o semiesférica, de ojiva troncocónica o punta plana, de ojiva perforada o punta hueca.
- Por la ubicación del fulminante en la vaina: cartuchos de fuego central, de fuego anular, de espiga o sistema Lefaucheux.

Elementos que conforman la herida

En líneas generales, la herida se compone de un orificio de entrada, un tatuaje alrededor de ella, una trayectoria y un orificio de salida (puede no existir).

Orificio de entrada

La herida de entrada puede ser única o múltiple. El orificio se conoce como anillo o halo de Fisch, también llamado anillo de enjugamiento o zona contuso-equimótica-escoriativa.

Forma del orificio

La forma del orificio puede ser oval o redondeada, dependiendo del ángulo de entrada del proyectil. Es decir, si la bala penetra completamente perpendicular a la piel con un ángulo de 90 grados, la herida tendrá un orificio muy redondeado, ya que la fricción del metal se produce en todo su perímetro por igual. Sin embargo, si el contacto se produce con una inclinación determinada, la imagen se irá alargando como una elipse, ya que un borde tendrá una superficie de contacto con el proyectil mayor (Fig. 5-1).

Dimensiones

Con relación a sus dimensiones, en general son menores que el calibre de la bala, debido a la propia elasticidad inicial de la piel ante la fricción del proyectil y por la posterior retracción que sufre el tejido. Pero si el disparo es a corta distancia, el orificio es más grande que la bala por los efectos explosivos. Además, el orificio mantendrá una dimensión variable acorde con el calibre de la bala (Fig. 5-2).

Tatuaje

Son formaciones resultantes del disparo y se sitúan alrededor de la herida ocasionada por el proyectil. Se compone de los siguientes elementos: cintilla de contusión y taraceado. La imagen macroscópica del tatuaje permite discernir la distancia de disparo, ya que sus componentes se modifican con ella. Este punto se revisará más a fondo en un apartado posterior

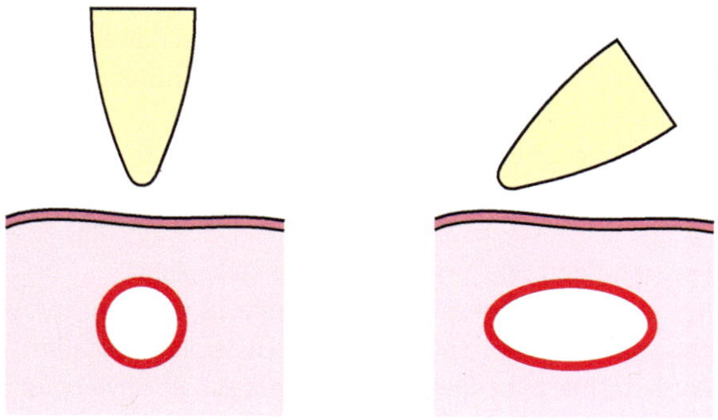

Fig. 5-1 | Ángulo de proyección.

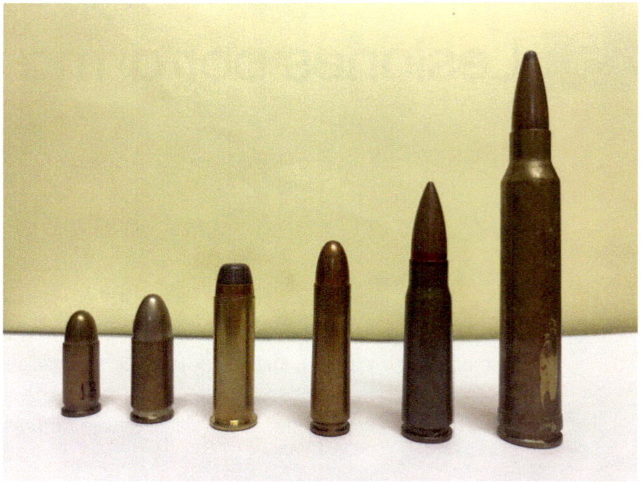

Fig. 5-2 | Diferentes calibres de bala. De izquierda a derecha son calibre 7,65, calibre 9 mm Parabellum, calibre 38, calibre LC 4 y calibres 22 y 300 Magnum.

Cintilla de contusión

Se constituye por una marca perimetral originada por el giro de la bala al penetrar en la piel. Este movimiento circular fricciona con la piel y genera una contusión en todo el borde afectado, añadiéndose una fuerte equimosis y erosión. No se debe olvidar que la bala adquiere durante su ignición alta temperatura y alta energía cinética.

Taraceado

El taraceado se compone de:

- ✔ Quemadura de la llama.
- ✔ Incrustaciones de granos de pólvora no quemados.
- ✔ Depósito de negro de humo.

Estos elementos proceden de la propia composición de los proyectiles. De forma sencilla, el proyectil se constituye por la bala, la pólvora, la vaina, el oído y el fulminante (Fig. 5-3), siendo la secuencia de disparo la siguiente:

a) La fuerza de la aguja del percutor golpea la cubierta del fulminante del proyectil.

b) Una vez detonada la mezcla del fulminante, localizada generalmente en la base del proyectil, se producen gases y pequeñas partículas que, por el interior de un pequeño orificio, llamado agujero u oído del yunque, comunica el fuego e inicia la ignición de la mezcla de la carga de pólvora, contenida en el interior del proyectil, en milésimas de segundo.

c) La ignición de la carga de la mezcla de pólvora se descompone y produce gases y gran calor. Éstos generan una alta presión, que expulsa la bala a través de la parte interna, o ánima del cañón, hasta la boca del cañón.

d) La bala, al salir, va acompañada de estos gases que salen por la boca del cañón y por el espacio existente entre el cilindro y el cañón en los revólveres, y en las pistolas por las ventanas de eyección laterales o superiores.

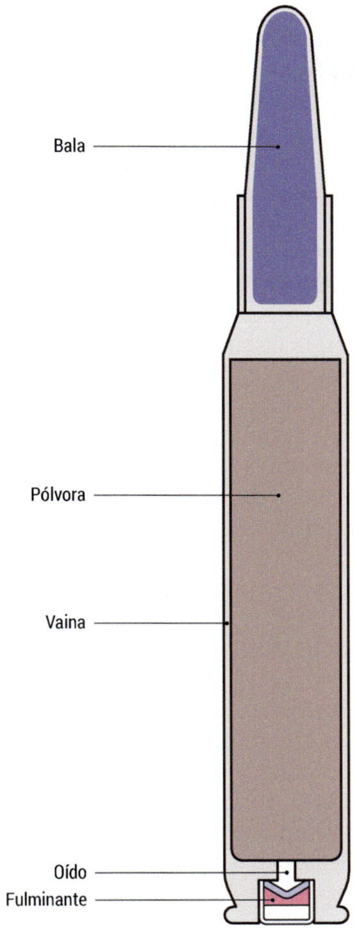

Fig. 5-3 | Estructura del proyectil.

Los componentes del taraceado impregnan los tejidos de forma desigual, configurando una parte deleble y otra indeleble:

- **Parte deleble:** constituida por el negro del humo y la incrustación de los granos de pólvora en la epidermis. Estos restos se pueden eliminar frotando sobre ellos.
- **Parte indeleble:** formada por granos de pólvora firmemente incrustados y la quemadura de la llama. Estos restos son difíciles de eliminar y dejan un verdadero tatuaje alrededor de la herida.

Además de su observación macroscópica, en casos de fallecimiento, durante la realización de la autopsia judicial tiene enorme interés conocer la composición exacta del tatuaje. Para ello, se recorta la piel de alrededor de la herida y se envía al laboratorio con la mínima manipulación posible.

Trayectoria

Se denomina trayectoria al conducto que produce la bala al atravesar los diferentes tejidos. Este conducto aparece rodeado de una zona de necrosis o esfacelo, y, por fuera, una infiltración hemorrágica. Puede ser único o múltiple.

El trayecto ve modificada su dirección por diferentes factores, entre los que se encuentran:

- La velocidad de la bala, ya que existen proyectiles de diferente velocidad según el tipo de arma.
- El tipo de tejido que atraviesa la bala, pues se opone una resistencia diferente en partes blandas, músculo o hueso.
- La cinética de avance, siendo ésta un elemento clave. La bala, como hemos comentado antes, se despide del cañón del arma con un giro a gran velocidad; unido a este giro, la bala va modificando su dinámica y posición de tal forma que, según avanza, va aumentando su ángulo de desplazamiento con respecto a su propio eje longitudinal. De esta manera, si la trayectoria es lo suficientemente larga, la bala podría situarse en posición transversal.
- Obstáculos anatómicos o físicos. La bala se encuentra en su camino con estructuras duras que modifican la trayectoria con ángulos muy erráticos, sobre todo en impactos con la propia columna vertebral. Hablamos de obstáculos físicos ante la presencia de materiales artificiales dentro del organismo, como pudiera ser una prótesis de cadera, un marcapasos, etcétera.

Con todo lo anterior, podemos entender por qué a veces el orificio de entrada y el de salida no coinciden en línea recta si tratamos de introducir una sonda para verificar la trayectoria.

Algunas trayectorias se componen de varios orificios de entrada y salida. Imaginemos una bala que penetra en la palma de la mano situada de forma instintiva para protegernos al apuntarnos con un arma. La bala puede atravesar completamente la mano y originar un orificio de entrada a continuación en el tórax, con un orificio de salida en la región dorsal. Con un solo proyectil obtendríamos dos orificios de entrada y dos de salida.

Orificio de salida

El orificio de salida suele ser mayor que el orificio de entrada, y esto es debido, como se ha explicado anteriormente, al volteo y a la angulación que sufre durante su trayectoria. Sin embargo, podrían encontrarse excepciones con orificios de salida más pequeños que los de entrada.

El orificio de salida carece del tatuaje característico, presentando la contusión, equimosis y erosión del perímetro de la herida.

En la práctica, no resulta complicado diferenciar el orificio de salida del de entrada.

En algunas ocasiones, la bala permanece en el organismo alojada en algún obstáculo (normalmente un hueso); por ello, se hace infructuosa la localización del orificio de salida.

Dirección del disparo

Para evaluar correctamente la dirección del disparo, debemos tener en cuenta algunas de las características que presentan los elementos que componen la herida:

- **Modificaciones en el tatuaje.** el reparto de la incrustación de los granos de pólvora y depósito del humo se modifica de tal forma que en la parte del tatuaje más próxima al arma los granos están más apretados que en la opuesta. El tatuaje se observará con una imagen de semiluna más ennegrecida, coincidiendo con la zona más próxima al arma.

- **Modificaciones en la forma de la cintilla de contusión.** la cintilla de contusión en los disparos perpendiculares tiene forma de anillo completo. En los disparos oblicuos, forma de semiluna del lado por el que llega la bala.
- **Trayecto.** se debe seguir el eje del trayecto desde el orificio de entrada, antes de que se produzca la primera desviación.
- **Disparos en el cráneo.** el cráneo presenta unas características propias con relación al análisis de la dirección del disparo. La dirección viene marcada por los orificios de entrada y salida. La trayectoria mostrará una zona de necrosis en las zonas del encéfalo afectadas. La diferenciación entre el orificio de entrada y de salida es la clave para determinar la dirección del disparo. El orificio de entrada presenta un tamaño menor que el de salida. Al presentar el cráneo las dos capas que forman el díploe, el orificio se compone de un conducto que tiene de grosor la anchura total del hueso y una morfología cónica, donde el área del díploe externo es menor que el área del díploe interno. El orificio de salida reproduce la misma imagen, pero con el cono hacia fuera; es decir, el área del díploe interno es menor que el área del díploe externo (Fig. 5-4).

Distancia del disparo

En este apartado se realizará una valoración de las características que se pueden identificar en las heridas por arma de fuego con relación a la distancia del disparo.

Podemos clasificar cuatro tipos de morfologías:

- Disparos a bocajarro.
- Disparo a quemarropa.
- Disparos a corta distancia.
- Disparos a larga distancia.

Disparos a bocajarro o cañón tocante

Se realiza con la boca del arma en contacto con la piel de la víctima. La herida se reconoce como «en boca de mina».

Se puede investigar la presencia de carboxihemoglobina, azufre, nitratos de pólvora y nitritos.

La «escarapela de Simonín» y el «signo de Benassi» se producen cuando debajo de los tejidos subcutáneos se encuentra un plano óseo (como en los huesos del cráneo o en los omóplatos); los disparos a cañón tocante hacen que los gases y humos producto de la deflagración de la pólvora ingresen junto con el proyectil dentro de la herida y por presión producen un desgarro con forma estrellada en la piel.

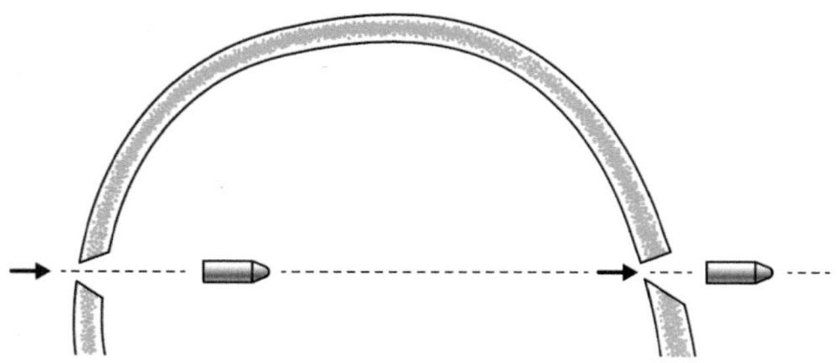

Fig. 5-4 | Dirección de disparo en el cráneo.

Debido a la temperatura que adquiere el cañón del arma y a su contacto con la piel, se produce una quemadura en la piel que dibuja la forma del extremo del arma, lo que puede ayudar a su identificación policial.

Disparos a quemarropa

En esta ocasión, la distancia del disparo no es superior al alcance de la llama.

Se observa en la herida una potente cintilla de contusión y un tatuaje denso y ennegrecido. La distancia es tan corta que sobre la piel se deposita la quemadura de la llama de la ignición, el negro del humo de los gases expulsados con la bala y restos de pólvora y de metales de la bala generando un intenso tatuaje.

Disparos a corta distancia

Los disparos se efectúan a una distancia inferior a los elementos integrantes del tatuaje.

En las armas antiguas, se considera unos 150 cm; en las armas actuales, entre 60-70 cm.

En la herida encontraremos la cintilla de contusión, pero la llama no puede llegar debido a la distancia, y no genera quemadura. Los gases pueden llegar de forma muy tenue, igual que los restos de pólvora; por ello, alrededor de la erosión de entrada existe una incrustación de pólvora diseminada.

Disparos a larga distancia

Estos disparos se realizan a más distancia del alcance de los elementos que constituyen el tatuaje. Por ello, alrededor de la cintilla de contusión encontraremos una zona eritematosa sin tatuaje oscuro ni incrustaciones en la piel.

Heridas por perdigones de escopeta

Los cartuchos de las escopetas carecen de bala. En su lugar, se rellenan de múltiples esferas de acero (perdigones). Estos perdigones son los que alcanzan el cuerpo de la víctima. Lo que ocurre es que los perdigones se desplazan apelotonados, pero, una vez abandonan el cañón del arma, comienzan a diseminarse en forma de cono, de tal manera que, a mayor distancia, los perdigones generan una superficie de impacto mucho mayor.

Los disparos pueden ser a corta distancia o a larga distancia:

- **Disparo de escopeta a corta distancia:** los perdigones alcanzan a la víctima unidos y apelotonados como si conformaran una gran bala, lo que ocasiona una herida de gran tamaño de aspecto redondeado y que genera una energía de impacto mayor que cuando los perdigones se diseminan.

- **Disparo de escopeta a larga distancia:** ya se ha comentado que los perdigones, una vez abandonan el cañón, se van abriendo en su trayectoria, lo que favorece una mayor superficie de impacto, alcanzando más zonas anatómicas en el organismo.

En muchas ocasiones, el agresor recorta el cañón del arma, lo que se conoce como escopeta de cañones recortados, favoreciendo así que se dispersen con más antelación y a una menor distancia de la víctima generan más superficie de lesión.

En estos casos, los estudios radiológicos de imagen nos ofrecerán la diseminación real de los perdigones y su localización topográfica para abordar su posible extracción si afectan a zonas corporales de importante compromiso vital.

RESUMEN

- **Introducción**
  - **Definiciones:** se conocen como heridas o lesiones por armas de fuego aquellos efectos lesivos que producen sobre el organismo los disparos realizados con armas cargadas de diversos tipos de pólvora u otros explosivos.
  - **Tipos de balística:**
    - *Balística interior:* estudia el recorrido de los proyectiles en el interior del arma de fuego desde que penetran en el cargador hasta que son expulsados por el ánima del cañón.
    - *Balística exterior:* estudia el recorrido del proyectil desde que abandona el arma de fuego por la boca del cañón hasta que realiza su primer impacto.
    - *Balística criminal:* estudia los procesos del proyectil y los efectos de éste en el cuerpo humano. Abarca el orificio de entrada, trayecto y salida.
  - **Clases de armas de fuego:** las armas de fuego se clasifican según:
    - *La longitud del cañón:* armas cortas y armas largas.
    - *La forma de transportarlas:* portátiles y no portátiles.
    - *El sistema de disparo:* de tiro a tiro, de repetición, semiautomáticas y automáticas.
    - *El tipo de cañón:* liso y estriado.
  - **Clasificación por los tipos de munición:** la unidad funcional compuesta por la vaina, la bala, la carga de proyección o balística (pólvora) y el fulminante se denomina proyectil. Al igual que las armas de fuego, éstos tienen su clasificación:
    - *Por su número:* de proyectil único o múltiple.
    - *Por el tipo de cabeza o punta:* proyectil desnudo, proyectil encamisado, proyectil semidesnudo o de punta blanda.
    - *Por la forma de la ojiva:* de ojiva aguzada, de ojiva redondeada o semiesférica, de ojiva troncocónica o «punta plana», de ojiva perforada o «punta hueca».
    - *Por la ubicación del fulminante en la vaina:* cartuchos de fuego central, de fuego anular, de espiga o sistema Lefaucheux.
- **Elementos que conforman la herida**
  - **Cuatro básicos:** un orificio de entrada, un tatuaje alrededor de ella, una trayectoria y un orificio de salida (puede no existir).
  - **Orificio de entrada:** se conoce como anillo o halo de Fisch.
    - *Forma del orificio:*la forma del orificio puede ser oval o redondeada, dependiendo del ángulo de entrada del proyectil; es decir, si la bala penetra completamente perpendicular a la piel con un ángulo de 90 grados, la herida tendrá un orificio muy redondeado, ya que la fricción del metal se produce en todo su perímetro por igual. Sin embargo, si el contacto se produce con una inclinación determinada, se irá alargando la imagen como una elipse.
    - *Dimensiones:* en general, son menores que el calibre de la bala, debido a la propia elasticidad inicial de la piel.
  - **Tatuaje:** son formaciones resultantes del disparo y se sitúan alrededor de la herida ocasionada por el proyectil. Se componen de la cintilla de contusión y el taraceado:
    - *Cintilla de contusión:* se constituye por una marca perimetral originada por el giro de la bala al penetrar en la piel.
    - *Taraceado:*se compone de quemadura de la llama, incrustaciones de granos de pólvora no quemados y depósito de negro de humo. Los componentes del taraceado impregnan los tejidos de forma desigual, configurando una parte deleble y otra indeleble:
      - Parte deleble: constituida por el negro del humo y la incrustación de los granos de pólvora en la epidermis. Estos restos se pueden eliminar frotando sobre ellos.
      - Parte indeleble: formada por granos de pólvora firmemente incrustados y la quemadura de la llama. Estos restos son difíciles de eliminar y dejan un verdadero tatuaje alrededor de la herida.
  - **Trayectoria:** se denomina así al conducto que produce la bala al atravesar los diferentes tejidos. El trayecto ve modificada su dirección por diferentes factores:
    - La velocidad de la bala.
    - El tipo de tejido que atraviesa la bala.
    - La cinética de avance.
    - Los obstáculos anatómicos o físicos.
    - Algunas trayectorias se componen de varios orificios de entrada y salida.
  - **Orificio de salida:** el orificio de salida suele ser mayor que el orificio de entrada y esto es debido al volteo y a la angulación que sufre durante su trayectoria. El orificio de salida carece del tatuaje característico, presentando la contusión, la equimosis y la erosión del

Continúa...

RESUMEN (Cont.)

perímetro de la herida.

- **Dirección del disparo**
  - **Modificaciones en el tatuaje:** el reparto de la incrustación de los granos de pólvora y depósito del humo se modifica de tal forma que en la parte del tatuaje más próxima al arma los granos están más apretados que en la opuesta.
  - **Modificaciones en la forma de la cintilla de contusión:** la cintilla de contusión en los disparos perpendiculares tiene forma de anillo completo.
  - **Trayecto:** se debe seguir el eje del trayecto desde el orificio de entrada, antes de que se produzca la primera desviación.
  - **Disparos en el cráneo:** el cráneo presenta unas características propias con relación al análisis de la dirección del disparo. La dirección viene marcada por los orificios de entrada y salida. El orificio se compone de un conducto que tiene de grosor la anchura total del hueso y una morfología cónica, donde el área del díploe externo es menor que el área del díploe interno. El orificio de salida reproduce la misma imagen, pero con el cono hacia fuera.
- **Distancia del disparo**
  - **Disparos a bocajarro o cañón tocante:**
    - Se realizan con la boca del arma en contacto con la piel de la víctima.
    - Signo de Benassi: se produce cuando debajo de los tejidos subcutáneos se encuentra un plano óseo (como en los huesos del cráneo o en los omóplatos). Los disparos a cañón tocante hacen que los gases y los humos producto de la deflagración de la pólvora ingresen junto con el proyectil dentro de la herida y, por presión, producen en la piel un desgarro con forma estrellada.
  - **Disparos a quemarropa:** en esta ocasión, la distancia del disparo no es superior al alcance de la llama. Se observa en la herida una potente cintilla de contusión y un tatuaje denso y ennegrecido.
  - **Disparos a corta distancia:** los disparos se efectúan a una distancia inferior a los elementos integrantes del tatuaje. En las armas antiguas, se considera unos 150 cm; en las armas actuales, entre 60-70 cm. En la herida encontraremos la cintilla de contusión, pero la llama no puede llegar debido a la distancia y no genera quemadura.
  - **Disparos a larga distancia:** estos disparos se realizan a más distancia del alcance de los elementos que constituyen el tatuaje; por ello, alrededor de la cintilla de contusión encontraremos una zona eritematosa sin tatuaje oscuro.
  - **Heridas por perdigones de escopeta:**
    - Los cartuchos de las escopetas carecen de bala. En su lugar, se rellenan de múltiples esferas de acero (perdigones). Los perdigones se desplazan apelotonados, pero, una vez abandonan el cañón del arma, comienzan a diseminarse en forma de cono, de tal manera que, a mayor distancia, los perdigones generan una superficie de impacto mucho mayor.
    - Disparo de escopeta a corta distancia: los perdigones alcanzan a la víctima unidos y apelotonados como si conformaran una gran bala.
    - Disparo de escopeta a larga distancia: una vez abandonan el cañón, los perdigones se van abriendo en su trayectoria, lo que favorece una mayor superficie de impacto, alcanzando más zonas anatómicas en el organismo.

RECURSOS DIDÁCTICOS

Enfoca

Aplica

Entrena

Bibliografía

Di Maio VJ. Heridas por arma de fuego. Buenos Aires:Ediciones La Rocca; 2007.

6 Ahorcaduras, asfixias, sumersiones y sofocaciones

A. Santiago Sáez

Puntos clave

- ✔ Los diferentes mecanismos de fallecimiento relacionados con el déficit de oxígeno para el organismo presentan una etiología médico-legal centrada en el homicidio, el suicidio o la muerte accidental. Cada uno de los mecanismos que estudiaremos en esta lección permitirá al alumno identificar sus diferencias fisiopatológicas y la posible etiología, aclarando viejas leyendas urbanas.

Introducción

En esta lección se abordarán diferentes formas de fallecimiento a través de mecanismos que impiden el correcto flujo de oxígeno al organismo. Desde el punto de vista médico-legal, encontramos cuatro grandes grupos de mecanismos: ahorcadura, asfixia por estrangulamiento, sumersión y sofocación. Todos ellos presentan una etiología médico-legal centrada en el homicidio, el suicidio o la muerte accidental, aunque existe un apartado que desde el punto de vista médico-forense tiene mucho interés, como es el suicidio simulado, que no deja de ser una causa homicida.

En todos ellos la fisiopatología es similar: un defecto de intercambio de oxígeno a nivel pulmonar por déficit de entrada a través de la vía aérea o un obstáculo mecánico al flujo circulatorio de sangre oxigenada a nivel cerebral, con la consiguiente isquemia neuronal.

Muerte por ahorcadura

Definición

Puede definirse como la muerte producida por la constricción del cuello, ejercida por un lazo sujeto a un punto fijo sobre el cual ejerce tracción el propio peso del cuerpo.

La clave, por lo tanto, se encuentra en un mecanismo de tracción, un punto que fije el lazo (que puede ser de diferentes materiales: cuerda, pañuelo, cinturón, etc.) y la existencia de cierto peso corporal.

Tipos de ahorcadura

Existe una clasificación sencilla basada en aspectos topográficos del cuerpo humano y del lazo.

Ahorcadura completa

El cadáver aparece con un lazo a nivel cervical sujeto a un punto fijo, pero con todo el cuerpo colgando en posición vertical, sin ningún punto de apoyo. Es la clásica imagen de las películas del oeste, cuando aparece una víctima colgada de un árbol. El peso de todo el cuerpo ejerce una enorme tracción sobre el cuello, en contraposición a la fuerza que ejerce el lazo alrededor de él.

Ahorcadura incompleta

Este tipo de ahorcadura presenta un lazo alrededor del cuello, un punto de fijación del extremo del material utilizado como lazo y cierto peso del cuerpo; sin embargo, existe contacto del cuerpo con una base de sustentación. El cuerpo aparece apoyado en cualquier superficie con los pies, las rodillas o incluso en sedestación.

Ahorcadura simétrica

Este tipo de ahorcadura se centra en el análisis de la situación del nudo que presenta el lazo alrededor del cuello con relación a su posición anatómica respecto al cuello. El nudo debe estar en posición anterior o posterior al cuello.

Ahorcadura asimétrica

En este caso, el nudo del lazo se sitúa en una cara lateral del cuello, generando una tracción desequilibrada en la región cervical, con una tracción superior en una cara lateral con respecto a la contralateral.

Etiología

Existen por este mecanismo de fallecimiento cuatro etiologías médico-legales: homicidio, suicidio, accidental o judicial.

La etiología más frecuente es la suicida, debido a la factibilidad de crear un lazo alrededor del cuello con cualquier material y encontrar un punto de fijación. Son importantes los antecedentes (suele dejarse alguna nota escrita o audiovisual donde se dan explicaciones o justificaciones del acto suicida, dirigidos a familiares o cuerpos de seguridad), el examen del lugar de los hechos (intentando obtener indicios de la escena que expliquen de manera adecuada la hipótesis del mecanismo del fallecimiento) y descartar lesiones de violencia que justifiquen una causa homicida.

La etiología accidental se observa en determinadas prácticas sexuales en las que no se calcula de manera adecuada el tiempo de anoxia, éste se excede y genera una situación irreversible de anoxia encefálica y muerte neuronal.

La etiología judicial es propia (incluso hoy en día) de determinados países donde se ejecuta al convicto por orden judicial; éste es el caso de Sadam Husein, antiguo dirigente de Irak.

Mecanismo de la muerte

Desde un punto de vista fisiopatológico, la muerte se puede producir por cuatro mecanismos.

Anoxia anóxica

En esta situación se produce un déficit de entrada de aire a través de las vías respiratorias. En realidad, el lazo alrededor del cuello comprime las vías altas (laringe y tráquea), generando un mínimo flujo de aire hacia los pulmones y la imposibilidad de intercambio de oxígeno a ese nivel.

Anoxia encefálica

La compresión del lazo alrededor del cuello comprime, además, los paquetes vasculares cervicales, fundamentalmente las carótidas, ocasionando un defecto de flujo sanguíneo al cerebro. Este déficit de oxígeno produce la pérdida de conocimiento; después, la hipoxia afecta cada vez a un mayor número de neuronas, hasta ocasionar la muerte encefálica.

Inhibición refleja

Es un mecanismo que actúa sobre los barorreceptores situados a la altura del paquete vasculonervioso del cuello y que generan una inhibición a nivel cardíaco con alteración grave del ritmo, bradicardia extrema y parada.

Lesión medular

Es un mecanismo excepcional, y se posibilita en ahorcaduras realizadas a gran altura, con una cinética de tracción muy violenta que posibilita un mecanismo de cizallamiento en las vértebras cervicales con lesión medular y cese de las funciones respiratorias. Es una de las leyendas urbanas que se puede descartar con facilidad, ya que el mecanismo de rotura del cuello en el ahorcado no es precisamente el más frecuente.

Tanto la anoxia anóxica como la anoxia encefálica justifican la muerte en las ahorcaduras incompletas. De hecho, una de las formas de suicidio en población reclusa más frecuente es realizando un lazo con sujeción a un picaporte de una puerta o una ventana y dejar caer la cabeza. El propio peso de la cabeza (5-7 kg) genera la suficiente tracción sobre el cuello como para comprimir las vías respiratorias altas y perder el conocimiento en pocos minutos; posteriormente, la anoxia encefálica por la compresión vascular cervical producirá la muerte cerebral. Ésta es otra leyenda urbana que descarta la necesidad de estar totalmente colgado para morir ahorcado.

Anatomía patológica

Tanto del examen minucioso externo como interno de la región cervical y del resto de órganos obtenemos la información necesaria para redactar un buen informe médico forense.

Examen externo

En la región cervical, es fundamental el análisis meticuloso del surco que aparece alrededor del cuello tras la retirada del lazo que ha provocado la ahorcadura. El lazo presenta las siguientes características:

- ✔ Dirección: es siempre oblicua y ascendente hacia el nudo del lazo.
- ✔ Profundidad: es variable en relación con el tiempo que ha permanecido el lazo situado alrededor del cuello; en ocasiones, el cuerpo tarda días en encontrarse.
- ✔ Continuidad del surco: se ve interrumpida a la altura del nudo.
- ✔ Número: el surco suele ser único, en general.
- ✔ Situación: habitualmente, el surco está por encima del cartílago tiroides debido a la tracción que ejerce el peso del cuerpo en contraposición al lazo, lo que lo acerca a la región inframandibular.
- ✔ Aspecto del fondo: casi siempre apergaminado debido al tiempo de exposición de la epidermis a la fricción con el material del lazo.

Examen interno

Una vez disecada cuidadosamente la piel que recubre la región cervical desde su cara anterior, observamos los hallazgos internos, que suelen ser los siguientes:

- ✔ Condensación del tejido celular subcutáneo a la altura del surco, pudiéndose hallar la denominada «línea argéntica».
- ✔ Infiltraciones hemorrágicas en músculos y adventicia de los tejidos y vasos: signo de Martín.
- ✔ Desgarros de las íntimas vasculares: carótidas (signo de Amusat) y yugulares internas (signo de Otto).
- ✔ Rupturas de las astas mayores del hioides y de las superiores del cartílago tiroides.

Tanto en la mucosa conjuntival como en la superficie del encéfalo u otros órganos, pueden aparecer punteados petequiales como signos asfícticos (Fig. 6-1).

Muerte por estrangulación

Definición

Puede definirse como la constricción del cuello mediante la aplicación de una fuerza activa que actúa por intermedio de un lazo, las manos, el antebrazo o cualquier otra estructura rígida.

Tipos de estrangulación

Los tipos fundamentales son:

- Estrangulación a lazo.
- Estrangulación a mano.

Etiología

En la estrangulación a lazo la etiología puede ser homicida, suicida, accidental y judicial, como en el caso de la ahorcadura.

En la estrangulación a mano la etiología es siempre homicida, y raramente accidental.

Mecanismo de la muerte

Tanto en la estrangulación a lazo como en la estrangulación a mano se pueden producir los siguientes mecanismos:

- Anoxia anóxica.
- Anoxia encefálica.
- Parada cardíaca por inhibición.

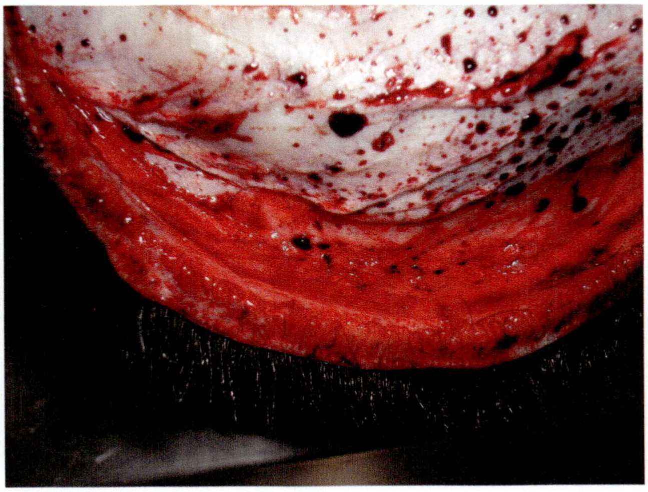

Fig. 6-1 | Signos asfícticos.

Anatomía patológica

Estrangulación a lazo

- **Examen externo:** de nuevo, es importante realizar un examen cuidadoso del cuello y el surco generado por el lazo:
  - Dirección: generalmente horizontal, la tracción se suele hacer desde el mismo plano donde se encuentra la víctima.
  - Profundidad: uniforme, está marcado en todo el contorno y la presión ejercida en él es similar.
  - Continuidad: rodea completamente el cuello, ya que no se interrumpe por un nudo.
  - Situación: a nivel o por debajo del tiroides, ya que no existe la tracción del peso del cuerpo en contraposición al lazo.
  - Número: a menudo múltiple, debido a que el agresor suele realizar varias vueltas con el lazo para ejercer más compresión.
  - Aspecto del fondo: casi siempre blando, debido a que una vez fallecida la víctima se deja de ejercer presión, por lo que el lazo no mantiene la fuerza de contacto con la región cervical.
- **Examen interno:**
  - Infiltración hemorrágica.
  - Ruptura óseo-cartilaginosa.
  - No se encuentran ni la línea argéntica ni roturas en la íntima vascular.

Estrangulación a mano

- **Examen externo:**
  - Equimosis pequeñas y redondeadas producidas por el pulpejo de los dedos del agresor y excoriaciones producidas por las uñas, normalmente de la víctima, en un intento de defensa y retirada de las manos agresoras.
  - Presencia de lesiones contusas en otras zonas corporales, debido a la resistencia que opone la víctima y la lucha que se puede generar, siendo más frecuente este hallazgo.
- **Examen interno:** es de similares características que la estrangulación a lazo, con frecuentes roturas óseo-cartilaginosas.

Muerte por sumersión

Definición

Se puede definir como la muerte o el trastorno patológico producidos por la introducción de un medio líquido en las vías respiratorias.

Etiología

La etiología médico-legal más frecuente es la accidental, sobre todo entre practicantes del buceo o víctimas de sacudidas inesperadas en el mar o agua dulce, o incluso personas que caen al agua sin saber nadar.

La etiología suicida es la segunda en frecuencia, siendo la homicida excepcional.

Mecanismo de la muerte

La fisiopatología del mecanismo de la muerte se debe a:

- **Anoxia encefálica.** Debido a la introducción de agua en las vías respiratorias, el intercambio de oxígeno en el pulmón es nulo y se produce la lesión cerebral.
- **Alteraciones electrolíticas:**
  - En agua dulce: se produce una hipervolemia y una hemólisis, con elevación de los niveles plasmáticos de potasio y descenso de sodio, lo que favorece la fibrilación ventricular.
  - En agua salada: se favorece la aparición de edema pulmonar, elevación de los niveles de sodio y elevación del hematócrito. El aumento de la viscosidad sanguínea y la anoxia inducen el fallo cardíaco.

Anatomía patológica

Examen externo

- Livideces cadavéricas, de un tono más claro que lo habitual.
- *Cutis* anserina.
- Maceración cutánea.
- Presencia del hongo de espuma en vías respiratorias superiores y fosas nasales.
- Lesiones contusas posmortales debidas al arrastre del agua y en zonas faciales, rodillas y partes acras de las extremidades.

Examen interno

Se centra sobre todo en el árbol respiratorio:

- Espuma traqueobronquial.
- A veces aparecen cuerpos extraños.
- Cambios pulmonares. Los pulmones aparecen aumentados de volumen y con las llamadas «manchas de Paltauf».
- Presencia de un espasmo laríngeo, muy típico en bebés.
- Hemorragia en el oído medio y las celdas mastoideas.

Exámenes complementarios

Exámenes bioquímicos

- Determinación de cloruros.
- Estroncio y flúor sérico.
- Péptido natriurético auricular.

Exámenes químicos

- Contaminantes químicos eventuales del lugar de sumersión.
- Alcohol etílico: muchas caídas accidentales al agua se deben a la presencia de una importante intoxicación por alcohol.

Muerte por sofocación

Definición

La oclusión de los orificios respiratorios (fosas nasales y boca) por cualquier procedimiento origina una dificultad insalvable para el acceso de aire al interior de la vía respiratoria y crea una situación de anoxia anóxica.

Etiología

La etiología accidental es la más frecuente, la etiología homicida es menos frecuente (Fig. 6-2) y la etiología suicida es excepcional.

El estudio de la etiología médico-legal ofrece gran dificultad. Se debe intentar buscar la presencia de señales de carácter doloso, que justifiquen el desenlace. Además, interesa descartar lesiones *post mortem* que no tienen relación con la causa violenta de la muerte.

Anatomía patológica

Examen externo

Buscar equimosis o erosiones. Buscar equimosis redondeadas o excoriaciones en la zona buconasal que avalen la hipótesis criminal.

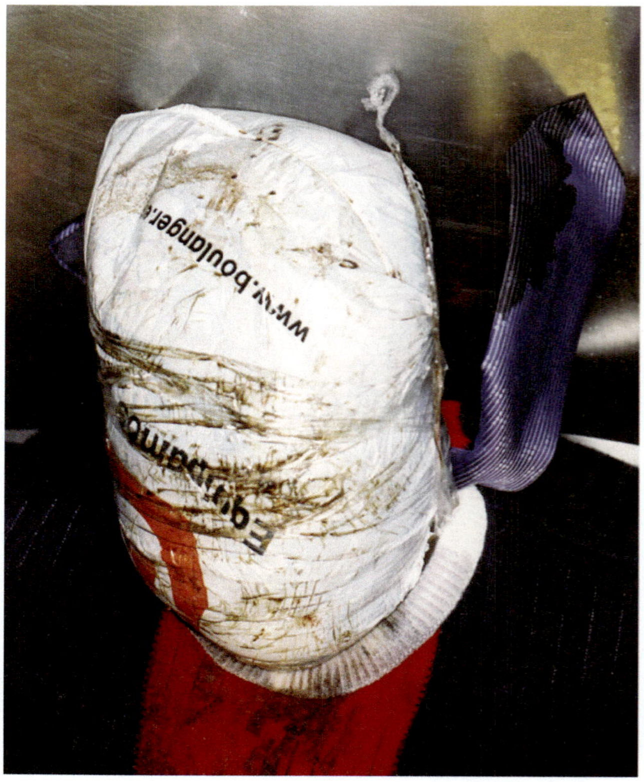

Fig. 6-2 | Sofocación homicida.

Examen interno

Buscar signos normales de asfixia.

Muerte por sofocación intrínseca

En estos casos, la etiología médico-legal suele ser accidental. El mecanismo de la muerte es la anoxia anóxica.

La anatomía patológica nos permite identificar el hallazgo del cuerpo extraño introducido en las vías respiratorias causante de la imposibilidad de introducir aire.

No debe olvidar el alumno esta posibilidad cuando en un restaurante alguien presente signos compatibles con una situación de sofocación por un trozo de alimento, puesto que la maniobra de Heimlich permite salvar la vida de la víctima.

El diagnóstico diferencial se debe realizar con la muerte súbita, con la aspiración de vómito (que suele ser agónico), con la caída de lengua hacia atrás y con las situaciones de sepultamiento accidental o criminal.

Muerte por compresión toracoabdominal

La etiología suele ser accidental.

El mecanismo de la muerte es la anoxia anóxica por imposibilidad de expansión de la caja torácica, lo que fuerza la musculatura accesoria, sin conseguir la entrada de aire a los pulmones.

Este caso es frecuente en situaciones de catástrofes como terremotos o corrimientos de tierras, o en accidentes ligados a la construcción o en naves industriales.

RESUMEN

- **Introducción**
  - Desde el punto de vista médico-legal, encontramos cuatro grandes grupos de mecanismos: la ahorcadura, la asfixia por estrangulamiento, la sumersión y la sofocación. Todos ellos presentan una etiología médico-legal centrada en el homicidio, el suicidio o la muerte accidental. En todos ellos la fisiopatología es similar: un defecto de intercambio de oxígeno a nivel pulmonar por déficit de entrada a través de la vía aérea o un obstáculo mecánico al flujo circulatorio de sangre oxigenada a nivel cerebral con la consiguiente isquemia neuronal.
- **Muerte por ahorcadura**
  - **Definición:** Puede definirse como la muerte producida por la constricción del cuello, ejercida por un lazo sujeto a un punto fijo sobre el cual ejerce tracción el propio peso del cuerpo. La clave se encuentra en un mecanismo de tracción: un punto que fije el lazo (que puede ser de diferentes materiales, como cuerda, pañuelo, cinturón, etc.) y la existencia de cierto peso corporal.
  - **Tipos de ahorcadura:** existe una clasificación sencilla basada en aspectos topográficos del cuerpo humano y del lazo.
    - *Ahorcadura completa:* el cadáver aparece con un lazo a nivel cervical sujeto a un punto fijo, pero con todo el cuerpo colgando en posición vertical, sin ningún punto de apoyo.
    - *Ahorcadura incompleta:* existe contacto del cuerpo con una base de sustentación.
    - *Ahorcadura simétrica:* el nudo debe estar en posición anterior o posterior al cuello.
    - *Ahorcadura asimétrica:* el nudo del lazo se sitúa en una cara lateral del cuello.
  - **Etiología:** existen por este mecanismo de fallecimiento cuatro etiologías médico-legales: homicidio, suicidio, accidental o judicial. La etiología más frecuente es la suicida.
  - **Mecanismo de la muerte:** desde un punto de vista fisiopatológico, la muerte se puede producir por cuatro mecanismos:
    - *Anoxia anóxica:* en esta situación, se produce un déficit de entrada de aire a través de las vías respiratorias.
    - *Anoxia encefálica:* la compresión del lazo alrededor del cuello comprime, además, los paquetes vasculares cervicales (fundamentalmente las carótidas), ocasionando un defecto de flujo sanguíneo al cerebro.
    - *Inhibición refleja:* es un mecanismo que actúa sobre los barorreceptores situados a la altura del paquete vasculonervioso del cuello y generan una inhibición a nivel cardíaco.
    - *Lesión medular:* es un mecanismo excepcional y se posibilita en ahorcaduras realizadas a gran altura con una cinética de tracción muy violenta.
  - **Anatomía patológica:** tanto del examen minucioso externo como interno de la región cervical y del resto de órganos obtenemos la información necesaria para redactar un buen informe médico forense.
    - En la región cervical es fundamental el análisis meticuloso del surco que aparece alrededor del cuello tras la retirada del lazo que ha provocado la ahorcadura; sus características en cuanto a dirección, profundidad y continuidad; su situación (habitualmente, el surco está por encima del cartílago tiroides debido a la tracción que ejerce el peso del cuerpo en contraposición al lazo, lo que lo acerca a la región inframandibular), y el aspecto del fondo.
- **Muerte por estrangulación**
  - **Definición:** puede definirse como la constricción del cuello mediante la aplicación de una fuerza activa que actúa por intermedio de un lazo, las manos, el antebrazo o cualquier otra estructura rígida.
  - **Tipos de estrangulación:**
    - *Estrangulación a lazo:* La etiología puede ser homicida, suicida, accidental y judicial, como en el caso de la ahorcadura.
    - *Estrangulación a mano.*
  - **Los mecanismos** que se pueden producirtanto en la estrangulación a lazo como en la estrangulación a mano son:
    - *Anoxia anóxica.*
    - *Anoxia encefálica.*

Continúa...

RESUMEN **(Cont.)**

- *Parada cardíaca por inhibición.*
- **Las características del estudio anatomopatológico** permiten identificar un tipo de surco cuyas características en cuanto a dirección profundidad, continuidad, situación y el aspecto del fondo son diferentes al del surco producido en la ahorcadura.

- **Muerte por sumersión**
  - **Definición:** se puede definir como la muerte o el trastorno patológico producidos por la introducción de un medio líquido en las vías respiratorias.
  - **Etiología:** la etiología médico-legal más frecuente es la accidental, sobre todo entre practicantes del buceo o víctimas de sacudidas inesperadas en el mar o agua dulce, o incluso personas que caen al agua sin saber nadar.
  - **Mecanismo de la muerte:** la fisiopatología del mecanismo de la muerte se debe a:
    - *Anoxia encefálica:* debido a la introducción de agua en las vías respiratorias, el intercambio de oxígeno en el pulmón es nulo y se produce la lesión cerebral.
    - *Alteraciones electrolíticas:* son diferentes en agua dulce y en agua salada.
  - **Anatomía patológica:** permite obtener información tanto del análisis interno como del externo, y de la realización de exámenes complementarios químicos y bioquímicos.
- **Muerte por sofocación**
  - **Definición:** la oclusión de los orificios respiratorios (fosas nasales y boca) por cualquier procedimiento origina una dificultad insalvable para el acceso de aire al interior de la vía respiratoria y crea una situación de anoxia anóxica.
  - **Etiología:** la etiología accidental es la más frecuente.
  - **Anatomía patológica:** se compone de examen externo e interno.
  - **Tipos:**
    - ***Muerte por sofocación intrínseca:*** en estos casos, la etiología médico-legal suele ser accidental. El mecanismo de la muerte es la anoxia anóxica. La anatomía patológica nos permite identificar el hallazgo de cuerpo extraño introducido en las vías respiratorias, causante de la imposibilidad de introducir aire.
    - ***Muerte por compresión toracoabdominal:*** la etiología suele ser accidental. El mecanismo de la muerte es la anoxia anóxica por imposibilidad de expansión de la caja torácica.

RECURSOS DIDÁCTICOS

- Enfoca
- Aplica
- Entrena

Bibliografía

Tardieu A. Estudio médico legal sobre el colgamiento, la estrangulación y la sofocación. Barcelona: La Popular; 1883.

7 Lesiones termoeléctricas

A. Santiago Sáez

Puntos clave

- El análisis de las diferentes lesiones provocadas en el organismo humano, tanto a nivel externo como interno, permite establecer la adecuada etiología médico-legal de la muerte o de las secuelas padecidas. Existen agentes físicos y químicos que generan un efecto térmico muy lesivo para los diferentes órganos y sistemas.
- El estudio de estas lesiones ayuda a la evaluación de la causa y a establecer un pronóstico en casos de supervivencia.

Introducción

En esta lección estudiaremos todos aquellos agentes externos que inciden sobre el organismo y causan lesiones más o menos graves con relación a un posible efecto térmico, físico o químico.

Vamos a hacer especial mención a las lesiones producidas por quemaduras de diferente etiología, incendios, carbonización, electrocución y la fulguración. Cada una de estas formas de lesionar tiene unas características propias que las permiten identificar con fines médico-legales.

Quemaduras

Definición

Son lesiones resultantes de la acción de agentes físicos, químicos o biológicos que, al actuar sobre los tejidos, dan lugar a reacciones locales o generales cuya gravedad está en relación con su extensión o profundidad. Los agentes productores se clasifican en:

- Físicos: calor, electricidad, calor radiante y radiaciones.
- Químicos: sustancias cáusticas y corrosivas.
- Biológicos: seres vivos (medusas, peces, insectos).

Formas etiológicas

Desde un punto de vista médico-legal, se consideran la causa homicida, suicida y accidental.

Clasificación clínica

Existe una clasificación clásica que establece cuatro niveles clínicos con relación a su intensidad y profundidad: 1er grado, eritema; 2º grado, vesícula o flictenas; 3er grado, escara, y 4º grado, carbonización. Y otros dos niveles más desde un concepto puramente forense: 5º grado, con desgarros en piel, posición del boxeador; 6º grado, con verdaderas deformidades que hacen las diferentes partes del cuerpo irreconocibles.

Hoy en día, se tiende más a establecer la clasificación según las capas de piel afectadas con profundidad, definiendo los siguientes parámetros: tipo y grado, características microscópicas, características macroscópicas, sensibilidad de la zona y período de curación.

- **Epidérmica (1er grado).** Características microscópicas: destrucción de la epidermis. Características macroscópicas: eritematosa, no exudativa, sin flictenas o ampollas, sensibilidad de la zona muy dolorosa (hiperestesia). La curación es espontánea en 4-5 días sin secuelas.
- **Dérmica superficial (2º grado superficial).** Características microscópicas: destrucción de la epidermis más la dermis superficial. Características macroscópicas: sí hay flictenas; al retirarlas, su base es roja brillante con exceso de exudado y conserva los folículos pilosebáceos. La sensibilidad de la zona es muy dolorosa (hiperestesia), con una curación espontánea en 7-10 días y sin secuelas (si no se infecta).
- **Dérmica profunda (2º grado profundo).** Características microscópicas: destrucción de la epidermis más la dermis. Características macroscópicas: sí hay flictenas; al retirarlas, su base es blanca o gris. Menor exudado, no conserva folículos pilosebáceos, la sensibilidad de la zona no es dolorosa (hipoestesia) y la curación precisa de tratamiento quirúrgico, dejando secuelas.
- **Subdérmica (3er grado).** Características microscópicas: destrucción de todo el espesor de la piel y zonas profundas. Características macroscópicas: negruzca, vasos sanguíneos trombosados. La sensibilidad de la zona presenta pérdida de sensibilidad y anestesia y la curación precisa de tratamiento quirúrgico con secuelas importantes.

Características según el agente productor

- **Llamas.** Producen quemaduras anchas, extensas, irregulares y mal contorneadas. La dirección es de abajo arriba y producen eritema, flictena y necrosis.
- **Gases.** Producen quemaduras extensas y poco profundas que respetan las partes cubiertas con límites poco definidos y afectación de vías respiratorias superiores.

- **Vapores.** No producen quemadura de grado elevado; sin embargo, la extensión es grande y afecta incluso a zonas cubiertas.
- **Líquidos calientes.** Adoptan forma de surcos, canales y grietas; la dirección siempre es descendente y la profundidad suele ser mínima. Se acentúa la gravedad en zonas en contacto con la ropa por el tiempo de exposición.
- **Sólidos al rojo.** Producen quemaduras limitadas que reproducen la forma del objeto lesivo.

Clasificación según la extensión

Para calcular la extensión de una quemadura, se utilizan distintos métodos:

- **Esquema de Lund y Browder.** Este esquema da valores porcentuales a las distintas partes del cuerpo, estableciendo diferencias si el paciente quemado es un lactante, un niño o un adulto. El inconveniente de este esquema es el no poder tenerlo siempre a mano.
- **Regla de los nueves.** Más fácil de recordar es la «regla de los nueves» o de Wallace. Según este método, se divide la superficie corporal en zonas que representan 9 o múltiplos de 9 (expresados en porcentaje):
  - Cabeza y cuello: 9 %.
  - Cara anterior del tronco: 18 %.
  - Cara posterior del tronco: 18 %.
  - Cada extremidad inferior: 18 %.
  - Cada extremidad superior: 9 %.
  - El 1 % restante se asigna al periné.
- **Regla de la palma.** La regla más sencilla de recordar es la «regla de la palma de la mano». Si pensamos que la palma de la mano, contando los dedos, equivale al 1 % de la superficie corporal en el adulto, bastará con una sencilla operación de superposición de la mano del paciente que ha sufrido la quemadura (no la de la enfermera) para obtener el cálculo aproximado de la superficie corporal quemada.

Clasificación según la evolución

- **Muerte rápida.** Puede ser inmediata o tardía.
- **Muerte diferida.** Producida por una sepsis, distrés respiratorio, bronconeumonía, fracaso hepático o hemorragias intestinales.

En el foco del incendio, las causas de la muerte pueden ser variadas: por las quemaduras, por aplastamiento, por precipitación, por *shock* neurógeno o por intoxicación.

Anatomía patológica

- **Examen externo.** Existe una reducción del volumen de los órganos, la ya mencionada actitud de combate o boxeador debido a la prevalencia de contracción de los músculos flexores. El color es negro debido a la carbonización, y se produce la apertura de cavidades al exterior. El examen externo permite la identificación del cadáver y el diagnóstico del tipo de las quemaduras. Se debe realizar el diagnóstico diferencial entre lesiones vitales o posmortales con el reconocimiento de los artefactos posmortales (como es la posición del boxeador).
- **Examen interno.** Las vísceras se conservan, los músculos como el corazón se cuecen, los huesos sufren múltiples fracturas y el cráneo estalla. Búsqueda de signos de asfixia por intoxicación, signos indicativos de fracaso hepático o renal y alteraciones en el pulmón y la mucosa gástrica.
- **Análisis complementarios.** Toxicológicos, bioquímicos, microbiológicos e histológicos.

Electrocución

Definición

Se denomina electrocución a la muerte por corriente eléctrica. El agente etiológico suele ser la electricidad industrial.

Formas etiológicas

La etiología médico-legal de las muertes por electricidad puede ser accidental, suicida, homicida y por suplicio. Dentro de las accidentales, las más frecuentes son las laborales y en el hogar, ocupando la novena posición en muertes por accidentes domésticos.

Efectos de la corriente eléctrica

Los efectos de la corriente eléctrica son térmicos, mecánicos y químicos, pero no es extraño que éstos no aparezcan en el examen externo.

La manera más aceptada de clasificar los efectos de la corriente es según los efectos sean locales o generales.

Efectos locales

Se deben al calor que se desprende por el paso de la corriente eléctrica a través del conductor, que se expresa a través del efecto Joule, en el que el calor producido es directamente proporcional a la intensidad, a la resistencia y a la duración del contacto. La lesión local más característica es la «marca eléctrica de Jenillek», que reproduce la marca del objeto conductor, mostrando un color blanco-amarillento y una consistencia dura, con ausencia de signos inflamatorios o dolor y de una profundidad variable. Ésta se considera una lesión primaria.

Las lesiones locales secundarias son: las quemaduras, las metalizaciones, las pigmentaciones o precipitados de los tejidos y las salpicaduras.

Las quemaduras pueden ser de cualquier grado, afectando a todas las capas de la piel.

Las metalizaciones consisten en impregnaciones de la superficie de la piel por pequeñas partículas metálicas, el conductor se funde y vaporiza en la zona de contacto. Sin embargo, las salpicaduras son partículas metálicas de mayor tamaño que se distribuyen de forma dispersa.

Efectos generales

Éstos van a depender del recorrido de la corriente eléctrica y de la duración del contacto. La forma de muerte suele ser la fibrilación ventricular, debido al efecto que produce la corriente en el miocardio. El cadáver presenta una palidez facial (electrocutado blanco). Existe el denominado «electrocutado azul», debido a la cianosis inducida por la tetanización del diafragma y de los músculos intercostales, con la consiguiente muerte por parálisis respiratoria. Es frecuente observar contusiones y heridas en la zona cutánea por movimientos bruscos de la descarga, incluso fracturas óseas de extremidades o columna vertebral.

En cuanto a las vísceras, se aprecian los siguientes hallazgos:

- ✔ En el pulmón, signos de asfixia y equimosis.
- ✔ En el corazón, dilatación cardíaca.
- ✔ En el cerebro, vacuolización perivascular y hemorragia.

Fulguración

Definición

Se denomina fulguración a los efectos biológicos que se producen por acción de la electricidad atmosférica. Fulguración proviene del latín *fulgor*, que significa luz, resplandor. Un rayo se puede definir como una descarga eléctrica atmosférica, de alto voltaje, pasajera, cuyo recorrido es del orden de kilómetros. La mayoría de los rayos discurren de una nube a otra y son pocos los que van de una nube a la tierra, siendo estos últimos los responsables de la mayoría de las muertes.

El riesgo de accidentes por fulguración está en función de la densidad de población y también de los medios de protección que se hayan puesto en una determinada área geográfica. En la mayoría de los países, el mayor número de accidentes se producen durante los meses de verano y generalmente se dan en individuos que trabajan al aire libre o participan en actividades recreativas. En el interior de las viviendas también se puede producir, al hablar por teléfono o ducharse, ya que la corriente se transmite por los cables del teléfono o las propias tuberías.

Factores de gravedad

Existen una serie de factores que determinan la lesividad al atravesar el cuerpo, como son: la naturaleza de la corriente (corriente continua, en el caso de electricidad atmosférica), resistencia del cuerpo, tensión eléctrica o voltaje, la intensidad de la corriente, la duración del contacto de la víctima con la corriente y el trayecto de la corriente a través del cuerpo. Generan corriente continua los rayos, las baterías de los coches, el metro, los ferrocarriles y los desfibriladores.

La resistencia eléctrica del cuerpo humano al paso de una corriente depende de múltiples factores, como la edad, el sexo, la tensión aplicada o el estado de la superficie de contacto. La piel es la primera barrera que opone resistencia al paso de la corriente al interior del cuerpo. Los nervios, los músculos y los vasos sanguíneos son buenos conductores. Por el contrario, los huesos, los tendones y la grasa tienen una gran resistencia y tienden a calentarse y coagularse antes que transmitir la corriente.

En general, a mayor duración de contacto con la corriente de alto voltaje, mayor grado de lesión tisular. Cuando la corriente vence la resistencia de la piel, pasa a través de los tejidos, considerando el cuerpo como un conductor y produciendo daño tisular en su trayecto. Si la corriente pasa a través del corazón o del tórax, puede causar arritmias o lesión directa miocárdica.

Diagnóstico

Examen de los vestidos

Nos puede orientar en hallazgos de quemaduras de entrada de la corriente o agujeros chamuscados.

Los efectos explosivos debidos a la expansión del aire provocan desgarros por estallido de la ropa, por lo que la víctima puede aparecer total o parcialmente desnuda.

Por otra parte, los vestidos pueden presentar huellas de quemaduras, unas veces situadas en los puntos de entrada y salida de la descarga, y otras a la altura de elementos metálicos, como hebillas o cremalleras, que pueden aparecer fundidos y deformados.

Examen externo

Suele aparecer una rigidez cadavérica precoz, produciéndose a veces un espasmo cadavérico generalizado.

En los puntos de entrada y salida de la descarga podemos encontrar las llamadas «lesiones electromecánicas», que pueden ser heridas incisas, punzantes, incisopunzantes o contusas con quemaduras a su alrededor (diagnóstico diferencial con lesiones por arma de fuego).

En cuanto a las lesiones, pueden aparecer grandes traumatismos, heridas y contusiones, como ya se ha comentado, quemaduras de diferente extensión en forma de eritemas y escaras, imágenes del rayo denominadas «arborizaciones de Lichtenberg», o lesión figurada (una marca roja, dendrítica y ramificada, similar a un helecho), que constituye un signo patognomónico de la fulguración, erupciones, alteraciones de los pelos y metalizaciones al fundirse por efecto del rayo objetos de metal de la víctima, como anillos o cadenas.

Examen interno

Lesiones inespecíficas semejantes a las producidas por electrocución y, al igual que ésta, muchas veces no aparecen más que lesiones de congestión.

La enorme energía liberada por el rayo en ocasiones producirá sobre el organismo un efecto explosivo con lesiones de tipo *blast* que pueden incluir hematomas subdurales y epidurales, hemorragias subaracnoideas, lesiones medulares, estallidos y desgarros viscerales, etcétera.

Secuelas de los accidentes eléctricos

Precoces

Cerebrales, motoras (la parálisis de Charcot es una enfermedad neurológica específica de las víctimas de electricidad que consiste en una parálisis transitoria que afecta predominantemente a las extremidades inferiores y tiene una duración de varias horas; las extremidades aparecen frías, cianóticas, sudorosas, con disminución de la sensibilidad), sensitivas, vasomotoras, circulatorias o psíquicas.

Tardías

De índole neurológica (enfermedades de la motoneurona y alteraciones del movimiento) o psíquica (fatiga, carencia de energía, dificultades en la concentración y para asimilar nueva información, irritabilidad, labilidad emocional, alteraciones del sueño y alteraciones en la personalidad, trastornos por estrés postraumático, anormalidades en la memoria, atención y tiempo de reacción visual).

RESUMEN

✔ **Introducción**

- En este capítulo se estudian todos aquellos agentes externos que inciden sobre el organismo y causan lesiones más o menos graves con relación a un posible efecto térmico físico o químico. Se hace especial mención a las lesiones producidas por quemaduras de diferente etiología, incendios, carbonización, electrocución y fulguración. Cada una de estas formas de lesionar tiene unas características propias que permiten identificarlas con fines médico-legales.

✔ **Quemaduras**

- **Definición:** son lesiones resultantes de la acción de agentes físicos, químicos o biológicos que, al actuar sobre los tejidos, dan lugar a reacciones locales o generales cuya gravedad está en relación con su extensión o profundidad.
- **Formas etiológicas:** desde un punto de vista médico-legal, se consideran la causa homicida, suicida y accidental.
- **Clasificación según profundidad:**
  - Existe una clasificación clásica que establece cuatro niveles clínicos con relación a su intensidad y profundidad:
    - *1er grado.* Eritema.
    - *2º grado.* Vesícula o flictenas.
    - *3er grado.* Escara.
    - *4º grado.* Carbonización.
    - Y otros dos niveles más desde un concepto puramente forense: *5º grado*, con desgarros en piel, posición del boxeador y *6º grado* con verdaderas deformidades que hacen las diferentes partes del cuerpo irreconocibles.
  - Hoy en día se tiende más a establecer la clasificación según las capas de piel afectadas con profundidad, definiendo los siguientes parámetros: tipo y grado, características microscópicas, características macroscópicas, sensibilidad de la zona y período de curación.
    - *Epidérmica (1er grado).* Características microscópicas: destrucción de la epidermis; características macroscópicas: eritematosa, no exudativa, sin flictenas o ampollas, sensibilidad de la zona muy dolorosa (hiperestesia) y la curación es espontánea en 4-5 días sin secuelas.
    - *Dérmica superficial (2º grado superficial).* Características microscópicas: destrucción de la epidermis más la dermis superficial; características macroscópicas: sí hay flictenas; al retirarlas, su base es roja brillante con exceso de exudado y conserva los folículos pilosebáceos, la sensibilidad de la zona es muy dolorosa (hiperestesia) con una curación espontánea en 7-10 días y sin secuelas (si no se infecta).
    - *Dérmica profunda (2º grado profundo).* Características microscópicas: destrucción de la epidermis más la dermis; características macroscópicas: sí hay flictenas; al retirarlas, su base es blanca o gris, menor exudado, no conserva folículos pilosebáceos, la sensibilidad de la zona no es dolorosa (hipoestesia) y la curación precisa de tratamiento quirúrgico, dejando secuelas.
    - *Subdérmica (3º grado).* Características microscópicas: destrucción de todo el espesor de la piel y zonas profundas; características macroscópicas: negruzca, vasos sanguíneos trombosados; la sensibilidad de la zona presenta pérdida de sensibilidad y anestesia, y la curación precisa de tratamiento quirúrgico, con secuelas importantes.
- **Características según el agente productor:**
  - *Llamas.* Producen quemaduras anchas, extensas, irregulares y mal contorneadas; la dirección es de abajo arriba y producen eritema, flictena y necrosis.
  - *Gases.* Producen quemaduras extensas y poco profundas que respetan las partes cubiertas con límites poco definidos y afectación de vías respiratorias superiores.
  - *Vapores.* No producen quemadura de grado elevado; sin embargo, la extensión es grande y afecta incluso a zonas cubiertas.
  - *Líquidos calientes.* Adoptan forma de surcos, canales y grietas; la dirección siempre es descendente y la profundidad suele ser mínima. Se acentúa la gravedad en zonas en contacto con la ropa por el tiempo de exposición.
  - *Sólidos al rojo.* Producen quemaduras limitadas que reproducen la forma del objeto lesivo.
- **Clasificación según la extensión.** Para calcular la extensión de una quemadura, se utilizan distintos métodos:
  - *Esquema de Lund y Browder.*
  - *Regla de los nueves.*

Continúa...

RESUMEN **(Cont.)**

- *Regla de la palma.*
- **Clasificación según evolución:**
  - *Muerte rápida.* Puede ser inmediata o tardía.
  - *Muerte diferida.*
- **Anatomía patológica:**
  - *Examen externo.*
  - *Examen interno.*
  - *Análisis complementarios.*

✓ **Electrocución**

- **Definición:** se denomina electrocución a la muerte por corriente eléctrica. El agente etiológico suele ser la electricidad industrial.
- **Formas etiológicas:** la etiología médico-legal de las muertes por electricidad puede ser accidental, suicida, homicida y por suplicio. Dentro de las accidentales, las más frecuentes son las laborales y en el hogar, ocupando la novena posición en muertes por accidentes domésticos.
- **Efectos de la corriente eléctrica:** los efectos de la corriente eléctrica son térmicos, mecánicos y químicos, pero no es extraño que estos no aparezcan en el examen externo. La manera de clasificar los efectos de la corriente más aceptada es en función de que los efectos sean locales o generales.
  - *Efectos locales.* Se deben al calor que se desprende por el paso de la corriente eléctrica a través del conductor. Se expresa a través del efecto Joule, en el que el calor producido es directamente proporcional a la intensidad, a la resistencia y a la duración del contacto. La lesión local más característica es la «marca eléctrica de Jenillek», que reproduce la marca del objeto conductor, mostrando un color blanco-amarillento y una consistencia dura, con ausencia de signos inflamatorios o dolor y de una profundidad variable. Esta se considera una lesión primaria. Las lesiones locales secundarias son las quemaduras, las metalizaciones, las pigmentaciones o precipitados de los tejidos y las salpicaduras.
  - *Efectos generales.* Estos van a depender del recorrido de la corriente eléctrica y de la duración del contacto. La forma de muerte suele ser la fibrilación ventricular, debido al efecto que produce la corriente en el miocardio. El cadáver presenta una palidez facial (electrocutado blanco). Existe el denominado «electrocutado azul», debido a la cianosis inducida por la tetanización del diafragma y de los músculos intercostales, con la consiguiente muerte por parálisis respiratoria.

✓ **Fulguración**

- **Definición:** se denomina fulguración a los efectos biológicos que se producen por acción de la electricidad atmosférica. El riesgo de accidentes por fulguración está en función de la densidad de población y también de los medios de protección que se hayan puesto en una determinada área geográfica.
- **Factores de gravedad:** existen una serie de factores que determinan la lesividad al atravesar el cuerpo, como son: la naturaleza de la corriente (corriente continua, en el caso de electricidad atmosférica), la resistencia del cuerpo, la tensión eléctrica o voltaje, la intensidad de la corriente, la duración del contacto de la víctima con la corriente y el trayecto de la corriente a través del cuerpo. Generan corriente continua los rayos, las baterías de los coches, el metro, los ferrocarriles y los desfibriladores. En general, a mayor duración de contacto con la corriente de alto voltaje, mayor grado de lesión tisular.
- **Diagnóstico:**
  - *Examen de los vestidos.* Nos puede orientar en hallazgos de quemaduras de entrada de la corriente o agujeros chamuscados.
  - *Examen externo.* Suele aparecer una rigidez cadavérica precoz, produciéndose a veces un espasmo cadavérico generalizado. En cuanto a las lesiones, pueden aparecer grandes traumatismos, heridas y contusiones, quemaduras de diferente extensión en forma de eritemas y escaras, imágenes del rayo denominadas «arborizaciones de Lichtenberg» o alteraciones de los pelos y metalizaciones al fundirse por efecto del rayo objetos de metal de la víctima, como anillos o cadenas.
  - *Examen interno.* Lesiones inespecíficas semejantes a las producidas por electrocución y, al igual que esta, muchas veces no aparecen más que lesiones de congestión.
- **Secuelas de los accidentes eléctricos:**
  - *Precoces:* cerebrales, motoras, sensitivas, vasomotoras, circulatorias o psíquicas.
  - *Tardías:* de índole neurológica o psíquica.

RECURSOS DIDÁCTICOS

✓ Enfoca
✓ Aplica
✓ Entrena

Bibliografía

Navarro Escayola E. Valoración médico legal de lesiones y muerte por fulguración. Gac Int Cienc Forense. 2012;5:8-18.

Soriano Maldonado M, Martínez-García P. Muerte por electrocución. Cuadernos de Medicina Forense. 2003;32:71-4.

SECCIÓN II. Derecho sanitario

8 El ordenamiento jurídico español

F. León Vázquez

Puntos clave

- El Estado se organiza diferenciando y separando sus poderes, atribuyéndoselos a diferentes instituciones.
- A pesar de la separación de poderes, puede haber áreas de conflicto.
- Las instituciones, en el ejercicio de sus potestades, se equilibran y controlan recíprocamente.
- Las fuentes del derecho son la ley, la costumbre y los principios generales del derecho.
- Las normas se organizan con un sistema jerárquico conforme a criterios de rango normativo, temporalidad, especialidad, territorialidad y competencia.
- La norma de mayor rango es la Constitución, ley de leyes, de la que nace la obligatoriedad del resto de normas.
- Los tratados internacionales, algunos nacidos de la Unión Europea, ocupan un lugar preferente por delante de la normativa interna, tan sólo sometidos a la Constitución.
- Las leyes pueden ser leyes orgánicas, leyes ordinarias y ciertas disposiciones gubernamentales con rango legal (Real Decreto-Ley), diferenciándose entre sí respecto a las materias que abordan, su forma de aprobación y su rango jerárquico.
- El Real Decreto-Ley es un instrumento del Gobierno para crear leyes en situaciones de excepcionalidad y urgente necesidad.
- Las disposiciones reglamentarias son las normas de rango infralegal con las que el poder ejecutivo central y autonómico desarrolla las leyes y genera normas independientes. Entre ellas, destaca el Real Decreto.
- No debemos confundir el Real Decreto con el Real Decreto-Ley; el segundo tiene mayor rango legal.

Introducción y objetivos

La materia del Derecho Médico (o Legislación Sanitaria) se encuadra dentro de la asignatura de Medicina Legal y Toxicología en los programas del grado de Medicina, como una materia complementaria a las asignaturas clínicas, que resultan en general más interesantes para los alumnos, al tiempo que más complejas. Con un símil marinero, podríamos hablar que la asignatura es un escollo mínimo que el alumno del grado debe superar frente a los grandes arrecifes que debe sortear en la patología médica y quirúrgica de los cursos clínicos. Quizá por eso no se le da mucha importancia, salvo por parte de unos pocos alumnos con cierta afición a las materias próximas al derecho que han sucumbido a la seducción de los estudios de medicina. Es cierto que no se trata de una materia fundamental; pero ¿cuántas veces los médicos en ejercicio echamos de menos no poseer una mínima cultura legal que nos permita navegar seguros en ese mar de la asistencia sanitaria?

El derecho, creación humana arbitraria y cambiante, nos puede parecer algo ajeno a la verdad biológica contenida en la fisiopatología humana. Escogimos estudiar Medicina para alejarnos de las listas de artículos incomprensibles y los aburridos contenidos de las leyes. Pero, de pronto, un día nos topamos con un problema legal que nos afecta y no sabemos manejar. ¿Qué hacemos entonces?

Siguiendo con el símil marinero, los médicos, acostumbrados a navegar en el mar de la incertidumbre clínica, tomando decisiones vitales aun sin contar con las certezas, hacemos agua cuando la incertidumbre es de naturaleza legal. No pretendemos que con estas nociones de derecho los alumnos salgan conociendo los mapas marinos de memoria; lo que queremos es que sepan encontrar las cartas de navegación, sean capaces de leerlas y puedan interpretar su sentido para seguir llevando el barco con cierta seguridad entre las olas.

No hay que aprenderse los artículos de las leyes. Es inútil. Mañana cambiarán. Hay que aprender los principios legales básicos e inmutables de la profesión médica: el deber de secreto, el derecho a la información, la obligación de obtener el consentimiento para las intervenciones, el papel legal de la historia clínica, la validez de las instrucciones previas, los derechos de los menores enfermos... Y saber buscar en las normas cómo se concretan esos derechos, de qué forma se sustancian en las leyes, qué hacer cuando nos demandan, cómo evitar las condenas, cómo entender las leyes y las sentencias judiciales.

El presente trabajo no es exhaustivo, recoge los aspectos más relevantes de esta materia, adaptándolos al tiempo que puede dedicar el alumno a esta asignatura. El objetivo es adquirir una serie de conocimientos básicos, habilidades esenciales y actitudes positivas que permitan al futuro médico conocer cómo buscar las normas que son de aplicación a su ejercicio profesional:

- Conocimientos que se deben adquirir:
  - Saber cómo se organiza el Estado español y su ordenamiento legal.
  - Conocer las principales normas, específicas o no, en materia sanitaria.
  - Revisar cómo están legislados los principales aspectos del ejercicio de la medicina.
  - Saber de qué modo pueden exigirnos la responsabilidad por nuestros actos profesionales.
  - Conocer cómo funciona el sistema judicial.

- Habilidades que se deben desarrollar:
  - Ser capaz de leer e interpretar una ley.
  - Ser capaz de leer e interpretar una sentencia judicial.

Organización del Estado. El modelo español. Separación de poderes

La mayoría de los Estados modernos después de la Revolución francesa de 1789 fundamentan su organización en un sistema de reparto o separación de poderes. Las constituciones de los estados atribuyen cada una de las competencias a una persona (presidente) o a una institución (Parlamento) diferente, evitando la concentración de poderes. De este modo, se pretende un adecuado equilibrio entre las diferentes funciones y estructuras del Estado.

Clásicamente, se mencionan tres poderes: legislativo, ejecutivo y judicial. Pero hay instituciones del Estado que desarrollan otras funciones que no pueden encuadrarse con exactitud en ninguna de estas tres, así que las añadiremos y comentaremos brevemente (Tabla 8-1).

Para explicar las diferentes potestades o poderes, nos centraremos en el modelo español de monarquía parlamentaria descentralizada a través de comunidades autónomas, modelo nacido de la Constitución de 1978. En la materia que nos ocupa, el Derecho Sanitario, veremos cómo una institución como el Parlamento Estatal tiene atribuida la potestad de creación de las leyes sanitarias básicas, mientras que el poder autonómico (los gobiernos autonómicos y las asambleas legislativas regionales) son los competentes para la organización de la asistencia sanitaria que tienen trasferida. En el caso de que haya que valorar una demanda por una mala atención, la potestad sancionadora corresponde al poder judicial. El defensor del pueblo advertirá periódicamente a las instituciones de las quejas de los usuarios recogidas en su departamento referidas a temas sanitarios, e instará a que se solucionen a través de los organismos competentes. Si se trata de velar por la salubridad de la vía pública, las corporaciones locales son las competentes para su ordenación. Como vemos, las competencias en materia de salud están dispersas entre diferentes instituciones.

Las principales potestades o poderes que la Constitución atribuye a las instituciones son:

a) El **poder legislativo** faculta para la creación de normas de carácter imperativo, eficaces frente a todos. Recae sobre el Parlamento estatal (Congreso de los Diputados y Senado) y sobre los parlamentos autonómicos (p. ej.: la Asamblea Legislativa de Madrid). A ellos hay que unir la pequeña capacidad de crear normas de las corporaciones locales (diputaciones y ayuntamientos) dentro de su ámbito competencial, por ejemplo, con las ordenanzas y bandos municipales. Por el contrario, los gobiernos carecen de facultad legislativa, salvo en situaciones de extraordinaria y urgente necesidad, a través del Real Decreto-Ley o por encargo expreso del Parlamento mediante los Decretos Legislativos, como más adelante veremos.

Tabla 8-1. Poderes del Estado

Poder legislativo	Poder constituyente
Poder ejecutivo	Poder electoral
Poder judicial	Poder corrector
Poder moderador	Poder autonómico

b) El **poder ejecutivo** se encarga de cumplir y procurar que se cumplan las leyes dictadas por el poder legislativo. Esta función recae sobre el Gobierno central, constituido por el presidente del Gobierno y el consejo de ministros, y sobre toda la Administración central del Estado. El ejercicio de esta facultad se realiza a través del control de la Administración, el Ejército, las Fuerzas y Cuerpos de Seguridad del Estado, control de fronteras, relaciones internacionales... y algunos aspectos de la sanidad (artículo 149.1.16 CE). Una de las principales herramientas del poder ejecutivo es la potestad reglamentaria, la facultad de hacer normas de rango inferior al de las leyes, a menudo para desarrollarlas, y que tienen fuerza obligatoria frente a todos: reales decretos, órdenes ministeriales, circulares... La facultad de hacer cumplir las normas no sólo recae en el Gobierno y la Administración central, también corresponde a los gobiernos autonómicos, constituidos por el presidente y los consejeros autonómicos, y a sus administraciones. En el ámbito local, el poder ejecutivo descansa sobre los presidentes y diputados de las diputaciones, y sobre los alcaldes y concejales municipales.

c) El **poder judicial** consiste en la tutela de los derechos de los ciudadanos, formulados por las normas, a través de la sanción de los comportamientos contrarios a ellas. La función jurisdiccional recae sobre jueces y tribunales (el tribunal es un conjunto de jueces, entonces llamados magistrados) de cualquier ámbito. Se organizan de forma piramidal en lo relativo al régimen de recursos; pero los tribunales inferiores actúan con independencia respecto de los superiores en cuanto al contenido de sus sentencias.

d) El **poder moderador** corresponde al rey. No tiene una efectiva función legislativa (aunque firme las leyes aprobadas por el Parlamento), ni ejecutiva (aunque firme los reales decretos del consejo de ministros), ni judicial (aunque la justicia se imparta en nombre del rey), ni militar (aunque sea el capitán general de los tres ejércitos). Se trata de una función de equilibrar todas las fuerzas, homogeneizar la acción de los demás poderes, representar a los poderes del Estado dentro y fuera de España, y en algunos casos mediar entre las diferentes instituciones.

e) El **poder constituyente** recae sobre el conjunto del pueblo español. Se trata de la facultad de los españoles de decidir la forma del Estado que queremos, como hizo en 1978. La forma en la que se sustanciaría está prevista en la Constitución (art. 168), y requiere la disolución de las cámaras, la convocatoria de nuevas elecciones para crear un Congreso Constituyente, cuya función sería crear esa nueva Constitución y ofrecerla al conjunto de los españoles en un referéndum.

f) El **poder electoral** reside también en el conjunto del pueblo español, que, a través de las elecciones periódicas, elige sus representantes en el Parlamento Europeo, en las Cortes Generales, en los parlamentos autonómicos, en las diputaciones, cabildos y ayuntamientos. Así, el poder legislativo se elige de manera directa. El poder ejecutivo lo eligen los parlamentos; por lo tanto, el poder electoral se ejerce de forma indirecta. El poder judicial no es elegido en el sistema estatal español, los jueces son seleccionados en su mayoría por oposición. Lo que sí elige el Parlamento es el órgano de gobierno de los jueces, el Consejo General del Poder Judicial.

g) El **poder corrector** corresponde al Tribunal Constitucional. Actúa como garante del equilibrio entre el resto de los poderes del Estado. A él pueden recurrir los jueces, si estiman que una ley que deberían aplicar a un caso es ilegal; o un parlamento autonómico, si cree que otro parlamento invade sus competencias. Este tribunal no es uno más dentro del poder judicial, aunque algunas veces puede actuar jurisdiccionalmente cuando un particular acude a él por vulneración de un derecho fundamental (recurso de amparo).

h) El **poder autonómico** es un poder compuesto por facultades legislativas y ejecutivas, que se ejerce de forma limitada sobre un territorio y sobre unas determinadas competencias transferidas. Algo semejante podríamos decir del poder municipal, en su ámbito territorial y competencial.

El sistema de fuentes del derecho español

Las normas por las que se rigen nuestros comportamientos pueden tener diferente origen, distinta «fuente».

Estas normas permiten, obligan, prohíben o castigan conductas. Por ejemplo, la conducta «ejercer la profesión de médico»:

- ✔ Hay una norma que **permite**, al que esté en posesión del título habilitante (grado de Medicina), la especialidad correspondiente y esté debidamente colegiado, ejercer la profesión de médico.
- ✔ Una ley **obliga**, a quien ejerce de médico, a que lo haga respetando una serie de derechos de los pacientes: información, consentimiento, secreto...
- ✔ Otra norma **prohíbe** ejercer como médico a quien no está en posesión del título o a quien, estándolo, ha sido condenado por un juez a una inhabilitación profesional.
- ✔ Por fin, hay una ley que **sanciona** a quienes se apartan de las obligaciones descritas (ejercer la medicina sin respetar el secreto) o incumplen las prohibiciones (ejercer como médico sin el título).

Las fuentes del derecho español están establecidas en el artículo 1 del Código Civil, y son:

- ✔ La ley.
- ✔ La costumbre.
- ✔ Los principios generales del derecho.

Cuando se menciona la «ley» es en términos amplios, refiriéndose a cualquier norma escrita: Constitución, leyes, reales decretos... Son estas normas las primeras que se aplican ante cualquier disputa, y siempre prefiriendo la de rango superior cuando dos se contradigan. Más adelante desgranaremos de qué tipos de normas se trata y cómo se organizan entre sí.

En defecto de ley vigente, se aplica la **costumbre**. Se entiende por costumbre un uso jurídico admitido y repetido por la generalidad, con propósito de que sea obligatorio, que no es contrario a la moral ni al orden público. El problema de la costumbre es que debe ser probado por quien lo alega en su favor. Una costumbre sería, por ejemplo, admitir la presencia de un acompañante de la embarazada, típicamente el padre, durante el parto no complicado. No es una ley, no está escrito (que yo sepa) en ningún sitio... ni hace falta. Una embarazada podrá exigir que se cumpla su derecho aunque no exista norma escrita, porque la costumbre, como uso reiterado y no discutido, lo ha convertido en obligatorio. Otro ejemplo: es un uso admitido y repetido el que en una habitación de hospital con dos camas se ingrese siempre a dos personas del mismo sexo; no es algo contrario a la moral ni al orden público. Sin embargo, no hay una ley ni ninguna otra norma que lo regule; es, por tanto, una «costumbre». Si un paciente reclama su derecho a estar en una habitación compartida con otra persona del mismo sexo, no podrá alegar ante la gerencia del hospital una ley; tendrá que probar la costumbre (quizá llamando a testigos que testimonien que es la costumbre en estos casos). Pero, si hubiera una norma de la Consejería de Sanidad autonómica en uno u otro sentido, no podría alegarse la costumbre en contra.

A falta de ley o de costumbre, rigen los **principios generales del derecho**. Se trata de presupuestos obligatorios que nacen del derecho natural, de reconocimiento universal, aunque la mayoría de ellos ya han sido recogidos en leyes escritas (derechos fundamentales) y, por tanto, no hace falta alegarlos directamente. Por ejemplo, la presunción de inocencia, el derecho de audiencia antes de ser condenado, el principio de buena fe. Son, además, informadores (orientadores) del resto de las normas.

Por ejemplo, si un paciente reclama penalmente al médico porque al darle unos puntos le dejó una cicatriz fea deliberadamente (con dolo), corresponde al paciente probar la intencionalidad, ya que el médico se presupone que actuó sin intención de causar un daño, en virtud de un principio general del derecho de «presunción de inocencia».

La **jurisprudencia**, es decir, las sentencias previas sobre una determinada materia, no son una fuente de derecho en España, como sí lo son en el derecho anglosajón. Un juez o tribunal, en virtud de la independencia judicial, no está vinculado por las sentencias previas de otros en asuntos semejantes. Lo habitual es que sí que orienten sus sentencias en el mismo sentido. Sin embargo, la jurisprudencia reiterada (al menos dos sentencias en el mismo sentido ante supuestos iguales) del Tribunal Supremo sí que complementa al ordenamiento jurídico a la hora de interpretar las normas en un determinado sentido.

Existe otro elemento que se utiliza para interpretar las normas, la **doctrina**, que son los dictámenes teóricos que los expertos, catedráticos y juristas de prestigio publican para interpretar y recomendar cómo se deben aplicar las normas en casos de conflicto.

Jerarquía o prelación legal

A la hora de determinar qué legislación es aplicable a una situación concreta, ante un problema legal con un paciente, podemos encontrarnos con que existen varias normas de diferente origen y rango que podrían utilizarse. Habrá que determinar, por tanto, cuál es la norma aplicable, cuál prima sobre las demás, lo que se determina estableciendo unos criterios de prelación o prioridad legal (Tabla 8-2).

Los criterios que se utilizan son los siguientes:

- ✔ **Criterio de rango normativo.** Se aplica antes la norma de rango superior que la inferior, teniendo en cuenta la siguiente pirámide normativa (Fig. 8-1), que va de mayor a menor rango, así:

Tabla 8-2. Criterios de prelación legal

- ✔ Rango normativo
- ✔ Temporalidad
- ✔ Especialidad
- ✔ Territorialidad
- ✔ Competencia

1. **Constitución:** es la norma por encima de toda norma, prima sobre todas las demás y de ella nace la fuerza obligacional del resto de disposiciones.

2. **Tratados Internacionales:** sancionados (legalmente establecidos) por el Parlamento, de forma que quedan incorporados a la legislación española. Son de especial relevancia los **Tratados Constitutivos de la Unión Europea** (Tratado de Lisboa, de Roma, de Ámsterdam, de Maastricht..., https://europa.eu/european-union/law/treaties_es). Otras normas de menor rango que nacen de la Unión Europea son los **Reglamentos Comunitarios**, que son de aplicación directa en los Estados miembros sin necesidad de una ley nacional. Como normas internacionales, también quedan por encima de cualquier norma interna del Estado.

3. **Leyes Orgánicas:** desarrollan derechos fundamentales recogidos en la Constitución, o regulan el funcionamiento y la composición de diferentes instituciones fundamentales del Estado, como el Tribunal Constitucional, el defensor del pueblo, el sistema electoral o la corona.

4. **Leyes Ordinarias:** conjunto de normas emanadas del Parlamento o de la sasambleas y parlamentos autonómicos. Representan el grueso de la legislación. A este mismo nivel se encuentra el **Real Decreto-Ley**, una norma con rango legal que, en vez de nacer del Parlamento, emana del Gobierno central a través del consejo de ministros, aunque luego deberá ser áratificada en las Cortes. También el **Real Decreto-Legislativo**, realizado por el Gobierno, pero mediante encargo del Parlamento.

5. **Reglamentos:** con este término genérico se recogen todas las normas elaboradas en virtud de la potestad reglamentaria del poder ejecutivo. No son leyes, pero son normas con el mismo carácter obligatorio que éstas. Son realizadas por los gobiernos central y autonómicos para el desarrollo de leyes de mayor rango o por iniciativa propia. Incluyen el Real Decreto, Decreto Autonómico, Orden Ministerial, Orden de la Consejería, Instrucción, Circular, etc. Cualquier norma reglamentaria tiene menor rango que cualquier norma de origen parlamentario (leyes); es decir, si un real decreto se opone a una ley, prima la ley.

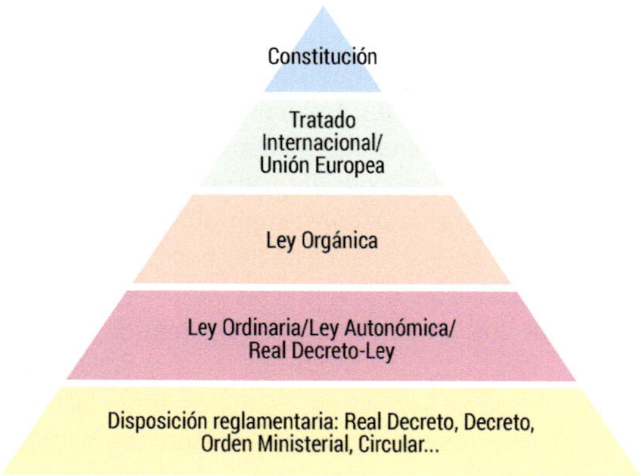
Constitución
Tratado Internacional/ Unión Europea
Ley Orgánica
Ley Ordinaria/Ley Autonómica/ Real Decreto-Ley
Disposición reglamentaria: Real Decreto, Decreto, Orden Ministerial, Circular...

Fig. 8-1 | Jerarquía normativa.

6. **Normativa municipal:** el poder local, los ayuntamientos, los cabildos insulares y las diputaciones provinciales también tienen capacidad de generar normas, a través de bandos, edictos u ordenanzas municipales.

- ✔ **Criterio de temporalidad.** Prima la norma más moderna sobre la antigua. Si una ley posterior entra en contradicción con otra del mismo rango publicada previamente, se aplica la más moderna. Si son de rango diferente, prima la de mayor rango normativo aunque sea más antigua, según el criterio anterior de prelación por rango. Normalmente, las leyes posteriores incluyen un apartado final donde expresamente señalan qué normas anteriores quedan derogadas. Por ejemplo, la Ley 41/2002, de 14 de noviembre, básica reguladora de la Autonomía del Paciente y de Derechos y Obligaciones en Materia de Información y Documentación Clínica derogó a través de su disposición derogatoria varios artículos de la Ley 14/1986, de 25 de abril, General de Sanidad.
- ✔ **Criterio de especialidad.** Prima la norma especial o particular sobre la norma general. Por ejemplo, los aspectos relativos a la información contenidos en la Ley 30/1979, de 27 de octubre, sobre Extracción y Trasplante de Órganos, son de aplicación directa para estos casos, aunque existan normas posteriores de carácter general que tratan sobre información sanitaria, como la Ley 14/1986, de 25 de abril, General de Sanidad.
- ✔ **Criterio de territorialidad.** Prima la norma local sobre la general o la que se refiera a otra región. Aunque existe una normativa nacional, en diferentes comunidades autónomas se ha legislado en materia de instrucciones previas, con pequeñas variaciones entre ellas. Si un paciente requiere que se apliquen sus instrucciones previas en el hospital barcelonés en el que está ingresado, será de aplicación la normativa catalana, aunque las hubiera dictado en su día en Madrid.
- ✔ **Criterio de competencia.** Se aplica la norma elaborada por la institución que tiene la función atribuida. Si una comunidad autónoma dictase una ley autonómica autorizando el uso farmacológico de un producto (por ejemplo, aprobando el uso farmacológico para el cáncer del cannabis) que se opusiera a una orden ministerial de Sanidad que lo prohibiese, por mucho que la ley autonómica tenga mucho más rango que la orden ministerial, que la ley sea más moderna que la orden ministerial, que, además, la ley ses más específica porque trata de una indicación determinada, y a pesar de que se quiera aplicar sólo en el territorio autonómico, prima la orden ministerial. ¿Por qué? Porque la competencia en materia de aprobación de fármacos no es susceptible de trasferencia autonómica, sólo es competente el Estado, conforme al artículo 149.1.16 de la Constitución. Al carecer de competencia en esta materia, la ley autonómica no puede primar sobre la norma del organismo competente.

Clasificación de las normas

Constitución Española de 1978. Estructura y funciones

La Constitución Española de 1978 (CE) es la norma máxima del Estado, que fue aprobada en referéndum por el conjunto del pueblo español. Como norma suprema del sistema legislativo, cualquier ley que se oponga a la CE no debe ser aplicada. Existen mecanismos que permiten determinar la constitucionalidad de las leyes y declarar su nulidad a todos los efectos, a través de una resolución del Tribunal Constitucional. Además, cualquier juez o tribunal que aprecie una discrepancia no aplicará la norma opuesta a la CE en el caso que está juzgando.

Tanto los ciudadanos como los poderes públicos están sujetos a la CE y al resto del ordenamiento jurídico. Además, la CE debe orientar la actuación de todos los poderes públicos (art. 53.1).

La CE incluye algunos aspectos relevantes para el derecho sanitario, pero no se ocupa a fondo (ni debería hacerlo) en desarrollar estos aspectos. Destacan el artículo 43 relativo al derecho a la protección de la salud, o el artículo 149.1.16 sobre distribución de competencias en materia sanitaria entre el Estado y las comunidades autónomas.

Dado que es la «norma de normas», fuente de todas las demás leyes, da legitimidad y establece el procedimiento de elaboración del resto de las normas estatales. Funcionaría como un «libro de instrucciones» de cómo debe hacerse una norma para ser válidamente aplicada. Tiene, entre otras, las siguientes funciones:

a) Definir un modelo de Estado, optando por una monarquía parlamentaria (art. 1). Al frente del Estado se coloca el rey o la reina (art. 56), con funciones de moderación y representación, pero sin funciones ejecutivas o legislativas, que recaen respectivamente sobre el Gobierno, formado por el presidente y el consejo de ministros (art. 97) y las Cortes Generales, que adoptan un formato de Parlamento bicameral, constituido por el Congreso de los Diputados (Cámara Baja) y el Senado (Cámara Alta) de representación territorial (art. 66).

b) Establecer (art. 1) como valores superiores del ordenamiento jurídico «la libertad, la justicia, la igualdad y el pluralismo político» (Tabla 8-3).

c) Definir un modelo de organización territorial basado en comunidades autónomas (art. 143), a las que la CE les trasfiere competencias legislativas y ejecutivas, no judiciales; reservándose el Estado central otras (art. 149). Además, define el poder local constituido por los municipios, provincias y cabildos insulares (art. 140).

d) Establecer un catálogo de derechos y deberes fundamentales y libertades públicas de los ciudadanos (arts. 14-29), en consonancia con la Declaración Universal de Derechos Humanos de 1948.

e) Regular los poderes del Estado (legislativo, ejecutivo y judicial) y establecer su plena separación como garantía de igualdad, justicia y libertad.

f) Crear y ordenar ciertos órganos independientes del Estado que contribuyen al equilibrio de poderes: Tribunal Constitucional, Tribunal de Cuentas, Defensor del Pueblo.

g) Establecer los mecanismos de control de la constitucionalidad de las leyes ordinarias.

h) Prever y ordenar el sistema para su propia reforma parcial o completa (arts. 166-169).

Tabla 8-3. Constitución Española (art. 1.1)

«España se constituye en un Estado social y democrático de Derecho, que propugna como valores superiores de su ordenamiento jurídico la libertad, la justicia, la igualdad y el pluralismo político.»

Tratados internacionales

Los convenios internacionales debidamente ratificados por las Cortes Generales quedan incorporados al ordenamiento español por encima de cualquier norma interna, a excepción de la CE, norma de rango superior.

Como ejemplo relevante para el derecho sanitario señalaremos el Convenio para la Protección de los Derechos Humanos y la Dignidad del Ser Humano con Respecto a las Aplicaciones de la Biología y la Medicina (Convenio relativo a los derechos humanos y la biomedicina), redactado en Oviedo el 4 de abril de 1997. Se trata de un tratado internacional suscrito por varios países; que no nos confunda el hecho de que la convención tuviera lugar en Oviedo, no fue de ámbito nacional, sino internacional.

Especial interés merece el derecho comunitario, fuente de gran número de normas aplicables en el derecho español. En el ámbito sanitario, es de especial importancia el derecho de consumidores y usuarios, con relación a productos farmacéuticos y material sanitario. Existen, fundamentalmente, dos tipos de normas:

- ✔ **Derecho originario.** Constituido por los tratados constitutivos y las modificaciones posteriores, como el Tratado de Lisboa. Estas normas son de aplicación directa en España.
- ✔ **Derecho derivado.** Lo forman las normas que nacen de los órganos de la Unión Europea. Existen diferentes tipos de «actos» con mayor o menor fuerza obligacional:
  - ✐ Actos vinculantes, de aplicación obligatoria en los Estados:
    - Reglamento comunitario: de alcance general y obligatorio, directamente aplicable en cada Estado miembro.
    - Directiva comunitaria: no es directamente aplicable a los ciudadanos, sino que obliga al Estado a generar (trasponer) una norma interna que recoja el contenido de la directiva para poder aplicarse.
    - Decisión comunitaria: también obligatoria para todos sus destinatarios.
  - ✐ Actos no vinculantes: de diferente naturaleza, pero no obligatorios, como la recomendación o el dictamen.

Pongamos algunos ejemplos, el Reglamento General de Protección de Datos, por su carácter de "Reglamento", con rango superior a una "Directiva" europea, es de aplicación directa en el derecho español y no requiere de una posterior convalidación ni trasposición normativa una vez que fue aprobado en el Parlamento Europeo https://www.boe.es/doue/2016/119/L00001-00088.pdf. Sin embargo, en materia de productos sanitarios y farmacia es donde más legislación sanitaria encontraremos con origen en la Unión Europea. Las directivas europeas de carácter sanitario son "traspuestas" al derecho español mediante leyes ordinarias como la Ley 10/2013, de 24 de julio, por la que se incorporan al ordenamiento jurídico español la Directiva 2010/84/UE del Parlamento Europeo y del Consejo, de 15 de diciembre de 2010, sobre farmacovigilancia, y la Directiva 2011/62/UE del Parlamento Europeo y del Consejo, de 8 de junio de 2011, sobre prevención de la entrada de medicamentos falsificados en la cadena de suministro legal. Al tratarse de «directivas», no son directamente aplicables en nuestro país, por lo que el parlamento hubo de aprobar la citada Ley 10/2013 para su incorporación efectiva al ordenamiento interno español.

Leyes orgánicas

Las leyes son normas jurídicas escritas emanadas del poder legislativo, expresión de la voluntad general a través del Parlamento. Son las normas por excelencia del ordenamiento jurídico, de aplicación general y con primacía sobre las demás, excepto respecto a la Constitución y los tratados internacionales.

Existen dos tipos de leyes: leyes orgánicas y leyes ordinarias.

Las leyes orgánicas se diferencian de las ordinarias en la materia que regulan y en el procedimiento para su aprobación. Es dudoso si ocupan una posición más preeminente que las ordinarias dentro del ordenamiento jurídico; pero, dadas las materias que regulan, en la práctica son de aplicación prioritaria sobre las leyes ordinarias.

Las materias reservadas en la CE (art. 81) para ser reguladas mediante leyes orgánicas son:

- ✔ Desarrollo de los derechos fundamentales y de las libertades públicas (contenidos en la Sección 1ª del Capítulo II del Título Primero, artículos del 14 al 29).
- ✔ Estatutos de autonomía.
- ✔ Régimen electoral general.
- ✔ Organización del poder judicial (art. 122).
- ✔ Regulación de los estados de alarma, excepción y sitio (art. 116).
- ✔ Regulación del defensor del pueblo (art. 55).
- ✔ Regulación del Tribunal Constitucional (art. 165).

En relación con el procedimiento para su aprobación, requieren de la mayoría absoluta en el Congreso, frente a la mayoría simple exigible a las leyes ordinarias. Este procedimiento supone un plus de garantía, dado que las materias sobre las que versan no deberían verse afectadas por los cambios de Gobierno y su regulación ha de ser fruto del mayor consenso posible. Son exclusivas del Parlamento estatal, no pudiendo elaborarlas las asambleas autonómicas.

A pesar de no ser el derecho a la protección de la salud una de las materias con «reserva de ley orgánica», son varias las leyes orgánicas que afectan al derecho sanitario. Destacaremos dos de ellas:

- ✔ Por afectar a un derecho fundamental como la vida no nacida, las normas relativas a la interrupción voluntaria del embarazo requieren estar contenidas en una ley orgánica (Ley Orgánica 2/2010, de 3 de marzo, de Salud Sexual y Reproductiva y de la Interrupción Voluntaria del Embarazo).
- ✔ También el desarrollo normativo del derecho fundamental a la intimidad, tan relevante en el ámbito sanitario, está contenido entre otras en la Ley Orgánica 3/2018, de 5 de diciembre, de Protección de Datos Personales y garantía de los derechos digitales (https://www.boe.es/buscar/act.php?id=BOE-A-2018-16673&p=20181206&tn=6).

Leyes ordinarias

Las leyes ordinarias, al contrario que las orgánicas, requieren tan sólo mayoría simple del Parlamento para su aprobación. Pueden ser aprobadas tanto por el Parlamento como por los órganos legislativos autonómicos (asambleas). Y no existe ninguna limitación en cuanto a las materias que pueden regular, salvo que se excluyen las que tienen reserva de ley orgánica.

Este formato es el más utilizado para generar las normas con rango legal que integran el grueso del derecho sanitario. A modo de ejemplo, citaremos:

- ✔ Ley 14/1986, de 25 de abril, General de Sanidad.
- ✔ Ley 41/2002, de 14 de noviembre, Básica Reguladora de la Autonomía del Paciente y de Derechos y Obligaciones en Materia de Información y Documentación Clínica.
- ✔ Ley 12/2001, de 21 de diciembre, de Ordenación Sanitaria de la Comunidad de Madrid (por citar también una de ámbito autonómico con rango legal).

Disposiciones del Gobierno con rango de ley

Una excepción al principio de separación de poderes se produce cuando el poder ejecutivo crea normas con rango de ley, inmiscuyéndose en tareas legislativas propias del Parlamento. Está permitido por la CE en circunstancias muy determinadas, y siempre limitado a materias sin reserva de ley orgánica. Existen dos modalidades; Real Decreto-Ley y Real Decreto Legislativo.

Real Decreto-Ley

Es una norma con fuerza de ley, emanada del Gobierno en el ejercicio de una facultad originaria que le es otorgada directamente por la Constitución (art. 86). Su fundamento está en la necesidad de afrontar circunstancias excepcionales que hagan precisa la publicación inmediata de determinadas disposiciones con rango de ley, cuya urgencia y apremio impide esperar a la intervención del legislador ordinario y los trámites más pausados. No existe delegación parlamentaria, sino que se dictan a iniciativa del Gobierno y ante una situación de «extraordinaria y urgente necesidad» en la que «el Gobierno podrá dictar disposiciones legislativas provisionales que tomarán la forma de Decretos-Leyes».

Una vez que el Real Decreto-Ley (o Decreto-Ley, son sinónimos) ha sido publicado en el BOE, ya es eficaz, pero su eficacia es provisional. En el plazo de 30 días deberá ser sometido a debate, votado y, en su caso, ratificado por el Parlamento mediante un procedimiento de urgencia.

Existe una limitación de materias que no pueden ser reguladas por esta vía, para evitar los abusos del poder ejecutivo: el ordenamiento de las instituciones básicas del Estado (por ejemplo, el Tribunal Constitucional); los derechos, los deberes y las libertades de los ciudadanos regulados en el Título I de la CE; el régimen de las comunidades autónomas, y el derecho electoral general.

Un ejemplo de normas de este tipo integradas en el derecho sanitario lo encontramos en el Real Decreto-Ley 16/2012, de 20 de abril, de Medidas Urgentes para Garantizar la Sostenibilidad del Sistema Nacional de Salud y Mejorar la Calidad y Seguridad de sus Prestaciones. En el propio título se destaca la justificación de esta norma en la urgencia de las medidas que se deben desarrollar (aunque, en este caso, algunas opiniones lo identificaron más como un inadecuado atajo legislativo que como una situación realmente perentoria).

Real Decreto Legislativo

Se trata de un instrumento de colaboración entre el Parlamento y el Gobierno, que permite al Gobierno dictar leyes previa autorización expresa o delegación del Parlamento sobre materias no reservadas a ley orgánica (art. 82-85 CE). Las Cortes Generales trasfieren la potestad normativa al Gobierno para aliviar la carga legislativa al Parlamento; en una norma de carácter normalmente técnico, o bien un texto refundido que ordena normas de diferentes orígenes. La diferencia con el Real Decreto-Ley es que éste es un poder originario del Gobierno que utiliza a su iniciativa, mientras que el Decreto Legislativo sólo se aprueba con autorización previa de las Cortes. Existen dos formas de autorización:

- ✔ Mediante una ley de bases, que contiene la autorización para elaborar un texto articulado, con arreglo a los principios, plazos y límites que se fijan en la misma ley.
- ✔ Mediante una ley ordinaria, con objeto de elaborar un texto refundido, una disposición legal sobre una materia cuya regulación anteriormente estaba dispersa en otras normas.

En el ámbito sanitario tenemos, por ejemplo, el Real Decreto Legislativo 8/2015, de 30 de octubre, por el que se aprueba el Texto Refundido de la Ley General de la Seguridad Social; o la ordenación de la normativa en materia de farmacia con el Real Decreto Legislativo 1/2015, de 24 de julio, por el que se aprueba el texto refundido de la Ley de Garantías y Uso Racional de los Medicamentos y Productos Sanitarios.

Leyes autonómicas

Las comunidades autónomas, en las materias objeto de su competencia, pueden dictar leyes del mismo rango que las del Estado a través de sus asambleas legislativas. Estas leyes autonómicas no son ni superiores ni inferiores a las leyes estatales; entre unas y otras rige el principio de separación de competencias (las que pueden asumir las comunidades autónomas se enumeran en el art. 148 de la Constitución, y las exclusivas del Estado, en el art. 149) y no al criterio de jerarquía. Ahora bien, como puede surgir algún conflicto, el texto constitucional prevé mecanismos para decidir si una ley es o no dictada dentro de una competencia propia, a través de los conflictos de competencia ante el Tribunal Constitucional.

Como ejemplo, citaremos la Ley 12/2001, de 21 de diciembre, de Ordenación Sanitaria de la Comunidad de Madrid, o la catalana Ley 21/2000, de 29 de diciembre, sobre los Derechos de Información Concernientes a la Salud y la Autonomía del Paciente, y la documentación clínica. Ambas desarrollan la norma estatal.

Disposiciones reglamentarias

El reglamento es otra fuente del derecho; no hay que confundir el "reglamento" elaborado por el Gobierno o el Consejo de Ministros con el "reglamento comunitario", de mayor rango. Es una disposición administrativa de carácter general y rango inferior a la ley que nace del poder ejecutivo. Está justificada por la incapacidad del Parlamento para prever todas las posibles relaciones jurídicas y sociales, de forma que el poder legislativo «cede» la parte más concreta y más técnica del desarrollo de las normas al poder ejecutivo. Esta potestad reglamentaria se ejerce fundamentalmente a través del consejo de ministros (formado por el presidente del Gobierno y los ministros) mediante el Real Decreto. Si son normas autonómicas realizadas por el Gobierno autonómico, se nombran como Decreto.

Son, pues, normas jurídicas; pero no hay que confundir el Real Decreto con el Real Decreto-Ley o el Decreto-Legislativo, que tienen rango de ley y están jerárquicamente por encima de cualquier real decreto. Todos son creados por el Gobierno, pero con diferente consideración normativa (Tabla 8-4).

Los reglamentos administrativos complementan a la ley en todo lo que ésta no pudo o no quiso regular; pero siempre supeditados a ella. Típicamente regulan los detalles, los aspectos técnicos y sectoriales en los cuales el Parlamento, por su forma de trabajo, no pueden detenerse a legislar. Presentan la ventaja adicional sobre las leyes de la celeridad con la que se crean y son aplicables, su flexibilidad ante las circunstancias cambiantes y su carácter de norma general (afecta a todos) a la vez que concreta (se entretiene en el detalle). La potestad reglamentaria debe ser ejercida por el Gobierno de acuerdo con la Constitución y las leyes (art. 97 CE); cualquier reglamento que se oponga a una ley es nulo de pleno derecho y no será aplicado.

Existen diferentes tipos de reglamentos administrativos:

- ✔ Según su relación con la ley, hay reglamentos independientes, que regulan materias no ordenadas previamente por una ley, y reglamentos ejecutivos, que ejecutan o desarrollan disposiciones nacidas de una ley, a veces por expresa indicación de ésta.
- ✔ Según la administración que los genera, hay reglamentos estatales (real decreto, orden ministerial, circular de una Dirección General...), autonómicos (decreto autonómico, instrucción de una Consejería...) o locales (ordenanza, bando municipal...).
- ✔ Según su jerarquía, siendo de nivel superior el Real Decreto del presidente del Gobierno o del consejo de ministros, mientras que las órdenes ministeriales son de menor rango, las

Tabla 8-4. Diferencias entre el Real Decreto y el Real Decreto-Ley

	Real Decreto	Real Decreto-Ley
Promulgación	Consejo de Ministros	Consejo de Ministros
Convalidación	-	Parlamento
Rango	Reglamentario	Ley
Materia	Cualquier competencia del poder ejecutivo	No derechos fundamentales ni libertades públicas
Motivación	Nacida de la ley o independiente	**Extraordinaria y urgente necesidad**
Circunstancias	Ordinarias	Urgentes
Jerarquía	+	++
Caducidad	No	30 días

circulares de los directores generales... y así sucesivamente, según el órgano que las dictó.

En materia sanitaria, y a modo de ejemplo, citaremos los estatales Real Decreto 1030/2006, de 15 de septiembre, que establece la Cartera de Servicios Comunes del Sistema Nacional de Salud y el Procedimiento para su Actualización, o la convocatoria anual de plazas MIR que realiza el Ministerio de Sanidad, mediante la Orden SCB/925/2019, de 30 de agosto, por la que se aprueba la oferta de plazas y la convocatoria de pruebas selectivas 2019 para el acceso en el año 2020 a plazas de formación sanitaria especializada para las titulaciones universitarias de grado/licenciatura/diplomatura de Medicina, Farmacia, Enfermería y ámbito de la Psicología, la Química, la Biología y la Física. Entre los autonómicos, por ejemplo, el Decreto 101/2006, de 16 de noviembre, del Consejo de Gobierno, por el que se regula el Registro de Instrucciones Previas de la Comunidad de Madrid.

RESUMEN

- ✔ Los Estados se organizan separando sus diferentes funciones o poderes, y asignándolos a personas o instituciones distintas, de forma que se puedan equilibrar entre sí y ninguna abuse del poder que tiene atribuido en perjuicio de sus ciudadanos. A pesar de esta separación de poderes, pueden existir áreas de conflicto.
- ✔ En España, la Constitución de 1978 optó por el modelo de monarquía parlamentaria, en la que existe un **poder ejecutivo** constituido por el presidente del Gobierno y el consejo de ministros, y un **poder legislativo** integrado por dos cámaras de representantes: el Senado y el Congreso de los Diputados. El **poder judicial** es independiente de ambos y lo conforman los jueces y magistrados. El monarca actúa como **moderador**, garante o árbitro entre los diferentes poderes. Existen otras potestades o poderes independientes atribuidos al defensor del pueblo, Tribunal Constitucional, colegio electoral...
- ✔ La organización del Estado español nacida de la Constitución es descentralizada, atribuyendo a las comunidades autónomas competencias ejecutivas y legislativas (pero no judiciales), en concreto, en competencias relevantes en materia de asistencia sanitaria.
- ✔ Las normas obligatorias nacen de **la ley, la costumbre y los principios generales del derecho**, que constituyen las fuentes del derecho recogidas en el Código Civil. La costumbre sólo se aplica en defecto de norma escrita, mientras que los principios generales impregnan toda la normativa. La jurisprudencia no es fuente del derecho en el sistema legislativo español como ocurre en el anglosajón; pero las sentencias reiteradas del Tribunal Supremo sobre un mismo asunto suponen un criterio interpretativo de las normas de obligada aplicación por los jueces y tribunales.
- ✔ El término ley es amplio, e incorpora también a la Constitución, ley de leyes, ocupando el más alto rango en la pirámide legislativa. Le siguen en jerarquía descendente los tratados internacionales (incluyendo el derecho originario y derivado de la Unión Europea), leyes orgánicas, leyes ordinarias y disposiciones gubernamentales con rango de ley, y, en el último escalón, los reglamentos administrativos. En el derecho sanitario, tenemos representación de todos los rangos normativos, especialmente leyes ordinarias.
- ✔ Las normas se organizan con un sistema jerárquico, para saber cuál ha de aplicarse en caso de conflicto entre ellas, conforme a criterios de rango normativo, temporalidad, especialidad, territorialidad y competencia. En la cúspide se encuentra la Constitución.
- ✔ Entre los tratados internacionales en materia sanitaria, sobre todo en materia de consumidores y usuarios, farmacia y productos sanitarios, destacan los **reglamentos comunitarios**, directamente aplicables en cualquier Estado miembro, y las **directivas comunitarias**, que requieren una trasposición al derecho nacional para ser aplicadas.
- ✔ Las leyes pueden ser orgánicas, ordinarias y disposiciones gubernamentales con rango legal, diferenciándose en las materias que abordan, su forma de aprobación y su rango jerárquico. Las **leyes orgánicas** requieren mayoría absoluta en el Parlamento para su aprobación y regulan materias especialmente sensibles, como los derechos fundamentales y las libertades públicas contenidas en la Constitución, el régimen electoral, las principales instituciones del Estado o los estatutos de autonomía. El resto de materias se regulan mediante **leyes ordinarias**, entre ellas la mayoría de las relativas a la salud. La capacidad de hacer leyes recae tanto sobre el Parlamento como sobre las asambleas autonómicas.
- ✔ El **Real Decreto-Ley** es una norma con rango legal que, en situación de excepcionalidad y urgente necesidad, permite que el Gobierno vaya más allá de sus competencias habituales para crear leyes. Requiere un posterior refrendo parlamentario por trámite urgente antes de 30 días para ser convalidado. No hay que confundirlo con el Real Decreto, que crea el Gobierno y no tiene carácter de ley, sino de disposición reglamentaria, por lo que está por debajo en la pirámide normativa.
- ✔ Las **disposiciones reglamentarias** son las normas de rango infralegal con las que el poder ejecutivo central y autonómico desarrolla las leyes o generan normas independientes. Entre ellas, destaca el Real Decreto cuando es creación del consejo de ministros, o el Decreto, nacido de los Gobiernos autonómicos. Dentro de las disposiciones reglamentarias, pero de menor rango, encontramos las órdenes ministeriales, circulares, instrucciones... que toman el nombre del ministerio, dirección general u organismo que las crea.

RECURSOS DIDÁCTICOS

- ✔ Enfoca
- ✔ Aplica
- ✔ Entrena

Bibliografía

Código de Derecho Constitucional. BOE 2017. http://www.boe.es/legislacion/codigos/abrir_pdf.php?fich=042_Codigo_de_Derecho_Constitucional.pdf.

Código Sanitario. https://www.boe.es/legislacion/codigos/codigo.php?id=084_Codigo_sanitario&modo=1.

Constitución Española de 1978. https://www.boe.es/diario_boe/txt.php?id=BOE-A-1978-31229.

https://europa.eu/european-union/law_es.

9 Legislación sanitaria

F. León Vázquez

Puntos clave

- La legislación sanitaria española está dispersa en normas de distinto rango legal.
- El artículo 43 de la Constitución Española reconoce el derecho a la protección de la salud dentro de los principios rectores de la política social y económica.
- El artículo 149.1.16 de la Constitución recoge como competencias exclusivas del Estado no trasferibles la legislación farmacéutica, la sanidad exterior y las bases y coordinación de la sanidad.
- La Ley General de Sanidad desarrolla el derecho a la protección de la salud y crea el Sistema Nacional de Salud como lo conocemos.
- Los principios de la Ley General de Sanidad son la universalidad, la igualdad de acceso, la financiación con presupuestos generales del Estado, la integralidad, la participación ciudadana y la descentralización.
- La Ley Orgánica de Medidas Especiales en Salud Pública habilita a las autoridades sanitarias en casos de riesgo para la salud pública para ordenar cuarentenas, ingresos, vacunaciones y tratamientos forzosos, o la centralización de la dispensación de medicamentos.
- La Ley de Cohesión y Calidad promueve la coordinación y la cooperación sanitaria basada en los principios de equidad, calidad y participación.
- Existe una cartera común de servicios revisada periódicamente por el Consejo Interterritorial del Sistema Nacional de Salud con criterios de calidad y eficiencia.
- La Ley de Autonomía del Paciente describe los derechos y deberes de profesionales y usuarios en materias de información sanitaria, consentimiento, instrucciones previas, protección de la intimidad y regulación de la historia clínica y otros documentos.
- El Código Penal tipifica las conductas profesionales merecedoras de sanción: homicidio y lesiones imprudentes, eutanasia, aborto y lesiones al feto, vulneración del secreto profesional, omisión de auxilio o manipulación genética.

Legislación sanitaria en el ordenamiento jurídico español

Como en otras muchas materias específicas, la legislación sanitaria española se encuentra dispersa en diferentes normas de rango legal y reglamentario. El legislador va componiendo «a trozos» las normas que regulan el ejercicio de la medicina, lo que ocasiona que algunas materias estén sobrelegisladas (historia clínica) y en otras encontremos lagunas normativas (secreto profesional). Esta situación produce un cierto grado de inseguridad jurídica, con decisiones judiciales a veces contradictorias. Sin embargo, se mantiene una cierta unidad de criterios en lo que a principios generales se refiere. En ciertas materias, el legislador ha compilado toda la normativa en un texto único, como por ejemplo en materia de Seguridad Social, con el Real Decreto Legislativo 8/2015, de 30 de octubre, por el que se aprueba el texto refundido de la Ley General de la Seguridad Social, lo que facilita la homogeneidad en la toma de decisiones.

A esta dispersión contribuye decisivamente la trasferencia de las materias sanitarias a las comunidades autónomas (CC. AA.) desde la creación de los primeros estatutos de autonomía. La sanidad representa para las comunidades autónomas un tercio de su partida presupuestaria, con lo cual es razonable que sus asambleas quieran legislar sobre el particular.

Ni el médico en ejercicio ni el estudiante de medicina necesitan estudiarse las leyes, ni saber en qué artículo se encuentra tal o cual derecho del paciente. Su deber es adaptar su comportamiento a las normas que, por lo general, se adecúan a lo que se considera una práctica profesional ortodoxa adaptada a cada caso, la *Lex Artis ad hoc*. Sin embargo, «la ignorancia de las leyes no excusa de su cumplimiento» (art. 6.1. Código Civil), por lo que resulta muy útil poder leer una norma y saber encontrar el artículo en una ley que resulta aplicable.

En este tema repasaremos las principales normas que versan sobre sanidad como materia principal. Nos centraremos en la normativa española estatal, sin perjuicio de que cada profesional deberá conocer las normas autonómicas que le son de aplicación según la comunidad autónoma donde ejerza su profesión. En la Tabla 9-1 recogemos alguna de la normativa estatal que, a fecha de la redacción de este capítulo, está en vigor y es aplicable a los profesionales sanitarios. Es sumamente recomendable que el lector busque en las páginas recopilatorias del Código Sanitario en el Boletín Oficial del Estado (https://www.boe.es/legislacion/codigos/codigo.php?id=084_Codigo_sanitario&modo=1) la normativa consolidada que se aplica en el momento de su consulta, ya que son frecuentes las actualizaciones y derogaciones de leyes. Algo que, a los médicos, no nos puede resultar extraño, cuando cualquier artículo o guía médica de más de 5 años atrás también nos parece «obsoleto».

Tabla 9-1. Normativa sanitaria, por orden cronológico

- ✔ Constitución Española de 1978
- ✔ Ley 30/1979, de 27 de octubre, sobre extracción y trasplante de órganos
- ✔ Ley 14/1986, de 25 de abril, General de Sanidad
- ✔ Ley Orgánica 3/1986, de 14 de abril, de Medidas Especiales en Materia de Salud Pública
- ✔ Ley Orgánica 10/1995, de 23 de noviembre, del Código Penal
- ✔ Ley 41/2002, de 14 de noviembre, básica reguladora de la autonomía del paciente y de derechos y obligaciones en materia de información y documentación clínica
- ✔ Ley 16/2003, de 28 de mayo, de Cohesión y Calidad del Sistema Nacional de Salud
- ✔ Ley 44/2003, de 21 de noviembre, de Ordenación de las Profesiones Sanitarias
- ✔ Ley 55/2003, de 17 de diciembre, del Estatuto Marco del Personal Estatutario de los Servicios de Salud
- ✔ Real Decreto 1030/2006, de 15 de septiembre, que establece la Cartera de servicios comunes del Sistema Nacional de Salud y el procedimiento para su actualización
- ✔ Ley Orgánica 2/2010, de 3 de marzo, de salud sexual y reproductiva y de la interrupción voluntaria del embarazo
- ✔ Ley 33/2011, de 4 de octubre, General de Salud Pública
- ✔ Real Decreto Legislativo 1/2015, de 24 de julio, por el que se aprueba el texto refundido de la Ley de garantías y uso racional de los medicamentos y productos sanitarios
- ✔ Real Decreto Legislativo 8/2015, de 30 de octubre, por el que se aprueba el texto refundido de la Ley General de la Seguridad Social
- ✔ Real Decreto-Ley 7/2018, de 27 de julio, sobre el acceso universal al Sistema Nacional de Salud
- ✔ Ley Orgánica 3/2018, de 5 de diciembre, de Protección de Datos Personales y garantía de los derechos digitales

El derecho a la protección de la salud en la Constitución Española de 1978

La salud está presente en la norma de mayor rango de nuestro ordenamiento jurídico, la Constitución Española (CE), en varios puntos. Principalmente se reconoce el derecho a la protección de la salud en el artículo 43 y las competencias exclusivas del Estado en materia sanitaria en el artículo 149.1.16. Sin embargo, la salud en sus diferentes aspectos también está presente en otros artículos relevantes de la CE, que repasaremos.

Es importante conocer dónde se encuentran cada artículo dentro de la CE, ya que su ubicación en uno u otro capítulo establece una «jerarquía» en función del grado de protección que merecen los diferentes derechos y los mecanismos constitucionales de reconocimiento de los mismos. En función de su situación en el articulado de la Constitución pertenecerán a un grupo de derechos con mayor o menor nivel de protección. Esta gradación de protección se establece en el artículo 53 de la CE. Iremos señalando la ubicación de los artículos y el nivel de protección que disfrutan.

Derechos fundamentales y libertades públicas

Están recogidos en la Sección I, Capítulo 2º del Título I de la CE (art. 14 al 29) y la objeción de conciencia del artículo 30. Estos derechos alcanzan el nivel de protección máximo mediante varios mecanismos fundamentales:

- ✔ **Aplicación directa.** Pueden ser invocados directamente ante cualquier tribunal español, sin necesidad de referirse a una ley que los desarrolle. Los ciudadanos gozan de protección jurisdiccional directa de dichos derechos.
- ✔ **Reserva de Ley Orgánica.** Deben ser regulados mediante Ley Orgánica, una técnica legislativa que requiere un mayor consenso de las cámaras para completar el trámite parlamentario.
- ✔ **Inmutabilidad del derecho.** Además, dicha Ley Orgánica de desarrollo no puede modificar el contenido esencial del derecho legislado.
- ✔ **Recurso de amparo.** Posibilidad de interponer recurso de amparo ante el Tribunal Constitucional una vez que se han agotado los recursos de la jurisdicción ordinaria, fundamentado en el único motivo de vulneración del derecho en cuestión.

Entre estos artículos no figura el artículo 43, el derecho a la protección de la salud, con lo cual puede decirse que este derecho no es un derecho fundamental de los ciudadanos, conforme a la CE.

Sin embargo, este grupo de derechos sí que incluye un derecho relacionado con la salud, el derecho a la vida y a la integridad física y moral (art. 15), «sin que puedan ser sometidos a tortura ni a pena o tratos inhumanos o degradantes». Este derecho, por tanto, sí goza de la máxima protección constitucional.

Derechos y deberes de los ciudadanos

Están contenidos en la Sección II, Capítulo 2º del Título I de la CE (art. 30 al 38). No gozan del grado de protección tan elevado como los anteriores.

- ✔ Deben ser regulados mediante ley, no necesariamente orgánica (reserva de ley).
- ✔ Además, dicha ley no puede modificar el contenido esencial del derecho desarrollado.

En esta sección no encontramos ningún artículo que trate específicamente de temas de salud; por lo tanto, no nos detendremos en su explicación al no ser objeto de esta obra.

Principios rectores de la política social y económica

Incluyen todos los derechos contenidos en el Capítulo 3º del Título I de la CE (art. 39 al 52). No gozan de una protección singular, limitándose el legislador constitucional a señalar que son normas de carácter programático, mandatos al legislador y al Gobierno. No son, por tanto, «derechos subjetivos» de cada individuo que puedan alegarse directamente ante un tribunal para que los reconozca, sino a través de la normativa legal que los desarrolle. Tampoco pueden fundamentar un recurso de amparo ante el Tribunal Constitucional, como los derechos fundamentales y las libertades públicas. ¿Para qué sirve, entonces, que se enuncie en la Constitución? Estos derechos centran su eficacia en:

- ✔ Orientar la política legislativa de las cámaras, tanto estatales como autonómicas, a la hora de dictar las leyes.
- ✔ Permitir distribuir y atribuir competencias a los poderes del Estado (junto con el artículo 149.1).
- ✔ Legitimar la actividad impositiva (creación de impuestos y tributos) del Estado.
- ✔ Informar el ordenamiento judicial, siendo elementos útiles para la interpretación de las normas por los jueces y tribunales.
- ✔ Permitir el control constitucional de las leyes, a través de los recursos de inconstitucionalidad y de las cuestiones de inconstitucionalidad planteadas ante la jurisdicción ordinaria.

En este apartado de «principios rectores de la política social y económica» encontramos la mayoría de los artículos relacionados con la salud. El principal de ellos es el derecho a la protección de la salud, recogido en el artículo 43.1. No existe, por tanto, un derecho a la salud, sino a la protección de la salud. No es un derecho subjetivo, esgrimible ante los tribunales, sino que es una exigencia que afecta a los poderes públicos, que deben legislar, gobernar y juzgar protegiendo este derecho de los ciudadanos (Tabla 9-2).

Ello supone un mandato constitucional a que los poderes públicos garanticen la salud pública, y exige que se legisle al respecto. Esto es lo que hizo el legislador fundamentalmente a través de la **Ley 14/1986, de 25 de abril, General de Sanidad.**

Otros artículos relacionados de forma directa o indirecta con la salud, dentro de este mismo apartado de principios rectores de la política social y económica, son:

- ✔ **Art. 43.3.** «Los poderes públicos fomentarán la educación sanitaria, la educación física y el deporte. Asimismo, facilitarán la adecuada utilización del ocio». Sorprende la unión en un mismo artículo de educación sanitaria, deportes y ocio. En cualquier caso, también es un mandato constitucional a los poderes públicos.
- ✔ **Art. 40.2.** «Los poderes públicos [...] velarán por la seguridad e higiene en el trabajo», y añade que garantizarán una serie de cuestiones que pueden entenderse como especificaciones del derecho a la salud, al decir que garantizarán «el descanso necesario, mediante la limitación de la jornada laboral [...] y las vacaciones periódicas retribuidas».
- ✔ **Art. 49.** «Los poderes públicos realizarán una política de previsión, tratamiento, rehabilitación e integración de los disminuidos físicos, sensoriales y psíquicos, a los que prestarán la atención especializada que requieran».
- ✔ **Art. 50.** Se refiere a los problemas específicos de salud de los ciudadanos de la tercera edad: «Los poderes públicos garantizarán, mediante pensiones adecuadas y periódicamente actualizadas, la suficiencia económica a los ciudadanos durante la tercera edad. Asimismo, y con independencia de las obligaciones familiares, promoverán su bienestar mediante un sistema de servicios sociales que atenderán sus problemas específicos de salud, vivienda, cultura y ocio».
- ✔ **Art. 51.1.** Referido a los consumidores y usuarios: «Los poderes públicos garantizarán la defensa de los consumidores y usuarios, protegiendo, mediante procedimientos eficaces, la seguridad, la salud y los legítimos intereses económicos de los mismos».
- ✔ **Art. 45.1.** El derecho al medioambiente saludable: «Todos tienen el derecho a disfrutar de un medioambiente adecuado para el desarrollo de la persona...».
- ✔ **Art. 45.2.** Con relación al derecho a la calidad de vida: «Los poderes públicos velarán por la utilización racional de todos los recursos naturales, con el fin de proteger y mejorar la calidad de la vida».
- ✔ **Art. 47.** Derecho a una vivienda digna y adecuada.
- ✔ **Art. 39.2.** Derecho a la protección integral de los hijos y de las madres.

Parte orgánica de la Constitución

El resto de títulos de la CE no tienen un régimen específico de protección constitucional, estableciéndose en cada uno de ellos las normas que deben regir los principios, derechos y deberes señalados.

En el marco de la salud, es especialmente relevante el artículo 149.1.16, que establece cuáles son las **competencias exclusivas del Estado** en diferentes materias, siendo en el ámbito sanitario la reserva de competencias no trasferibles a las comunidades autónomas las siguientes:

- ✔ Sanidad exterior.
- ✔ Bases y coordinación general de la sanidad.
- ✔ Legislación sobre productos farmacéuticos.

Esta regulación se desarrolla más ampliamente en el artículo 40 de la Ley General de Sanidad. Por defecto, en el artículo 41 se entienden atribuidas a las comunidades autónomas «las decisiones y actuaciones públicas previstas en esta Ley que no se hayan reservado expresamente al Estado»; es decir, se pueden trasferir el resto de las materias sanitarias.

El artículo 149.1.17 de la CE también atribuye al Estado competencia **exclusiva**, «sin perjuicio de la ejecución de sus servicios por las comunidades autónomas», en materia de legislación básica de la Seguridad Social y régimen económico de la Seguridad

Tabla 9-2. Derecho a la protección de la salud en la Constitución Española

Art. 43.1.	Se reconoce el derecho a la protección de la salud
Art. 43.2.	Compete a los poderes públicos organizar y tutelar la salud pública a través de medidas preventivas y de las prestaciones y servicios necesarios. La ley establecerá los derechos y deberes de todos al respecto

Social. El Estado asumió dicha competencia a través del Real Decreto Legislativo 8/2015, de 30 de octubre, por el que se aprueba el texto refundido de la Ley General de la Seguridad Social.

Ley General de Sanidad

La Ley 14/1986, de 25 de abril, General de Sanidad (LGS) desarrolla el mandato constitucional del derecho a la protección de la salud. A partir de ella, se crea el modelo de sistema sanitario español que hoy disfrutamos.

Antes de la LGS, la asistencia sanitaria pública se prestaba por distintas administraciones (ayuntamientos, diputaciones, Seguridad Social...), coexistiendo con un sistema de asistencia privada y de beneficencia con importante presencia de órdenes religiosas. La LGS pretendía asegurar una homogeneidad del modelo organizativo, evitando duplicidades y focos de ineficiencia. La LGS opta por un «servicio nacional de salud» de entre los diferentes modelos posibles de sistema sanitario por los que han optado otros países:

- ✔ **Sistema liberal, de mercado.** La sanidad es un elemento más de la economía de mercado y está a cargo de empresas privadas, sometida a las leyes de la oferta y la demanda, apenas intervenido por el Estado (modelo norteamericano).
- ✔ **Sistema de Seguridad Social.** El que existió hasta aquella fecha en España, un seguro para la población a través de cotizaciones obligatorias a la Seguridad Social de trabajadores y empresarios que gestionaba el Estado. La cobertura se limitaba a los trabajadores y sus familiares.
- ✔ **Sistema de beneficencia o asistencia pública.** Modelo de los países subdesarrollados donde el Estado establece una asistencia sanitaria con una cobertura mínima orientada a la curación o recuperación de la salud, desatendiendo aspectos preventivos.
- ✔ **Sistema de Servicio Nacional de Salud.** Vigente actualmente en España, a partir de la LGS. Se integra a toda la población en un servicio a cargo del Estado. La asistencia sanitaria se financia a través de impuestos, recogidos en los Presupuestos Generales del Estado, sin perjuicio de que la forma de gestión pueda ser directa por el Estado o indirecta con empresas privadas que actúan como gestoras. La universalidad de este modelo estuvo en crisis con la reciente reforma articulada en el Real Decreto-Ley 16/2012, que excluía de asistencia a los extranjeros de origen extracomunitario con residencia irregular en España.

Características principales del Sistema Nacional de Salud

Son las siguientes:

a) Integridad: abarca en el mismo sistema las actividades preventivas, curativas, rehabilitadoras, de educación sanitaria y salud mental.

b) Igualdad de acceso: equidad en el acceso de los ciudadanos a la sanidad.

c) Gratuidad de gran parte de los servicios, si bien algunos pueden ser cofinanciados por el usuario.

d) Participación de los ciudadanos, a través de ayuntamientos, asociaciones de consumidores, empresariales y sindicales, en la formulación de la política sanitaria y en el control de su ejecución (menos en la gestión y provisión de la asistencia sanitaria).

e) Reconocimiento de la iniciativa de la empresa privada en la asistencia sanitaria, aunque el Estado asume el protagonismo para asegurar una homogeneidad e igualdad mínima en las prestaciones y calidad sanitaria, debiendo corregir los desequilibrios que se produzcan en los distintos territorios (Cartera de Servicios Común).

f) Descentralizado: está diseñado para que sean las CC. AA. las protagonistas de la prestación de la asistencia sanitaria, sin perjuicio de las competencias del Estado.

La ley tiene carácter de **norma básica**, al amparo de la potestad exclusiva del Estado en materia de bases de la sanidad (art. 149.1.16 CE). Las CC. AA. pueden legislar para desarrollar los preceptos, respetando el contenido básico de la LGS.

Son titulares del derecho a la asistencia sanitaria todos los españoles y extranjeros residentes en España (art. 1.2), mientras que los españoles y extranjeros residentes fuera de España tendrán dichos derechos en la forma prevista en las leyes y convenios internacionales, con las limitaciones del Real Decreto-Ley 16/2012 a los ciudadanos extracomunitarios con residencia irregular en España.

Principios generales

El sistema sanitario está constituido por los servicios de salud de las CC. AA. y se orienta a la promoción de la salud, a la prevención de enfermedades, a la educación sanitaria de la población y a la rehabilitación funcional y social del enfermo. La asistencia sanitaria será igual y universal para superar los desequilibrios territoriales y sociales.

Sus principios básicos son la coordinación, la eficacia, la celeridad, la economía, la flexibilidad y la participación de la comunidad.

La LGS formuló una serie de derechos y deberes de los usuarios (art. 10), algunos modificados o incluso derogados por la posterior Ley 41/2002 de Autonomía del Paciente, en relación con la información sanitaria, el consentimiento informado, el derecho a la negativa al tratamiento (con las excepciones recogidas en la ley), a la confidencialidad, el respeto a la dignidad, a la personalidad y libre elección entre las opciones propuestas. Se les reconoce el derecho a conocer si sus datos serán utilizados para la docencia o investigación, a conocer el nombre del médico responsable de su asistencia, a obtener un certificado acreditativo de su estado de salud, al informe de alta hospitalaria y a la libre elección de médico en determinadas condiciones. También se reconoce como un derecho la prestación farmacéutica.

Entre sus obligaciones (art. 11), los pacientes deben cumplir las prescripciones generales sanitarias, cuidar las instalaciones, responsabilizarse del uso adecuado de las prestaciones ofrecidas y firmar el alta voluntaria en los casos de negativa a someterse al tratamiento prescrito.

Actuaciones sanitarias del Sistema de Salud

Incluye las siguientes:

- ✔ Asistencia sanitaria en atención primaria y especializada.
- ✔ Promoción de la salud, prevención de enfermedades, educación sanitaria.
- ✔ Rehabilitación funcional y social del enfermo.
- ✔ Atención a grupos de mayor riesgo.
- ✔ Prevención de deficiencias y enfermedades congénitas o adquiridas.
- ✔ Planificación familiar.
- ✔ Saneamiento, abastecimiento de aguas y eliminación de residuos líquidos y sólidos.
- ✔ Control del aire y contaminación atmosférica y medioambiente.
- ✔ Sanidad de vivienda y locales y lugares públicos.
- ✔ Salud mental.
- ✔ Salud laboral.
- ✔ Epidemiología.
- ✔ Control de condiciones de productos alimenticios.
- ✔ Control de productos farmacéuticos.
- ✔ Sanidad veterinaria.
- ✔ Formación del personal de los servicios sanitarios.
- ✔ Fomento de la investigación científica en los campos de la salud.

Salud mental

Merece especial atención la reforma a la que somete la LGS la atención psiquiátrica. Sus principios son la igualdad de tratamiento con los restantes enfermos, destinando recursos asistenciales al nivel ambulatorio, a la atención a domicilio, disminuyendo al máximo la hospitalización, que en su caso se realizará en las unidades psiquiátricas de los hospitales generales. Termina así el modelo de los grandes hospitales psiquiátricos monográficos de formato residencial (antiguos «manicomios»).

Se hace hincapié en la coordinación con los servicios sociales, orientando la asistencia hacia la rehabilitación y la reinserción social.

Salud laboral

Se promueve que los servicios sanitarios se coordinen con las autoridades laborales, organizaciones de empresarios y de trabajadores para promover la salud integral y prevención de riesgos del trabajador, vigilando las condiciones de trabajo nocivas o peligrosas, así como la detección precoz de los problemas de salud.

Se elaborará un mapa de riesgos laborales y se proporcionará información a trabajadores y empresarios sobre programas sanitarios de salud laboral.

Infracciones y sanciones

La LGS, cumpliendo con el principio de tipicidad (que las infracciones punibles estén expresamente recogidas en la ley), crea un sistema sancionador. Hay faltas leves, graves y muy graves conforme a criterios del riesgo para la salud, cuantía del eventual beneficio obtenido por el infractor, grado de intencionalidad, gravedad de la alteración sanitaria y social producida, generalización de la infracción y reincidencia. Se establece un sistema de sanciones, previa instrucción del correspondiente expediente. Si los hechos pueden ser constitutivos de ilícito penal, se suspende el expediente administrativo sancionador (con mantenimiento de las medidas cautelares o preventivas adoptadas por la Administración) hasta que recaiga sentencia firme, en cuyo caso la Administración partirá de los hechos probados en la correspondiente sentencia para sancionar si procede.

Trasferencias en sanidad

La LGS (art. 4) viene a concretar la gestión descentralizada (art. 149.1.16 CE) que recogen las leyes orgánicas de los respectivos estatutos de autonomías. El artículo 40 de la LGS desarrolla un amplio listado de materias cuya regulación corresponde al Estado en exclusiva, y que no serán transferidas por tanto, entre las que destacan:

- ✔ Medioambiente.
- ✔ Alimentos y aditivos.
- ✔ Medicamentos, artículos sanitarios y fabricación de los productos farmacéuticos.
- ✔ Homologación de las instalaciones y equipos.
- ✔ Trasplante de órganos.
- ✔ Registro general de centros.
- ✔ Formación posgraduada (MIR).
- ✔ Definición de puestos de trabajo.
- ✔ Vigilancia y análisis epidemiológicos y de las zoonosis.
- ✔ Sistemas de información sanitaria y realización de estadísticas.
- ✔ Vigilancia de las desviaciones de prestaciones.
- ✔ Informes sobre la salud pública y la asistencia sanitaria.
- ✔ Sistemas de información y comunicación entre el Estado y las CC. AA.

Ley Orgánica de Medidas Especiales en Salud Pública

La Ley Orgánica 3/1986, de 14 de abril, de Medidas Especiales en Materia de Salud Pública, aparece casi simultáneamente a la LGS con el fin de «sacar» de esta algunos temas «espinosos» que afectaban a derechos fundamentales recogidos en el Capítulo 2 del Título I de la CE y, por tanto, estaban sujetos a reserva de Ley Orgánica, con las consiguientes limitaciones de mayoría absoluta para conseguir su aprobación parlamentaria. Como la LGS no tenía carácter de «orgánica», sino solamente «básica», separaron determinados contenidos en esta norma.

Se trata de un corto texto con cuatro artículos que habilitan a las autoridades sanitarias a arrogarse una serie de facultades limitadoras de derechos fundamentales, sobre todo la libertad para negarse a recibir un tratamiento, la libertad de movimientos o el libre comercio de productos sanitarios.

Estas normas sólo entrarían en vigor en situaciones extraordinarias de urgencia o necesidad (art. 1), como ha ocurrido con la amenaza de la gripe A o con los casos de virus de Ébola importados a España.

Se habilita a las autoridades sanitarias para adoptar medidas de «reconocimiento, tratamiento, hospitalización o control cuando se aprecien indicios racionales que permitan suponer la existencia de peligro para la salud de la población debido a la situación sanitaria concreta de una persona o grupo de personas o por las condiciones sanitarias en que se desarrolle una actividad» (art. 2), así como a «adoptar las medidas oportunas para el control de los enfermos, de las personas que estén o hayan estado en contacto con los mismos y del medioambiente inmediato» (art. 3). Esto supone la posibilidad de implantar tratamientos, vacunaciones y aislamientos forzosos preventivos, como las antiguas cuarentenas, en previsión de que los ciudadanos se encuentren en fase de incubación de infecciones trasmisibles.

El artículo 4 permite el decomiso de «un medicamento o producto sanitario [que] se vea afectado por excepcionales dificultades de abastecimiento y para garantizar su mejor distribución», de forma que se establezca temporalmente (no señala plazos) un «suministro centralizado por la Administración y condicionar su prescripción a la identificación de grupos de riesgo».

Con ello, la Administración se garantiza, a través de la autoridad sanitaria, unas medidas excepcionales coercitivas en beneficio de la salud colectiva.

Ley de Cohesión y Calidad

La Ley 16/2003, de 28 de mayo, de Cohesión y Calidad del Sistema Nacional de Salud (LCC) nace como reacción centralizadora, o al menos coordinadora, tras la dispersión producida tras la LGS y los estatutos de autonomía, en la que se produjo la trasferencia de muchas competencias en materia de sanidad a las CC. AA. El Estado central, en un intento reorganizador y homogeneizador, genera una nueva norma en el ámbito de sus competencias exclusivas en materia de «coordinación de la sanidad» para garantizar la calidad de la asistencia sanitaria en todas las comunidades.

Se establece por ley que el Sistema Nacional de Salud (SNS) lo compone el conjunto de los servicios de salud de la Administración general del Estado y de CC. AA, integrando en él todas las estructuras y los servicios públicos al servicio de la salud, así como las funciones y prestaciones sanitarias. Se insta a las Administraciones públicas sanitarias a impulsar las medidas de **coordinación y cooperación** entre ellas con los fines establecidos en la norma.

La ley va más allá del sistema público, pues es de aplicación no sólo a los servicios sanitarios de financiación pública, sino también a los servicios privados en aquellos aspectos relativos al control de la información, formación e investigación, salud pública, seguridad y calidad.

Principios básicos

La finalidad de la norma es garantizar y potenciar, mediante colaboración de todas las Administraciones públicas, las siguientes características del SNS:

- **Equidad:** acceso de todos los usuarios en condiciones de igualdad efectiva a todas las prestaciones y servicios del sistema de salud, independientemente de la comunidad autónoma de origen, permitiendo la movilidad de los usuarios entre las CC. AA sin limitaciones en materia de salud.
- **Calidad:** garantía de que las innovaciones sanitarias son incorporadas cuando tengan valor añadido para el sistema de salud, con especial atención a las condiciones de seguridad y efectividad.
- **Participación social:** a través de instrumentos individuales de colaboración en su propia salud de los usuarios y mediante la participación colectiva de asociaciones de pacientes, asociaciones vecinales, sindicatos, asociaciones de empresarios, etcétera.

Basándose en estas cualidades del sistema, se plantea los siguientes objetivos prioritarios:

- Mejorar los resultados en salud del SNS.
- Potenciar el papel de los usuarios como decisores.
- Implicar a los profesionales en las reformas administrativas.
- Fundamentar las decisiones clínicas en la mejor evidencia científica disponible.
- Integrar la atención sanitaria y la sociosanitaria.

Los principios generales de la norma están enumerados en el artículo 2, y son redundantes respecto de los señalados 17 años antes en la LGS:

- La prestación en condiciones de igualdad efectiva y calidad.
- El aseguramiento universal y público por parte del Estado.
- La coordinación y la cooperación de las administraciones para la superación de las desigualdades en salud.
- La prestación de una atención integral a la salud, incluyendo promoción, prevención, asistencia y rehabilitación.
- La financiación pública del SNS.
- La igualdad de oportunidades y la libre circulación de los profesionales en el SNS.
- La colaboración entre los servicios sanitarios públicos y privados.
- La colaboración de las oficinas de farmacia con el SNS.

Basándose en estos principios, se generan derechos (y deberes) para los usuarios. Destaca el desarrollo del derecho a recibir una segunda opinión en determinadas circunstancias, o el derecho a recibir asistencia en su comunidad autónoma de residencia en un tiempo máximo, incluso estando desplazado, a recibirla en la comunidad autónoma en que se encuentre en idénticas condiciones que los residentes habituales de ella.

Titulares del derecho a la asistencia

Son los siguientes:

- Todos los españoles y los extranjeros en el territorio nacional.
- Los nacionales de los Estados miembros de la Unión Europea (UE).

- Los nacionales de Estados no pertenecientes a la UE, según les reconozcan los tratados y convenios suscritos.

Ser titular de la asistencia no significa que la asistencia sea gratuita; por ejemplo, en el caso de los extranjeros de países miembros de la UE, se factura el coste de la asistencia a los sistemas sanitarios de sus países de origen.

Hubo un cambio sustancial respecto a la redacción original de la LCC con el Real Decreto-Ley 16/2012, de 20 de abril, de medidas urgentes para garantizar la sostenibilidad del Sistema Nacional de Salud y mejorar la calidad y seguridad de sus prestaciones, que modificó quiénes son titulares a la asistencia. El principal cambio fue la exclusión de la condición de titular de los extranjeros residentes en España en condición irregular (mal llamados «extranjeros sin papeles»). Sin embargo, el Real Decreto-Ley 7/2018, de 27 de julio, sobre el acceso universal al Sistema Nacional de Salud, devolvió la cobertura sanitaria a este colectivo en las mismas condiciones que los extranjeros con residencia legal en España. Lo que sigue quedando excluida es la asistencia sanitaria fuera de España, incluso de los españoles de nacimiento.

Ámbitos de aplicación

La ley establece la colaboración entre el Estado y las CC. AA. en las siguientes materias:

a) Prestaciones sanitarias y farmacia.
b) Profesionales.
c) Investigación.
d) Sistemas de información.
e) Calidad del sistema sanitario.
f) Planes integrales de los problemas de salud más prevalentes.
g) Salud pública.
h) Participación de ciudadanos y profesionales.

Organismos de cooperación

La LCC diseña una serie de instrumentos y agencias para tomar aquellas decisiones que corresponde asumir conjuntamente al Estado y a las CC. AA., creando o potenciando órganos especializados y abriéndolos a la participación de las CC. AA. (Tabla 9-3). De entre ellos, destaca el Consejo Interterritorial del SNS, dotado de mayor agilidad en la toma de decisiones y de mecanismos para la búsqueda de consensos, así como el carácter vinculante de sus decisiones entre las partes.

Tabla 9-3. Organismos de cooperación y colaboración entre el Estado y las comunidades autónomas Ley de Cohesión y Calidad

- Agencia de Evaluación de Tecnologías
- Agencia Española de Medicamentos y Productos Sanitarios
- Comisión de Recursos Humanos
- Comisión Asesora de Investigación en Salud
- Instituto de Salud Carlos III
- Instituto de Información Sanitaria
- Agencia de Calidad del SNS
- Observatorio del SNS
- Consejo Interterritorial del SNS
- Alta Inspección

Prestaciones del Sistema Nacional de Salud. Cartera de servicios

La LCC ordena el conjunto de prestaciones sanitarias mediante un catálogo que pretende «garantizar las condiciones básicas y comunes para una atención integral, continuada y en el nivel adecuado de atención» (Tabla 9-4). Incluye servicios preventivos, diagnósticos, terapéuticos, rehabilitadores y de promoción de la salud. Dicho catálogo se hace efectivo mediante la **cartera de servicios** acordada en el seno del Consejo Interterritorial. La «lista» pormenorizada de servicios incluidos se desarrolla en otra norma de menor rango que se actualiza periódicamente y a la que remite la LCC, el Real Decreto 1030/2006, de 15 de septiembre, que establece la Cartera de Servicios Comunes del Sistema Nacional de Salud y el Procedimiento para su Actualización (Real Decreto de Prestaciones).

La cartera de servicios del Sistema Nacional de Salud es el conjunto (catálogo) de técnicas, tecnologías y procedimientos cuya financiación corresponde a las CC. AA. trasferidas. Las nuevas técnicas, tecnologías o procedimientos son evaluados antes de su incorporación a la cartera de servicios para su financiación pública. La actualización de la cartera de servicios se aprueba previo informe del Consejo Interterritorial, oído el dictamen del Consejo de Política Fiscal y Financiera. El Ministerio de Sanidad puede autorizar de manera provisional su uso tutelado, antes de decidir sobre la necesidad o conveniencia de su inclusión en la cartera, en centros autorizados y de acuerdo con protocolos específicos.

Se prevé también la existencia de servicios de referencia nacional para la atención de aquellas patologías que precisen de alta especialización o cuando el número de casos que tratar no sea elevado y resulte aconsejable concentrar recursos.

La cartera de servicios establece diferentes categorías de prestaciones en función de la financiación (Tabla 9-5):

a) **Cartera común de servicios** del SNS, integrada por las siguientes modalidades:

- **Cartera común básica** del SNS, financiada de forma completa, gratuita para el usuario. Comprende todas las actividades asistenciales de prevención, diagnóstico, tratamiento y rehabilitación que se realicen en centros sanitarios o sociosanitarios, así como el transporte sanitario **urgente**. La prestación de estos servicios se hará de forma que se garantice la continuidad asistencial, multidisciplinar, centrada en el paciente, garantizando la máxima calidad, seguridad, accesibilidad y equidad para toda la población cubierta.
- **Cartera común suplementaria** del SNS. Incluye aquellas prestaciones que **están sujetas a aportación económica** del usuario. Incluye la prestación farmacéutica y ortoprotésica, productos dietéticos y transporte sanitario **no urgente**, todas con aportación del usuario (copago).
- **Cartera común de servicios accesorios** del SNS. Incluye todas aquellas actividades, servicios o técnicas, sin carácter de prestación, que no se consideran esenciales o que son coadyuvantes o de apoyo para la mejora de una patología de carácter crónico, estando sujetas a **aportación o reembolso por parte del usuario**. La aportación del usuario se regirá por las mismas normas que regulan la prestación farmacéutica (copago).

Tabla 9-4. Prestaciones de la cartera de servicios. Ley de Cohesión y Calidad

Salud pública

- La información y vigilancia epidemiológica
- La protección de la salud
- La promoción de la salud
- La prevención de las enfermedades y de las deficiencias
- La vigilancia de la salud derivada de la importación, exportación o tránsito de mercancías y viajeros
- La promoción y protección de la sanidad ambiental
- La promoción y protección de la salud laboral
- La promoción de la seguridad alimentaria

Atención primaria

- La asistencia sanitaria a demanda, programada y urgente tanto en la consulta como en el domicilio del enfermo
- Procedimientos diagnósticos y terapéuticos
- Prevención, promoción de la salud, atención familiar y atención comunitaria
- Información y vigilancia en la protección de la salud
- La rehabilitación básica
- Servicios específicos relativos a la mujer, la infancia, la adolescencia, los adultos, la tercera edad, los grupos de riesgo y los enfermos crónicos
- La atención paliativa a enfermos terminales
- Salud mental, en coordinación con los servicios de atención especializada
- Salud bucodental

Atención especializada

- Consultas
- Hospitalización
- Hospital de día, médico y quirúrgico
- Apoyo a atención primaria en el alta hospitalaria precoz y hospitalización a domicilio
- Procedimientos diagnósticos y terapéuticos
- Atención paliativa a enfermos terminales
- Salud mental
- Rehabilitación en pacientes con déficit funcional recuperable

Atención sociosanitaria

- Cuidados sanitarios de larga duración
- Atención sanitaria a la convalecencia
- Rehabilitación en pacientes con déficit funcional

Urgencias

- Asistencia inmediata en los casos en que su situación clínica lo justifique
- Atención médica y de enfermería a domicilio 24 horas

Farmacia

Ortoprótesis

Productos dietéticos

Transporte sanitario

b) **Cartera de servicios complementaria de las comunidades autónomas.** Las CC. AA., en el ámbito de sus competencias, pueden aprobar sus respectivas carteras de servicios que incluirán, cuando menos, la citada cartera de servicios común, garantizándose a todos los usuarios con financiación suficiente. Adicionalmente incorporarán una técnica, tecnología o procedimiento **no contemplado** en la cartera común de servicios del SNS, para lo cual establecerán los recursos adicionales necesarios. Con anterioridad a su incorporación, deberán informar al Consejo Interterritorial. No estarán incluidos en la financiación general de las prestaciones del SNS, por la que las CC. AA. asumirán, con cargo a sus propios presupuestos, todos los costes de aplicación de la cartera de servicios complementaria a las personas que tengan la condición de asegurado o de beneficiario.

Tabla 9-5. Cartera de servicios del Sistema Nacional de Salud

Cartera común	Básica	Gratuita
	Suplementaria	Copago
	Servicios accesorios	Copago o reembolso
Cartera complementaria (CC. AA.)	Financiación por las CC. AA. con o sin copago	

Otras materias reguladas

- **Consejo Interterritorial del Sistema Nacional de Salud.** Creado por la LGS, es el órgano de cooperación entre el Estado y las CC. AA., y su misión principal es cohesionar del sistema. Formado por todos los consejeros de salud de las CC. AA. y el ministro de Sanidad, rinde cuenta de sus actuaciones al Senado. Entre sus funciones destaca la elaboración de acuerdos de cooperación sanitaria y la aprobación de la cartera de servicios. Se crea también el Consejo de Directores del Consejo, en el que se integrarán los directores de los Servicios de Salud para la discusión de los asuntos técnicos previa al Consejo.
- **Medicamentos y productos sanitarios.** La Agencia Española de Medicamentos y Productos Sanitarios es la competente en materia de evaluación, registro, autorización, vigilancia y control de los medicamentos, mientras que la Dirección General de Farmacia y Productos Sanitarios lo es sobre la financiación pública y el precio de los medicamentos y productos sanitarios antes autorizados por la Agencia.
- **Profesionales de la sanidad.** Ordena la planificación y la formación de los profesionales, el desarrollo de la carrera profesional y la movilidad dentro del SNS, y crea la Comisión de Recursos Humanos del SNS, con participación de las CC. AA. y las comisiones nacionales de las especialidades sanitarias, para planificar los programas de formación de los profesionales.
- **Investigación.** Ordena la actividad investigadora de los órganos estatales y la coordinación con las CC. AA. en el seno del Consejo Interterritorial del SNS, proponiendo el Plan Nacional de I+D+I, con la designación de centros de investigación del SNS. Crea la Comisión Asesora de Investigación en Salud y redefine el Instituto de Salud Carlos III, creado por la LGS, integrando a las CC. AA. en su estructura y atribuyéndoles funciones de planificación y coordinación de la investigación, difusión y transferencia de resultados, desarrollo de progra-

mas de investigación y acreditación de institutos y redes de investigación cooperativa.

- **Sistema de información sanitaria.** Crea un sistema de información sanitaria que garantice la disponibilidad de la información y la comunicación recíprocas entre la Administración del Estado y las CC. AA. Contiene los datos básicos sobre las prestaciones y la cartera de servicios en la atención sanitaria pública y privada, la población protegida, los recursos humanos y materiales disponibles y las fuentes de financiación. Se define también la tarjeta sanitaria individual, que podrá incorporar dispositivos para almacenar la información básica y poder hacer uso de ella en todo el territorio nacional. Se crea también el Instituto de Información Sanitaria, dependiente del Ministerio de Sanidad.
- **Calidad del sistema sanitario.** Se concretan las normas de calidad y seguridad, indicadores de calidad, guías de práctica clínica y registros de buenas prácticas y de acontecimientos adversos. Se crea la Agencia de Calidad del SNS, dependiente del Ministerio de Sanidad y Consumo, y se crea el Observatorio del SNS para el análisis permanente del sistema, comparando servicios de salud de las CC. AA.
- **Planes integrales de salud.** Propone la elaboración conjunta de planes en relación con las patologías prevalentes por el Ministerio de Sanidad y Consumo y las CC. AA., para organizar servicios de manera integral, conteniendo estándares mínimos de calidad, modelos básicos de atención, actuaciones de efectividad reconocida, herramientas de evaluación e indicadores de actividad.
- **Salud pública y seguridad alimentaria.** Se determina la declaración de actuaciones coordinadas por el Ministerio de Sanidad y Consumo, el Consejo Interterritorial del SNS (salud pública) y la Agencia Española de Seguridad Alimentaria, así como la actuación en casos de urgente necesidad en torno a supuestos de especial riesgo o alarma para la salud pública y la ejecución de programas derivados de exigencias normativas procedentes de la Unión Europea.
- **Participación Social**, tanto de ciudadanos como de profesionales. Se crea el Consejo de Participación Social del SNS, dependiente del Ministerio de Sanidad y Consumo, con participación de las Administraciones estatal y autonómica, sindicatos y organizaciones empresariales.
- **Alta Inspección.** Con funciones de garantía y verificación del cumplimiento de las competencias estatales y autonómicas.

Ley de Autonomía del Paciente

En vigor desde el 16 de mayo de 2003, la Ley 41/2002, de 14 de noviembre, básica reguladora de la autonomía del paciente y de derechos y obligaciones en materia de información y documentación clínica (LAP), afecta globalmente al ámbito sanitario, no tanto en el aspecto cuantitativo cuanto en el cualitativo. Incide sobre todo en la forma en que los ciudadanos deben ser tratados en el ámbito sanitario, principalmente en el ámbito del respeto a la autonomía y en el campo de la documentación clínica, desarrollando derechos ya presentes en leyes anteriores.

La LAP tiene entre sus antecedentes legislativos a la Declaración Universal de Derechos Humanos (1948), la Declaración Europea de Derechos de los Pacientes (OMS-Europa, 1994), la Ley General de Sanidad (1986) y, muy especialmente, el Convenio de Derechos Humanos y Biomedicina (Oviedo, 1997, en vigor en España desde 2000).

Se fundamenta en los principios éticos básicos (beneficencia, no maleficencia, justicia y autonomía) y en los derechos humanos, especialmente la autonomía de la voluntad, la dignidad de la persona y el respeto de la intimidad. De ellos se derivan los derechos y deberes de usuarios y profesionales.

Características

Son las siguientes:

- **Ley de carácter básico:** es una ley ordinaria (no orgánica), dictada por el Parlamento estatal al amparo de su facultad no trasferible a las CC. AA. de regular las bases y coordinación general de la sanidad (art. 149.1.16 CE), y su ámbito de aplicación es todo el Estado. Las CC. AA. pueden desarrollar los aspectos contenidos en ella, respetando su contenido fundamental.
- **Aplicación general:** alcanza tanto al ejercicio público como al privado, a la atención primaria y a la especializada y a todos los profesionales de la sanidad (médicos, enfermeras, administrativos...).
- **Incluye los deberes de los usuarios:** son pocos, pero recuerda que deben hacer un uso adecuado de los servicios, colaborar para obtener la información, firmar el informe de alta...

Contenido

La LAP incluye:

- Derecho a la información sanitaria.
- Derecho a la intimidad y confidencialidad.
- Respeto a la autonomía: consentimiento informado.
- Reconocimiento de las instrucciones previas.
- Regulación de la historia clínica.
- Ordenación de informes, certificados y documentos clínicos, entre los que destaca el informe de alta hospitalaria.

El desarrollo de estos temas como lo recoge esta ley, en relación con otras normas que lo desarrollan, será objeto del siguiente capítulo.

Ley de Ordenación de las Profesiones Sanitarias

La Ley 44/2003, de 21 de noviembre, de Ordenación de las Profesiones Sanitarias, regula los aspectos básicos de las profesiones sanitarias con relación al ejercicio por cuenta propia o ajena, a la estructura general de la formación de los profesionales y a su participación en la planificación y ordenación de las profesiones sanitarias. También regula la formación especializada (MIR) y las áreas de capacitación específica, el desarrollo profesional y aspectos del ejercicio privado de la profesión.

Entre los derechos de los pacientes, recoge:

- ✔ Recibir una atención sanitaria técnica y profesional adecuada a las necesidades.
- ✔ Con los niveles de calidad y seguridad de normas legales y deontológicas.
- ✔ Conforme a un uso racional de los recursos diagnósticos y terapéuticos.
- ✔ Que se respete su personalidad, dignidad e intimidad.
- ✔ Que se respete su participación en las tomas de decisiones que les afecten.
- ✔ Derecho a la libre elección del médico, tanto en el sistema público como en el ámbito privado por cuenta ajena.
- ✔ No existe el derecho equivalente de libre elección de paciente de manera genérica por parte del profesional. El médico sólo puede ejercer el derecho de renunciar a atender al usuario por una causa motivada (pérdida de confianza o deterioro de la relación son las más habituales), únicamente si ello no conlleva desatención.
- ✔ Derecho a conocer el nombre, la titulación y la especialidad de los profesionales sanitarios que les atienden, así como a conocer la categoría y función de estos.
- ✔ Derecho a recibir información de acuerdo con lo establecido en la LAP.

Ley del Estatuto Marco del Personal Sanitario

La Ley 55/2003, de 16 de diciembre, del Estatuto Marco del Personal Estatutario de los Servicios de Salud, establece la regulación de esta relación funcionarial especial del personal estatutario de los servicios de salud del SNS. El estatuto marco establece cómo se adquiere la condición de estatutario, los derechos y deberes que ello conlleva, incluyendo el régimen sancionador del capítulo XII (responsabilidad disciplinaria, que se discutirá en un próximo tema) al que queda sometido. En lo no previsto en esta ley, a los estatutarios se les aplica el régimen funcionarial, es decir, las disposiciones propias del régimen de la función pública de la Administración.

Los principios generales de la ley son:

- ✔ Igualdad, mérito, capacidad y publicidad en el acceso a la condición de personal estatutario.
- ✔ Estabilidad en el empleo y en el mantenimiento de la condición de personal estatutario fijo.
- ✔ Libre circulación del personal estatutario en el conjunto del SNS.
- ✔ Responsabilidad en el ejercicio profesional y objetividad como garantías de la competencia e imparcialidad en el desempeño de las funciones.
- ✔ Planificación eficiente de las necesidades de recursos y programación periódica de las convocatorias.
- ✔ Integración en el régimen organizativo y funcional del servicio de salud y de sus centros e instituciones.
- ✔ Incorporación de los valores de integridad, neutralidad, transparencia en la gestión, deontología y servicio al interés público y a los ciudadanos, tanto en la actuación profesional como en las relaciones con los usuarios.
- ✔ Dedicación prioritaria al servicio público y transparencia de los intereses y actividades privadas como garantía de dicha preferencia.
- ✔ Coordinación, cooperación y mutua información entre las Administraciones sanitarias públicas.
- ✔ Participación de las organizaciones sindicales en la determinación de las condiciones de trabajo, a través de la negociación en las mesas correspondientes.

Código Penal 1995 (actualizado en 2015)

La Ley Orgánica 10/1995, de 23 de noviembre, del Código Penal (CP) tutela los valores y principios básicos de la convivencia social. Se trata de una especie de «Constitución negativa» que define los delitos y las faltas que permiten poner en marcha el poder más coactivo del Estado: la pena criminal.

Por el principio básico de «tipicidad», para que una acción u omisión pueda ser reprimida y castigada tiene que estar expresamente descrita y recogida (tipificada) en el texto antes de que se haya verificado, con expresión concreta de la pena que corresponde al infractor. Podrá ser absuelto o condenado un ciudadano tras un proceso penal con todas las garantías jurídicas: presunción de inocencia, derecho a no declarar contra sí mismo, a declararse inocente, derecho a un juez imparcial predeterminado por la ley, a la defensa letrada, incluso gratuita si no dispone de medios, a la presentación de pruebas, derecho al recurso, a no ser condenado por los mismos hechos en más de una ocasión, a la irretroactividad de las normas penales, etc. Las penas a las que puede ser condenado un ciudadano pueden ser privativas de libertad, multas pecuniarias y la de inhabilitación para ejercer la profesión durante el tiempo que dure la condena. Las condenas privativas de libertad pueden ser suspendidas, cuando el penado no es reincidente y la pena es menor de 2 años de prisión, o sustituidas por otro tipo de sanciones (por ejemplo, servicios a la comunidad).

La condena penal puede llevar asociada una condena civil de indemnización a la víctima: se trata de la **responsabilidad civil subsidiaria** (v. capítulo 11).

El CP recoge delitos que puede cometer cualquier ciudadano y algunos especiales que sólo pueden cometer determinadas personas. Nos interesan los delitos específicos de la profesión médica y aquellos generales con aspectos diferenciales cuando son cometidos por profesionales (Tabla 9-6). Analizamos algunos de los más importantes:

a) Homicidio imprudente (art. 142):

- ✔ El médico que cause la muerte de un paciente por su actividad profesional debido a una imprudencia profesional grave merecerá un castigo de prisión de uno a cuatro años y pena de inhabilitación especial para el ejercicio de la profesión, oficio o cargo por un período de tres a seis años.
- ✔ Si se trata de una imprudencia menos grave a juicio del tribunal no tendrá pena de prisión ni de inhabilitación y será castigado con la pena de multa de tres a dieciocho meses. Las penas de multa son sanciones económicas que se calculan en función del salario mensual del profesional.
- ✔ Estas penas pueden llevar aparejada la indemnización por responsabilidad civil subsidiaria.

Tabla 9-6. Delitos tipificados con relevancia para el médico (Código Penal)

- ✔ Homicidio imprudente (arts. 142)
- ✔ Lesiones (arts. 147-152)
- ✔ Suicidio asistido y eutanasia (art. 143)
- ✔ Aborto y lesiones al feto (arts. 144-146, 157-158), excepto en las situaciones despenalizadas por la Ley Orgánica 2/2010, de 3 de marzo, de salud sexual y reproductiva y de la interrupción voluntaria del embarazo
- ✔ Manipulación genética (art. 159 y siguientes)
- ✔ Omisión del deber de socorro (arts. 195-196)
- ✔ Violación del secreto profesional (arts. 197-199)
- ✔ Falsedad documental (art. 397)
- ✔ Intrusismo (art. 403), que no contempla la mera discrepancia de competencias entre distintas especialidades médicas
- ✔ Delitos contra la salud pública (arts. 359-368)
- ✔ Suposición de parto (arts. 220-222)

b) Suicidio asistido (art. 143):

- ✔ El suicidio no está penado en el CP, pero sí lo están la inducción, la cooperación necesaria y la eutanasia. Esta última es la más relevante en el ejercicio profesional, y se define como causar o cooperar activamente «con actos necesarios y directos a la muerte de otro, por la petición expresa, seria e inequívoca de este, en el caso de que la víctima sufriera una enfermedad grave que conduciría necesariamente a su muerte, o que produjera graves padecimientos permanentes y difíciles de soportar». El castigo que se impone en estos casos es de menor entidad que en los casos de inducción o cooperación (Tabla 9-7).

c) Lesiones imprudentes (arts. 147 y 152):

- ✔ El profesional que, por una imprudencia profesional grave durante el ejercicio de su actividad, provoque una lesión que afecte a la integridad corporal, salud física o mental de un paciente, será castigado a prisión de tres meses a tres años o multa de seis a doce meses, e inhabilitación especial para el ejercicio de la profesión, oficio o cargo por un período de seis meses a cuatro años. Las penas son muy variables en función del riesgo creado y el resultado producido, quedando a criterio del tribunal ajustarlas al hecho delictivo.
- ✔ La lesión tiene relevancia penal si para sanar requiere, además de una primera asistencia facultativa, tratamiento médico o quirúrgico. La simple vigilancia o seguimiento facultativo del curso de la lesión no se considerarán tratamiento médico.
- ✔ Si las lesiones hubieran sido cometidas por imprudencia profesional menos grave, se impondrá una pena de multa de tres meses a doce meses.
- ✔ Estas penas llevan aparejada la responsabilidad civil subsidiaria para indemnizar a la víctima.

d) Aborto y lesiones al feto (arts. 144-146 y 157-158):

- ✔ El aborto y las lesiones al feto son delitos tipificados por el CP que no se penalizan en los casos en que la mujer exprese su voluntad libre e inequívoca de interrumpir su embarazo y se realicen dentro de determinados plazos (Tabla 9-8) conforme a lo establecido en la Ley Orgánica 2/2010, de 3 de marzo, de salud sexual y reproductiva y de la interrupción voluntaria del embarazo y sus sucesivas modificaciones.
- ✔ En el momento actual, el delito de aborto (contra la voluntad de la mujer o sin respetar los plazos y las condiciones de la ley) está castigado con penas de prisión de cuatro a ocho años e inhabilitación especial para ejercer cualquier profesión sanitaria, o para prestar servicios de toda índole en clínicas, establecimientos o consultorios ginecológicos, públicos o privados, por tiempo de tres a diez años.

e) Vulneración del secreto (art. 199):

- ✔ La obligación de confidencialidad que obliga al médico está recogida en diversas normas, siendo el CP el que sanciona con más dureza su vulneración, castigando el incumplimiento de la obligación de sigilo o reserva con la pena de prisión de uno a cuatro años, multa de doce a veinticuatro meses e inhabilitación especial para ejercer la profesión de dos a seis años.

f) Otros delitos tipificados relevantes en el ámbito médico:

- ✔ Manipulación genética (arts. 159-162).
- ✔ Omisión del deber de socorro (arts. 195-196).
- ✔ Falsedad documental (art. 397).
- ✔ Suposición de parto (arts. 220-222).
- ✔ Intrusismo profesional (art. 403).
- ✔ Delitos contra la salud pública (arts. 359-368).

Ley del Trasplante

La Ley 30/1979, de 27 de octubre, sobre extracción y trasplante de órganos es una de las normas más antiguas del ordenamiento sanitario español vigente, aunque fue actualizada mediante el

Tabla 9-7. Legislación del suicido/eutanasia

Artículo	Tipo penal	Definición	Pena de prisión (años)
143.1	Inducción	Hacer nacer la voluntad de suicidarse	4-8
143.2	Cooperación necesaria	Ayudar a suicidarse, imprescindible	2-5
143.3	Ejecución	Ayuda hasta el punto de ejecutarlo. Equivale a homicidio consentido	6-10
143.4	Eutanasia	Formas atenuadas de los arts. 143.2 y 143.3	0,5-6

Tabla 9-8. Supuestos de interrupción voluntaria de embarazo (Ley Orgánica 2/2010)

A petición de la mujer (en las primeras 14 semanas de gestación)
✔ Que se haya informado a la mujer sobre los derechos, prestaciones y ayudas públicas ✔ Que hayan transcurrido al menos 3 días entre la información y la realización de la intervención
Por causas médicas
✔ < 22 semanas y grave riesgo para la vida o la salud de la embarazada ✔ < 22 semanas y riesgo grave de anomalías en el feto ✔ Anomalías fetales incompatibles con la vida o enfermedad extremadamente grave e incurable en el momento del diagnóstico y así lo confirme un comité clínico

Real Decreto 1723/2012, de 28 de diciembre, por el que se regulan las actividades de obtención, utilización clínica y coordinación territorial de los órganos humanos destinados al trasplante y se establecen requisitos de calidad y seguridad. Es a la vez una de las más exitosas dado que contribuye a que España se sitúe a la cabeza del *ranking* mundial de trasplantes de cadáver. En 1999 experimentó un cambio relevante para admitir el diagnóstico de muerte por parada cardíaca.

Entre sus logros, destacan las siguientes características:

- ✔ El establecimiento del diagnóstico de muerte basado en el cese irreversible de las funciones cardiorrespiratorias o de las funciones encefálicas (muerte encefálica), admitiendo este segundo como equivalente científico legal y ético de la muerte «clásica» del individuo.
- ✔ El respeto a la voluntad del fallecido en cuanto a donar o no sus órganos.
- ✔ La necesidad de que el diagnóstico de muerte se haga por un equipo de médicos independiente del equipo del trasplante.
- ✔ El carácter altruista de la donación y la prohibición absoluta de comercialización de los órganos.
- ✔ La garantía de anonimato del donante.
- ✔ La aplicación de criterios médicos para la distribución de los órganos disponibles entre los enfermos en espera, con una única lista a nivel estatal.

Legislación de la Seguridad Social

En esta norma de rango legal se recopilan, entre otras, todas las disposiciones relativas a la incapacidad temporal, incapacidad permanente, riesgo del embarazo y lactancia y descanso maternal y paternal, en las que intervienen de manera relevante los médicos de familia, los de las mutuas colaboradoras de la Seguridad Social, los médicos inspectores de los servicios públicos de salud y los inspectores del Instituto Nacional de la Seguridad Social.

En el caso de la incapacidad temporal (art. 169 y siguientes), se define como las «situaciones debidas a enfermedad común o profesional y a accidente, sea o no de trabajo, mientras el trabajador reciba asistencia sanitaria de la Seguridad Social y esté impedido para el trabajo, con una duración máxima de 365 días, prorrogables por otros 180 días cuando se presuma que durante ellos puede el trabajador ser dado de alta médica por curación».

Ley Orgánica de Protección de Datos

Vinculada con los aspectos de protección a la intimidad y confidencialidad de los datos de la historia clínica, la Ley Orgánica 3/2018, de 5 de diciembre, de Protección de Datos Personales y garantía de los derechos digitales (LOPD), que desarrolla el Reglamento (UE) 2016/679 del Parlamento Europeo y del Consejo, de 27 de abril de 2016, relativo a la protección de las personas físicas en lo que respecta al tratamiento de sus datos personales y a la libre circulación de estos datos y por el que se deroga la Directiva 95/46/CE (Reglamento General de Protección de Datos), completa al CP y la LAP en lo que se refiere al acceso a la información del paciente por terceros. Su carácter de «orgánica» la sitúa en lugar preeminente sobre otras normas. Esta ley se completa con las resoluciones de la Agencia de Protección de Datos, máxima autoridad en la interpretación de estas normas.

Establece como datos «especialmente protegidos» los de carácter personal que hagan referencia a la salud y a la vida sexual.

Las instituciones, los centros sanitarios (públicos y privados) y los profesionales correspondientes podrán proceder al tratamiento de los datos de carácter personal relativos a la salud de las personas que a ellos acudan o que hayan de ser tratados allí, sin requerir un consentimiento expreso, siempre que lo hagan en el ámbito de la asistencia sanitaria. Estos datos sólo podrán ser comunicados a un tercero en determinados casos:

- ✔ Con el consentimiento del interesado.
- ✔ Cuando la cesión está autorizada en una ley.
- ✔ Cuando la comunicación que deba efectuarse tenga por destinatario al defensor del pueblo, el Ministerio Fiscal o los jueces o tribunales o el Tribunal de Cuentas, en el ejercicio de las funciones que tiene atribuidas.
- ✔ Cuando la cesión se produzca entre Administraciones públicas y tenga por objeto el tratamiento posterior de los datos con fines históricos, estadísticos o científicos.
- ✔ Cuando sea necesaria para solucionar una urgencia que requiera acceder a un fichero.
- ✔ Cuando sea necesaria para realizar estudios epidemiológicos en los términos establecidos en la legislación.

Ley del Medicamento

El Real Decreto Legislativo 1/2015, de 24 de julio, por el que se aprueba el texto refundido de la Ley de Garantías y Uso Racional de los Medicamentos y Productos Sanitarios, integró en un solo texto normativo la dispersa legislación en materia de medicamentos, incluyendo la procedente de la Unión Europea, dictada con posterioridad a la Ley del Medicamento de 2006. En ella se establecen las condiciones de investigación clínica, evaluación, autorización, registro, fabricación, elaboración, control de calidad, almacenamiento, distribución, circulación, trazabilidad, comercialización, información, publicidad, importación y exportación, prescripción, dispensación, seguimiento de la relación beneficio-riesgo, ordenación del uso racional y financiación de los medicamentos (art. 1). En una palabra, todo el proceso del medicamento.

RESUMEN

- ✔ La legislación sanitaria española se encuentra dispersa en diferentes normas de distinto rango legal, desde la Constitución Española (CE) hasta normas de rango administrativo. El punto de inicio de la legislación española es el artículo 43 de la CE, que reconoce el «derecho a la protección de la salud» dentro de los principios rectores de la política social y económica, y como tal goza de un grado de protección menor que los derechos fundamentales. Otros artículos se refieren a la salud de manera indirecta, como el derecho a la vida, a la integridad física, la protección de la discapacidad, el derecho al medioambiente saludable, a la vivienda digna... También destaca en la CE el artículo 149.1.16, que recoge las competencias exclusivas del Estado (no trasferibles) en materia de legislación farmacéutica, sanidad exterior y bases y coordinación de la sanidad.
- ✔ La Ley General de Sanidad de 1986 desarrolló este artículo del derecho a la protección de la salud mediante la creación del Sistema Nacional de Salud (SNS), basado en los principios de universalidad, igualdad de acceso, financiación con presupuestos generales del Estado, integralidad, participación ciudadana y descentralización. Incluyó dentro del SNS la salud mental y la salud laboral, y reservó competencias al Estado de forma que no pudieran transferirse a las comunidades autónomas.
- ✔ La Ley Orgánica de Medidas Especiales en Salud Pública, como complemento a la anterior, también en 1986, habilita a las autoridades sanitarias para poner en marcha medidas extraordinarias en casos de riesgo para la salud pública, como las cuarentenas, los ingresos, las vacunaciones y los tratamientos forzosos y la centralización de la dispensación de ciertos medicamentos en situaciones extremas de riesgo de desabastecimiento.
- ✔ Años después, en 2003, la Ley de Cohesión y Calidad promueve la coordinación y cooperación de las administraciones en materia de sanidad para dar homogeneidad al SNS, basándose en los principios de equidad, calidad y participación. Retoma los fundamentos de la Ley General de Sanidad, redefine los titulares del derecho de asistencia y establece una cartera de servicios común que será revisada periódicamente por el Consejo Interterritorial del SNS con criterios de calidad y eficiencia. Regula distintos organismos de coordinación relacionados con el medicamento y productos sanitarios, investigación, participación, información sanitaria, calidad e inspección.
- ✔ La ley de Autonomía del Paciente se centró en definir los derechos y deberes de profesionales y usuarios en materias de información sanitaria, consentimiento, instrucciones previas, protección de la intimidad, regulación de la historia clínica y otra documentación como informes de alta y certificados. Del mismo año 2003 son la Ley del Estatuto Marco del Personal Sanitario y la Ley de Ordenación de Profesiones Sanitarias.
- ✔ El Código Penal tipifica las conductas merecedoras de sanción penal (privativa de libertad, multa o inhabilitación profesional) que pudieran cometer los profesionales, como son el homicidio imprudente, las lesiones imprudentes, la eutanasia, el aborto y las lesiones al feto, la vulneración del secreto profesional, la omisión de auxilio o la manipulación genética.
- ✔ Otras normas relevantes en diferentes materias son la Ley de Trasplante, la Ley de Seguridad Social, la Ley Orgánica de Protección de Datos o la Ley del Medicamento.

RECURSOS DIDÁCTICOS

- ✔ Enfoca
- ✔ Aplica
- ✔ Entrena

Bibliografía

Comparativa de penas privativas de libertad en el Código Penal. CódigoPenal de España. https://es.wikipedia.org/wiki/C%C3%B3digo_Penal_de_(Es-pa%C3 %B1a).

Lorente Acosta JA, Lorente Acosta M, Villanueva Cañadas E. El médico y la medicina en el nuevo código penal. Med Clin (Barc). 1998; 111:222-5.

Presupuestos dedicados a sanidad en las diferentes comunidades autónomas: http://www.datosmacro.com/estado/presupuestos/espana-comunidades-autonomas?sc=PR-G-F-31.

10 Cuestiones legales

F. León Vázquez

Puntos clave

- La legislación sanitaria está dispersa en normas de ámbito estatal, autonómico y deontológico.
- El titular del derecho a la información asistencial es el paciente, que puede autorizar de forma tácita o expresa que se informe a las personas vinculadas por razones familiares o de hecho.
- El médico responsable garantiza el derecho facilitando la información.
- La información y el consentimiento informado serán previos al procedimiento y generalmente verbales; ocasionalmente también escritos, en casos de cirugía, intervención de riesgo o con graves efectos secundarios.
- Las excepciones al deber de información y consentimiento son situaciones de urgencia, incapacidad legal o de hecho, trastorno psíquico, riesgo para la salud pública, negativa del paciente a recibir información o en el caso excepcional del estado de necesidad terapéutica. En estos casos, si es posible, se informará a la familia o personas vinculadas de hecho.
- La mayoría de edad para consentir se alcanza a los 16 años, salvo para intervenciones graves, ensayos clínicos, reproducción asistida o interrupción voluntaria del embarazo, en que deberán consentir los padres.
- El menor maduro es aquel menor de 16 años que presenta capacidad intelectual y emocional (competencia) suficiente para consentir por sí mismo determinadas intervenciones.
- En caso de discrepancia entre el médico y los padres, se advertirá al juez o al fiscal para que intervengan en defensa del interés del menor.
- Las instrucciones previas son una forma de anticipación del consentimiento.
- No se aplicarán las instrucciones previas opuestas a la *lex artis* o a la ley.
- La obligación de secreto alcanza a todos los que accedan a datos del paciente, con penas incluso de prisión por vulnerarlas, si bien existen excepciones.
- La historia clínica será única, veraz, inteligible y accesible a los profesionales implicados en la asistencia, usuarios y sus representantes, instituciones sanitarias y autoridades.
- La interrupción voluntaria de embarazo está permitida dentro de las 14 semanas sin necesidad de justificación, y dentro de las 22 semanas por la salud de la madre o del feto.
- Los médicos tenemos la obligación de reconocer y atender a los detenidos que la policía presente, emitir los certificados acreditativos del estado de salud y los partes de lesiones cuando sea necesario.
- Los médicos debemos estar atentos para detectar casos de maltrato, que deberemos comunicar al juez mediante el parte de lesiones, además de poner en marcha otras medidas de protección de la víctima.

Introducción

Para contrarrestar la dispersión de la normativa sanitaria en diferentes leyes, en el presente capítulo analizaremos de manera integral los aspectos legales de diferentes materias de la asistencia médica, con independencia de la ley en la que se encuentren reguladas. Trataremos sobre temas relativos a la relación médico-paciente (información, consentimiento, secreto), la relación médico-juez (atención a detenidos, parte de lesiones) y la interacción médico-sociedad (certificados, violencia de género). No están todos los temas, pero los que figuran son los que más dudas generan en el día a día de la actividad profesional. Hemos excluido los relativos a la investigación biomédica, o algunos campos específicos de alguna especialidad médica, como, por ejemplo, la legislación en materia de incapacidad temporal o de reproducción asistida y en el manejo de la información e historia clínica.

El grueso de la legislación aplicable en estos casos es la que hemos visto en el capítulo anterior, con especial relevancia de la Ley 41/2002, de 14 de noviembre, Básica Reguladora de la Autonomía del Paciente y de Derechos y Obligaciones en Materia de Información y Documentación Clínica (LAP). Esta norma afecta globalmente al ámbito sanitario, incidiendo fundamentalmente en la forma en que los ciudadanos deben ser tratados en el ámbito sanitario, el respeto a la confidencialidad y la autonomía de la voluntad.

Derecho a la información

El derecho a la información está recogido en los artículos 2 al 6 de la LAP, si bien muchas comunidades autónomas (CC. AA.) han legislado en esta misma materia en el ámbito de sus competencias trasferidas, manteniéndose dentro del marco general que establece la ley estatal.

En este contexto, el concepto de «información» se refiere sólo a la información asistencial, es decir, la que el profesional proporciona al paciente, no la que el paciente facilita al médico dentro del proceso asistencial, procedente de la anamnesis, la exploración y las pruebas complementarias. Esta otra información clínica está regulada en el capítulo de «historia clínica».

La información de carácter asistencial debe servir para que el paciente, debidamente informado, tome decisiones respecto a las intervenciones sobre su salud, con un adecuado conocimiento de sus posibles consecuencias. Toda actuación en el ámbito de la sanidad requiere el consentimiento previo del paciente o usuario, con algunas excepciones que luego señalaremos. El consentimiento debe obtenerse siempre después de que el paciente reciba una información adecuada, de forma que pueda decidir libremente entre las opciones clínicas disponibles la que prefiere. Habría, pues, dos momentos diferentes para esta relación bidireccional: primero, aquél en el que el médico proporciona información al paciente; luego, aquél en el que el paciente otorga el consentimiento al paciente.

El **titular** del derecho a la información asistencial es el propio paciente, que será el destinatario habitual de la información. En ciertos casos podrá informarse a familiares (o personas vinculadas por razones de hecho), siempre que el paciente lo autorice expresa o tácitamente. No existe, por tanto, una autorización presunta o sobreentendida para el acceso a la información por parte de la familia. Veamos las diferencias:

- ✔ **Autorización expresa.** Es la que manifiesta el paciente por escrito o verbalmente (mediante la firma de un documento, por ejemplo) autorizando a que otra persona sea informada de su propio proceso.
- ✔ **Autorización tácita.** Es aquélla que manifiesta el paciente mediante acciones o actitudes inequívocas (por ejemplo, si acude a recoger unos análisis acompañado de un familiar).
- ✔ **Autorización presunta.** Es considerar que, por defecto, todos los familiares tienen derecho a recibir información. La autorización presunta **no es válida** en nuestro ordenamiento jurídico para justificar que se informe a la familia y personas vinculadas por razones de hecho.

En casos de incapacidad física o psíquica, incapacidad legal o minoría de edad del paciente, se informará al representante legal, familiares o personas vinculadas por razones de hecho y padres o tutores en el caso de menores, haciendo partícipe de la información al propio paciente adaptándola en función de su capacidad de comprensión.

La obligación de informar compete al médico responsable de la asistencia, que será el coordinador de la información que se proporciona al paciente, y además a cualquier profesional que intervenga en el proceso o aplique una técnica de forma puntual. Se entiende por médico responsable «el profesional que tiene a su cargo coordinar la información y la asistencia sanitaria del paciente o del usuario, con el carácter de interlocutor principal del mismo».

La información asistencial tendrá las siguientes características:

- ✔ **Verbal:** dejando constancia escrita en la historia; en algunos casos, ADEMÁS DE (no «en vez de») la verbal, se proporcionará **escrita**, en los casos en que se requiera también el consentimiento escrito del paciente.
- ✔ **Registrada:** en la historia clínica que se dio la información al paciente.
- ✔ **Comprensible:** adaptada a la capacidad intelectual y emocional del paciente.
- ✔ **Verdadera:** si existen incertidumbres, se compartirán con el paciente.
- ✔ **Previa al procedimiento:** antes de todas y cada una de las actuaciones; algunas legislaciones autonómicas han precisado más el «antes», situándolo en al menos en las 24 horas previas, salvo casos de urgencia.
- ✔ **Útil:** para decidir con relación a la intervención propuesta.

El contenido mínimo de la información recogerá:

- ✔ Naturaleza y finalidad de la intervención.
- ✔ Riesgos de la intervención en función de su frecuencia y gravedad. Se informará de los riesgos seguros, aunque leves, de los riesgos probables y de los riesgos raros pero graves. También de los riesgos personalizados por alguna característica propia del paciente; por ejemplo, informamos a un diabético del riesgo de hiperglucemia por usar corticoides, pero no informaremos a los pacientes no diabéticos por no ser probable ni grave.
- ✔ Alternativas posibles a la intervención propuesta.
- ✔ Resultados esperados con la intervención propuesta, de las alternativas e incluso consecuencias de la no intervención.

Existen excepciones absolutas a la obligación general de informar al paciente, y son:

- ✔ Casos de urgencia o riesgo vital.
- ✔ Cuando el paciente pide no ser informado, dejando constancia escrita de ello.

Son excepciones relativas, en las que la información al paciente será parcial, adaptada o limitada, completándose con la información a los padres, tutores o personas vinculadas por razones familiares o de hecho, los casos de:

- ✔ Incapacidad física o psíquica del paciente a juicio del médico.
- ✔ Incapacidad legalmente establecida.
- ✔ Minoría de edad.
- ✔ Estado de necesidad terapéutica definido por el propio médico.

Este último caso, el **estado de necesidad terapéutica** (o privilegio terapéutico) es una excepción a la obligación genérica de información (art. 5.4 LAP). Cuando el médico prevea mayores riesgos por dar la información que por reservarla, podrá no informar al paciente, siempre que se verifiquen tres criterios (Tabla 10-1):

- ✔ Deben existir razones objetivas de que el conocimiento del paciente de su situación puede perjudicar su salud de manera grave.
- ✔ Dejará siempre constancia escrita razonada de la decisión.
- ✔ Comunicará la decisión a los familiares o personas vinculadas por razones de hecho.

Esta decisión de «no informar» al paciente puede ser revisada si cambian las circunstancias del paciente, y puede incluir una información parcial (no falsa) para sustituir la información completa de la situación clínica del enfermo.

Tabla 10-1. Estado de necesidad terapéutico. Artículo 5.4 de la Ley de Autonomía del Paciente
El derecho a la información sanitaria de los pacientes puede limitarse por la existencia acreditada de un estado de necesidad terapéutica. Se entenderá por necesidad terapéutica la facultad del médico para actuar profesionalmente sin informar antes al paciente, cuando por razones objetivas el conocimiento de su propia situación pueda perjudicar su salud de manera grave. Llegado este caso, el médico dejará constancia razonada de las circunstancias en la historia clínica y comunicará su decisión a las personas vinculadas al paciente por razones familiares o de hecho.

Por otro lado, existe también un derecho genérico a la información epidemiológica, que garantiza el derecho de los ciudadanos a conocer problemas sanitarios colectivos si implican riesgo para su salud (art. 6 LAP). Esta información será, igualmente, comprensible, verdadera y adecuada para proteger su salud.

Por último, el usuario también tiene derecho a recibir información sobre el Sistema Nacional de Salud (art. 12 LAP), referido a los centros disponibles, sus características asistenciales, sus dotaciones de personal, instalaciones y medios técnicos, las prestaciones ofertadas y los requisitos de acceso a ellas.

Consentimiento informado

Se trata de la conformidad libre, voluntaria y consciente de un paciente, en pleno uso de sus facultades mentales y después de haber recibido la información adecuada, para someterse a una determinada actividad sanitaria. La información la da el médico (primer momento), y después el paciente devuelve (otorga) el consentimiento (segundo momento). Es, por tanto, la máxima expresión de la autonomía del paciente, siempre después de la información previa, para autorizar la intervención diagnóstica, terapéutica, rehabilitadora o preventiva en su persona.

El profesional que interviene en la actividad asistencial está obligado no sólo a la correcta prestación de sus técnicas, sino al respeto de las decisiones adoptadas libre y voluntariamente por el paciente (art. 2.6 LAP). A su vez, el paciente tiene derecho a decidir libremente, después de recibir la información adecuada, entre las opciones clínicas disponibles. Incluso, tiene derecho a negarse al tratamiento (que debe constar por escrito), excepto en los casos determinados en la ley (art. 2.4 LAP).

El consentimiento debe tener las siguientes características:

- ✔ **Previo** a la intervención.
- ✔ Tras **recibir la información** suficiente, información que tendrá las características ya descritas.
- ✔ **Adecuado**, comprensible y adaptado a las condiciones del paciente.
- ✔ **Revocable** en cualquier momento.
- ✔ **Verbal** siempre.
- ✔ Será, además, **escrito en algunos casos**: intervención quirúrgica, procedimientos invasores (diagnósticos o terapéuticos) y procedimientos con riesgo o con efectos negativos esperables.

Cuando se exija el consentimiento escrito, la información previa también se dará por escrito. La ley no especifica pormenorizadamente cuándo es necesario el consentimiento escrito, ni qué se entiende con «riesgo» o «efectos negativos», por lo que queda al criterio de los profesionales a través de los protocolos que elaboran para las diferentes intervenciones.

Aunque la exigencia de consentimiento es la norma, existen algunas excepciones a la obligación de obtener el consentimiento (art. 9.2 LAP):

- ✔ Si existe **riesgo para la salud pública**. Si implica internamiento no voluntario, antes de 24 horas es obligatorio comunicarlo al juez (art. 2 de la Ley Orgánica de Medidas Especiales en Salud Pública).
- ✔ Si existe un **trastorno psíquico** que hace que la persona no pueda decidir por sí misma. En el caso de que sea urgente el internamiento, podrá ordenarlo el facultativo comunicándolo al juez antes de 24 horas (Tabla 10-2). Si no es urgente, deberá autorizarlo previamente el juez (art. 763.1, Ley de Enjuiciamiento Civil).
- ✔ En situaciones de **urgencia** que no permiten obtener el consentimiento informado.
- ✔ Por **renuncia voluntaria** a la información por parte del paciente (constará por escrito). No excluye el consentimiento previo para la intervención, aun sin recibir la información no deseada.
- ✔ Estado de necesidad terapéutico.

Puede dar el consentimiento informado otra persona en representación del paciente en los siguientes casos:

- ✔ Paciente incapacitado legalmente.
- ✔ Paciente que, a criterio facultativo, es incapaz de comprender.
- ✔ Menor que, a criterio del facultativo, no está en condiciones de comprender. No cabe consentimiento por representación en menor de edad emancipado o con 16 años cumplidos.

Consentimiento en menores

Los menores tienen todo el derecho a recibir información y a la protección de su intimidad en las mismas condiciones que los mayores de edad, con los límites legales derivados de su propia capacidad de comprensión (Tabla 10-3) y del derecho de los padres a ejercitar la patria potestad. En cuanto a la capacidad para consentir, la ley introduce la apreciación sobre la capacidad intelectual y emocional del menor para comprender el alcance de una intervención, el concepto del «menor maduro». Pero ¿a qué edad pueden consentir por ellos mismos? ¿Qué significa «menor maduro»? ¿Qué es para la ley la «capacidad»?

La mayoría de edad en materia sanitaria se alcanza a los 16 años, a partir de entonces no cabe que los padres otorguen el consentimiento por representación, salvo excepciones (Art. 9.3 LAP). Los límites de mayoría de edad sanitaria quedan establecidos en las siguientes edades:

- ✔ **Mayor de 18 años.** Mayoría de edad civil. No cabe consentimiento por representación.

Tabla 10-2. Internamiento involuntario. Artículo 763 Ley de Enjuiciamiento Civil
✔ El internamiento, por razón de **trastorno psíquico**, de una persona que no esté en condiciones de decidirlo por sí, **aunque esté sometida a la patria potestad o a tutela**, requerirá **autorización judicial**, que será recabada del tribunal del lugar donde resida la persona afectada por el internamiento.
✔ La **autorización será previa** a dicho internamiento, salvo que **razones de urgencia** hicieren necesaria la inmediata adopción de la medida. En este caso, el responsable del centro en que se hubiere producido el internamiento deberá dar cuenta de éste al tribunal competente lo antes posible y, en todo caso, dentro del **plazo de veinticuatro horas**, a los efectos de que se proceda a la preceptiva ratificación de dicha medida, que deberá efectuarse en el plazo máximo de setenta y dos horas desde que el internamiento llegue a conocimiento del tribunal.

- ✔ **Entre 16 y 18 años.** Mayoría de edad general para consentir. Se exceptúan los ensayos clínicos, la interrupción voluntaria de embarazo, la reproducción asistida e intervenciones de grave riesgo; en estos casos, el consentimiento lo prestan los padres o tutores en representación del menor. No puede haber consentimiento por representación para donación de órganos sólidos en donante vivo, esta técnica está prohibida en menores aunque consintiesen los padres.
- ✔ **Entre 12 y 16 años.** La opinión del menor se tendrá en cuenta, pero el consentimiento corresponde a los padres o tutores, salvo que se aprecie capacidad intelectual y emocional suficiente («menor maduro»).
- ✔ **Menor de 12 años.** Consienten los padres, sin necesidad legal de escuchar la opinión del menor.

Se contempla la valoración de la gravedad del riesgo a juicio del facultativo en pacientes entre 16 y 18 años para limitar su capacidad de consentir en la intervención, como ocurre en ensayos clínicos, interrupción de embarazo y reproducción asistida. En estos casos, se tendrá en cuenta la opinión del menor, que deberá manifestar su voluntad de someterse a la intervención, pero consentirán los padres.

Para valorar la madurez, la LAP menciona la capacidad intelectual y emocional. La **capacidad jurídica** es la aptitud para ser titular de derechos y obligaciones, es propia de toda persona desde el nacimiento (art. 29 Código Civil) hasta la muerte, con independencia de su edad, estado civil o de su condición física o psicológica; por ejemplo, ser propietario de un terreno. Mientras que la **capacidad de obrar** es la aptitud para realizar actos jurídicos válidos, ejercitando esos derechos y obligaciones, y se adquiere con la mayoría de edad y puede limitarse parcial o totalmente tras un proceso de incapacitación; por ejemplo, la capacidad para vender o comprar el terreno.

Sin embargo, en términos de capacidad para consentir válidamente para una intervención es más útil el concepto de **competencia**, que es la aptitud del paciente para comprender la situación a la que se enfrenta, los valores que están en juego y los cursos de acción posibles con las consecuencias previsibles para cada uno de ellos, y a continuación tomar, expresar y defender una decisión que sea coherente con su escala de valores. De acuerdo con el concepto de niveles de competencia de Drane, un paciente con el menor nivel de competencia puede consentir para recibir un tratamiento eficaz (o rechazar uno ineficaz), pero se debe exigir un máximo nivel de competencia para consentir un tratamiento ineficaz (o rechazar uno eficaz).

El **menor maduro** es aquel menor de 16 años en el que se aprecia competencia suficiente (capacidad emocional e intelectual) para comprender el alcance y las consecuencias de la intervención propuesta, de forma que puede consentir para ella sin el concurso de sus padres. Es complejo medir la competencia de un menor, no hay instrumentos validados de uso asistencial, el médico deberá regirse por la valoración de la capacidad de comprensión del menor, sus experiencias previas, la gravedad de la decisión que debe tomar, la persistencia en la decisión... La madurez o competencia de la persona, sea mayor o menor de edad, debe medirse por sus capacidades formales de juzgar y valorar las situaciones, no por el contenido concreto de los valores que asuma o maneje.

Los padres tienen limitaciones al ostentar la representación legal sobre los hijos, cuando se trata de decidir sobre actos relativos a los «derechos personalísimos» que el hijo, de acuerdo con las leyes y con sus condiciones de madurez, pueda realizar por sí mismo (art. 162 Código Civil), sin que los padres puedan ejercitarlos en su representación:

- ✔ Derechos de la personalidad.
- ✔ Derecho a la vida e integridad física.
- ✔ Derecho a las libertades.
- ✔ Derecho a la integridad moral y esfera reservada de la persona.
- ✔ Derecho al nombre.
- ✔ Derecho al ejercicio y uso de la sexualidad.

Cuando exista discrepancia entre la opinión del médico y la de sus padres, un conflicto de intereses entre el del menor y el de los padres, de forma que se ponga en riesgo la vida o la salud del menor, el juez, a solicitud del facultativo, puede suplir el consentimiento de los padres (primando el interés del menor). La decisión deberá adoptarse atendiendo siempre al mayor beneficio para la vida o salud del paciente. Las decisiones contrarias a dichos intereses deberán ponerse en conocimiento de la autoridad judicial o

Tabla 10-3. Derechos de consentimiento de los menores
✔ **Art 156 del Código Civil:** «En ciertos supuestos de patria potestad el juez ha de tener en cuenta la opinión del hijo si tuviera suficiente juicio y en todo caso si fuera mayor de 12 años».
✔ **Art. 3.1 de la Ley Orgánica 1/1982 de Protección del Derecho al Honor y la Intimidad:** «El consentimiento de los menores e incapaces deberá prestarse por ellos mismos si sus condiciones de madurez lo permiten de acuerdo con la legislación civil».
✔ **Art. 4.1 de la Ley Orgánica 1/1996 de Protección Jurídica del Menor:** «Los menores tienen derecho al honor, a la intimidad personal y familiar y a la propia imagen. Este derecho comprende también la inviolabilidad del domicilio familiar y de la correspondencia, así como el secreto de las comunicaciones».

del fiscal. Cuando, por razones de urgencia, no fuera posible la autorización judicial, el médico adoptará las medidas e informará después al juez (art. 9.6 LAP).

Instrucciones previas

El artículo 11 de la LAP establece los fundamentos de las que denomina instrucciones previas, que son desarrollados en normas autonómicas con otras denominaciones, como voluntades anticipadas o testamento vital. Se trata de una forma de consentimiento en la que la autonomía de la voluntad se expresa anticipadamente a las circunstancias que condicionan la actuación médica.

Las instrucciones previas se definen en la ley como el proceso «por el que una persona mayor de edad, capaz y libre, **manifiesta anticipadamente su voluntad**, con objeto de que ésta se cumpla en el momento en que llegue a situaciones en cuyas circunstancias no sea capaz de expresarlos personalmente, sobre los cuidados y el tratamiento de su salud o, una vez llegado el fallecimiento, sobre el destino de su cuerpo o de los órganos del mismo». Habría, por tanto, dos momentos distintos: aquél en el que se toma la decisión, cuando el usuario es capaz y libre, y aquél en el que deben ser aplicadas, el paciente es incapaz de decidir, en situaciones clínicas de enfermedad incurable avanzada, terminal o agonía.

El texto y contenido de las instrucciones previas es libre para el usuario, si bien se puede adherir a algunas declaraciones de voluntad ya configuradas que facilitan al equipo médico su entendimiento futuro de cuáles eran sus deseos (Tabla 10-4). Las instrucciones previas contrarias al ordenamiento jurídico o a la *lex artis* pueden incluirse en el documento; pero no serán aplicadas si en el momento de hacerlo siguen siendo contrarias a la ley. Tampoco se aplicarán las que no se correspondan con el supuesto de hecho que el interesado haya previsto al manifestarlas. Para garantizar su cumplimiento existe un Registro Nacional de Instrucciones Previas, conectado con los registros autonómicos.

Las características del documento de instrucciones previas son:

- ✔ Mayor edad (en algunas CC. AA. se permite otorgarlas con 16 años).
- ✔ Capaz y libre al otorgarlas.
- ✔ Por escrito.
- ✔ Revocables o modificables en cualquier momento por el usuario.
- ✔ Permite registrarlas en un registro autonómico, aunque no es obligatorio.
- ✔ Permite determinar el destino del cuerpo: donación, docencia, investigación.
- ✔ Permite designar un representante-interlocutor para ayudar a su interpretación por el equipo médico.
- ✔ Permite la objeción de conciencia del profesional, transfiriendo la responsabilidad de la atención a otro médico.

Hay varias maneras de otorgarlas determinadas por las normas autonómicas. En general, se permiten las siguientes modalidades:

- ✔ Ante testigos, alguno sin relación de parentesco ni otros vínculos con el otorgante.
- ✔ Ante el personal al servicio de la Administración.

El médico que atiende a un paciente que no puede expresar su voluntad en el momento de asistirle deberá revisar la historia clí-nica por si existieran instrucciones previas incluidas, preguntar a la familia sobre formulación de instrucciones y acceder al registro de la comunidad autónoma para consultar si están otorgadas. Si existiera más de un documento, será válido el último emitido. En caso de que existan, deberá cumplirlas, salvo que éstas sean ile-gales, contrarias a la *lex artis*, o se genere una objeción de con-ciencia por parte del médico, que deberá entonces delegar la asis-tencia en otro compañero.

Derecho a la intimidad y obligación deconfidencialidad

La distinción entre intimidad y confidencialidad se basa en la dimensión personal y subjetiva del primer término (intimidad de aquello que me concierne como persona), y la dimensión pública de la confidencialidad (el contenido no puede hacerse público). La información clínica debe mantenerse de forma confidencial y los profesionales deben mantener esa confidencialidad, salvo que una causa de justificación les habilite para vulnerar el secreto.

Hay múltiples normas estatales que recogen el derecho a la intimidad y el deber de confidencialidad y secreto, además de las leyes propias de las CC. AA. y de las normas deontológicas del Consejo General de Colegios Oficiales de Médicos (CGCOM). Entre las estatales destacan:

- ✔ Los datos de salud son confidenciales (art. 7 LAP).
- ✔ Nadie puede acceder a ellos con otros fines diferentes del asistencial (Ley Orgánica 3/2018, de 5 de diciembre, de Protección de Datos Personales y garantía de los derechos digitales).
- ✔ Tienen consideración de intromisiones ilegítimas al derecho al honor y a la intimidad personal la revelación de datos privados de una persona o familia conocidos a través de la actividad

Tabla 10-4. Ejemplos de redacción de instrucciones previas

- ✔ Deseo finalizar mi vida sin la aplicación de técnicas de soporte vital, respiración asistida o cualquier otra medida extraordinaria, desproporcionada y fútil ... o que estas medidas se retiren si ya han comenzado a aplicarse.
- ✔ Deseo tratamientos para paliar el dolor físico o psíquico.
- ✔ Rechazo tratamientos o pruebas diagnósticas si no van a mejorar la recuperación o aliviar síntomas.
- ✔ Deseo acompañamiento por familiares en el trance final de la vida.
- ✔ Deseo todos los tratamientos precisos para mantener la vida hasta donde sea posible, según el buen criterio médico.

profesional u oficial de quien los revela (Art. 7.4 Ley Orgánica 1/1982, de 5 de mayo, de Protección Civil del Derecho al Honor, a la Intimidad Personal y Familiar y a la Propia Imagen).

- ✔ Revelarlos conlleva penas de prisión e inhabilitación para el personal sanitario (art. 199 Código Penal) (Tabla 10-5).
- ✔ La obligación de confidencialidad obliga a cualquiera que tenga acceso, incluso no sanitarios (arts. 2.7 y 16.6 LAP).
- ✔ Los centros deben garantizar ese derecho a la intimidad y establecer los procedimientos de acceso legal a la información clínica del paciente (art. 17 LAP).
- ✔ Se clasifica como «muy grave» el «quebranto de la debida reserva respecto a datos relativos a la intimidad personal de los usuarios» (art. 72.2 Estatuto Marco del Personal Sanitario).

Con toda esta dispersión, es complejo determinar cuáles son las excepciones en las que la vulneración del secreto estaría justificada; sin embargo, están enumeradas en el Código Deontológico del CGCOM (Tabla 10-6).

Historia clínica

Regulada en los artículos 15-19 de la LAP, se trata del conjunto de documentos que contienen los datos, las valoraciones y las informaciones de cualquier índole sobre la situación y la evolución clínica de un paciente a lo largo del proceso asistencial. Incluye documentos relativos a los procesos asistenciales de cada paciente, con la identificación de los médicos y de los demás profesionales que han intervenido en ellos, con objeto de obtener la máxima integración posible de la documentación clínica de cada paciente, al menos, en el ámbito de cada centro. Su función principal es facilitar la asistencia; pero también sirve como elemento de prueba de lo realizado o no por los profesionales, pudiendo demostrar, por ejemplo, la existencia de consentimiento informado. La ausencia de historia ante una acusación de mala praxis invierte la carga de la prueba, debiendo el profesional acusado probar su inocencia en vez de tener que hacerlo el demandante.

La historia clínica es un derecho de los pacientes, a la vez que una obligación de los profesionales, que deben cumplimentarla y mantenerla de forma ordenada y secuencial. Sus características son:

- ✔ **Única** e integrada a la altura de centro.
- ✔ **Completa**, contiene toda la información relevante.
- ✔ **Veraz**, el contenido es auténtico.
- ✔ **Actualizada.**
- ✔ **Inteligible.**
- ✔ **Respetuosa** con el paciente y sus familiares.

Los centros son los responsables del archivo, la seguridad, la conservación y el mantenimiento de la historia clínica, y deben garantizar a los profesionales el adecuado acceso a ella. Las historias deben conservarse **al menos 5 años** desde el último contacto del paciente con el centro sanitario. Las administraciones sanitarias son responsables de la autenticidad del contenido y de los cambios realizados en ellas, así como de definir los procedimientos que garanticen su custodia y acceso.

La cumplimentación de la historia clínica, en los aspectos relacionados con la asistencia directa al paciente, es responsabilidad de los profesionales que intervengan en ella. El contenido mínimo de la historia clínica se detalla en la Tabla 10-7.

El acceso a la historia clínica está autorizado a:

- ✔ Los **pacientes**, incluyendo el derecho a obtener copia de los documentos, excepto de datos confidenciales de terceras personas y de las anotaciones subjetivas de los profesionales.
- ✔ Los **representantes de los pacientes** debidamente acreditados, en las mismas condiciones.
- ✔ Los **profesionales sanitarios** que lo atienden.
- ✔ La **Inspección Sanitaria**, en el ámbito de sus funciones.
- ✔ Las **instituciones sanitarias** para fines de salud pública, epidemiológicos, de investigación o docencia.
- ✔ La **administración sanitaria** para evaluación, inspección, acreditación y planificación.
- ✔ La **autoridad judicial**, en el ámbito de una investigación judicial.

Tabla 10-5. Secreto profesional. Artículo 199 del Código Penal
✔ El que revelare secretos ajenos, de los que tenga conocimiento por razón de su oficio o sus relaciones laborales, será castigado con la pena de **prisión** de uno a tres años y **multa** de seis a doce meses.
✔ El profesional que, con **incumplimiento de su obligación de sigilo o reserva**, divulgue los secretos de otra persona, será castigado con la **pena de prisión** de uno a cuatro años, **multa** de doce a veinticuatro meses e **inhabilitación especial** para dicha profesión por tiempo de dos a seis años.

Tabla 10-6. Excepciones al deber de secreto. Artículo 30 del Código de Ética y Deontología Médica del Consejo General de Colegios Oficiales de Médicos
✔ Cuando el paciente lo autorice, de forma prudente
✔ Si con su silencio diera lugar a un perjuicio al propio paciente o a otras personas, o a un peligro colectivo
✔ Cuando se vea injustamente perjudicado por mantener el secreto del paciente y éste permita tal situación
✔ Cuando sea llamado por el Colegio a testificar en materia disciplinaria
✔ Malos tratos, especialmente a niños, ancianos y discapacitados psíquicos o actos de agresión sexual
✔ Enfermedades de declaración obligatoria
✔ Certificaciones de nacimiento y defunción
✔ Parte de lesiones
✔ Cuando actúe como perito, inspector, médico forense o juez instructor
✔ Ante el requerimiento judicial por presunto delito, aportando exclusivamente los datos necesarios ajustados al caso

Tabla 10-7. Contenido mínimo de la historia clínica. Ley de Autonomía del Paciente

✔ La documentación relativa a la hoja clínico-estadística	✔ El consentimiento informado*
✔ La autorización de ingreso*	✔ El informe de anestesia*
✔ El informe de urgencia*	✔ El informe de quirófano o de registro del parto*
✔ La anamnesis y la exploración física	✔ El informe de anatomía patológica*
✔ La evolución	✔ La evolución y planificación de cuidados de enfermería
✔ Las órdenes médicas	✔ La aplicación terapéutica de enfermería
✔ La hoja de interconsulta	✔ El gráfico de constantes*
✔ Los informes de exploraciones complementarias	✔ El informe clínico de alta*

* Sólo cuando se trate de procesos de hospitalización o así se disponga.

- ✔ El **personal de administración y gestión** de centros sanitarios, que accederá a los datos relacionados con sus propias funciones.

Cuando sea posible, el acceso se realizará con la condición de mantener el anonimato, desagregando previamente la información identificativa de las manifestaciones clínicas, salvo que el paciente lo autorice o fuera necesario para la prevención de un riesgo o un peligro grave para la salud pública.

El acceso a la historia clínica de una **persona fallecida** se concederá únicamente a las personas vinculadas a él por razones familiares o de hecho, siempre que la persona fallecida no hubiera expresado su negativa expresa para ello. La información se limitará a los datos pertinentes, sin facilitar en ningún caso datos confidenciales, que afecten a terceros, o subjetivos de los profesionales.

Todo el personal que acceda a la documentación de la historia deberá hacerlo siempre sujeto al deber de secreto (art. 2.7 LAP).

Certificados médicos y otra documentación clínica

Los pacientes tienen derecho a que se le faciliten **certificados acreditativos del estado de salud**, que serán gratuitos cuando sean exigidos por disposición legal o reglamentaria (art. 22 LAP). Un certificado médico es una declaración escrita de un médico que da fe del estado de salud de una persona en un determinado momento. Están excluidos, por tanto, los «certificados de aptitud» para poder realizar alguna actividad (deportes, pruebas físicas para opositores...) o los realizados por interés de terceros. Los médicos también tenemos obligación de realizar los certificados de nacimiento y de defunción cuanto somos requeridos para ello (Real Decreto 1030/2006 de Prestaciones Sanitarias del SNS).

Antes de emitir el certificado, es necesaria la anamnesis, la exploración y la revisión de la historia clínica. No se debe expedir si se carece de la competencia específica o si la falta de datos o pruebas no le permiten afirmar los hechos que habrían de ser acreditados. Está prohibido realizar certificados de conveniencia incompletos o sin reconocer antes al paciente. El certificado médico puede expedirse en el impreso oficial editado por el Consejo General de Colegios de Médicos de España o el de la institución en la que el médico preste servicios.

Otras obligaciones documentales del médico nacen del derecho del paciente a obtener un **informe de alta** tras concluir el proceso asistencial. El centro podrá proponer el **alta voluntaria** si el paciente no acepta un tratamiento para el que no hay otras opciones disponibles, o incluso ordenar el **alta forzosa** (art. 21 LAP). Es obligación de los profesionales cumplimentar los protocolos, los registros, los informes, las estadísticas... relacionados con su actividad asistencial y los que requieran los servicios de salud y la autoridad sanitaria (art. 23 LAP).

Interrupción voluntaria del embarazo

Tras múltiples cambios en nuestro ordenamiento jurídico, los supuestos legales contemplados actualmente en la Ley Orgánica 2/2010, de 3 de marzo, de Salud Sexual y Reproductiva y de la Interrupción Voluntaria del Embarazo para permitir la interrupción son:

- ✔ **A petición de la mujer**, dentro de las primeras 14 semanas de gestación, siempre que se haya informado a la mujer sobre los derechos, las prestaciones y ayudas públicas y que hayan transcurrido al menos 3 días entre la información y la realización de la intervención.
- ✔ **Por salud de la embarazada**, dentro de las 22 semanas si existe grave riesgo para la vida o la salud de la embarazada.
- ✔ **Por la salud del feto**, dentro de las 22 semanas si existe riesgo grave de anomalías en el feto. Cuando las anomalías fetales sean incompatibles con la vida, extremadamente graves e incurables en el momento del diagnóstico y así lo confirme un comité clínico, podrá sobrepasarse este plazo.

Los requisitos para esta intervención son:

- ✔ Ha de ser realizada por un médico especialista o bajo su dirección.
- ✔ En un centro sanitario público o privado acreditado para ello.
- ✔ Con el consentimiento expreso y por escrito de la mujer embarazada, o en su caso, del representante legal.

En el caso de mujeres incapacitadas o menores de edad, incluyendo las de 16 y 17 años, el consentimiento para la interrupción les corresponde a los padres o tutores, junto con la manifestación de voluntad de la gestante. Los conflictos que surjan en cuanto a la prestación del consentimiento de los representantes legales se resolverán de conformidad con lo dispuesto en el Código Civil, primando siempre el interés del menor sobre cualquier otro interés legítimo concurrente.

Existe un derecho reconocido a la **objeción de conciencia** por parte del profesional, que deberá remitir a la paciente a otro médico no objetor, de forma que se respeten por un lado las creencias del facultativo y el derecho de la paciente a recibir una prestación reconocida en el Sistema Público de Salud. Es recomendable para el objetor que quede reflejado en la historia clínica:

- ✔ Que se ha atendido a la paciente.
- ✔ Que se le ha informado acerca del uso por parte de médico de su derecho a la objeción de conciencia.
- ✔ Que se le ha derivado adecuadamente para que pueda acceder a los recursos sanitarios a los que tiene derecho.

Incapacitación judicial

La incapacitación es un mecanismo jurídico de protección de las personas con limitaciones para gestionar su vida habitual, para evitar que se hagan daño a sí mismas o a su patrimonio. El artículo 200 del Código Civil establece que «son causas de incapacitación la enfermedad o deficiencias persistentes de carácter físico o psíquico que impidan a la persona gobernarse por sí misma». Hay que tener en cuenta:

- ✔ El diagnóstico médico.
- ✔ El grado de actitud o autonomía.
- ✔ La persistencia de la enfermedad en el tiempo.

Cualquier persona está facultada para poner en conocimiento del Ministerio Fiscal los hechos que pudieran ser determinantes de la incapacitación, incluido el presunto incapaz que puede solicitar su propia incapacitación. Sin embargo, el Código Civil (art. 202 y siguientes) establece que deben ser el **cónyuge, descendiente** y, en defecto de éstos, los **ascendientes o hermanos** del presunto incapaz; mientras que para el caso de menores de edad, sólo los padres o tutores.

Podría iniciarlo el médico que conoce el caso, si ninguno de los llamados por la ley lo hiciera. Para ello, deberá hacer un informe médico que justifique la limitación de autogobierno y autocuidado y comunicarlo al fiscal del juzgado correspondiente al domicilio del presunto incapaz, para que inicie el trámite oportuno.

Si el juez lo cree oportuno, tras el proceso civil, incapacitará al sujeto en los aspectos que determine en su sentencia y nombrará un tutor, que puede ser una persona física (un familiar) o jurídica (una institución pública o privada), que pasarán a ser los interlocutores del médico para la toma de decisiones sanitarias. Si en algún momento la opinión del tutor discrepa de forma relevante de la del equipo sanitario, se podrá dar cuenta de ello al juez para obtener la mejor tutela de los derechos del incapaz y, en su caso, para que considere relevar al tutor de sus funciones.

Reconocimiento a detenidos

El artículo 5.3. de la Ley Orgánica 2/1986, de 13 de marzo, de Fuerzas y Cuerpos de Seguridad, establece que la policía «velará por la vida e integridad física de las personas que se encuentren bajo su custodia». Atendiendo a esta obligación, puede darse el caso de que traigan a algún detenido a ser atendido a nuestra consulta. El artículo 3.c. del Real Decreto 296/1996 del Reglamento Orgánico de Médicos Forenses establece «la **asistencia o vigilancia facultativa** a los detenidos que se encuentren a disposición judicial», y el artículo 520.2 de la Ley de Enjuiciamiento Criminal, que el detenido tiene derecho a «**ser reconocido** por el médico forense o su sustituto legal y, en su defecto, por el de la institución en que se encuentre, o por cualquier otro dependiente del Estado o de otras Administraciones públicas».

La atención a detenidos es, por tanto, responsabilidad de los médicos forenses, y en su defecto, de cualquier otro médico al servicio de las Administraciones; dada la escasez de los primeros, a menudo recae la asistencia en estos últimos.

Los detenidos tienen dos derechos diferentes:

- ✔ A recibir **asistencia sanitaria** en las mismas condiciones que cualquier otro usuario, con la urgencia que requiera su situación clínica.
- ✔ A ser **reconocidos**, derecho que no tienen el resto de ciudadanos que no están detenidos. Este derecho «especial», como el derecho a no declarar en su contra, o a contar con un abogado, lo pueden ejercitar desde el momento de su detención. No podrán ser reconocidos contra su voluntad, ya que es un derecho del detenido (no de la policía), salvo incapacidad judicial o de hecho, riesgo para la salud pública o urgencia vital. Se dejará constancia escrita de la negativa del paciente a ser reconocido.

Durante la asistencia sanitaria o el reconocimiento a detenidos se debe garantizar la seguridad del profesional, por lo que deberá estar presente la policía, salvo que los agentes acepten buscar situaciones intermedias (estar en una sala contigua o tras un biombo, por ejemplo). Completada la asistencia, se entregará un informe clínico al paciente detenido, la información sobre los cuidados a la policía (por ejemplo, darle paracetamol cada 8 horas) y, si se detectaron lesiones, se realizará el parte judicial de lesiones que se remitirá al juez, con la posibilidad de facilitar una copia a los agentes en su función de Policía Judicial, según establezca el protocolo del centro. Si no existen lesiones, se hará un certificado de salud reflejándolo, para que la policía pueda justificar que facilitaron al detenido su derecho al reconocimiento.

Parte judicial de lesiones

Una lesión es cualquier menoscabo de la integridad física o psíquica del individuo, incluidas las alteraciones anatómicas y funcionales, utilizando para ello cualquier medio o procedimiento. Los médicos estamos legalmente obligados a emitir el parte de lesiones (Tabla 10-8) desde la primera asistencia al lesionado, como señalan las leyes:

- ✔ «Aquellos que por razón de su **cargo, profesión u oficio**, tuvieren noticia de algún delito público, estarán **obligados a denunciarlo** inmediatamente al Ministerio Fiscal, Tribunal competente, juez de Instrucción y, en su defecto, al municipal o funcionario de policía más próximo al sitio, si se tratare de un delito flagrante» (art. 262 Ley de Enjuiciamiento Criminal).
- ✔ «Si el hecho criminal que motivare la formación de una causa cualquiera consistiere en **lesiones**, los **médicos** que asistieren al herido están **obligados a dar parte de su estado** y su adelanto en los períodos que se les señalen, e inmediatamente que ocurra cualquier novedad que merezca ser puesta en conocimiento del juez instructor» (art. 355 Ley de Enjuiciamiento Criminal).

Tabla 10-8. Partes de lesiones

Accidentes	Agresiones	Otros
Tráfico Deportivos Laborales Otros	TODAS	Animales domésticos Intoxicaciones Abortos clandestinos

- «Los que no cumpliesen esta obligación incurrirán en la multa [...] Si la omisión en dar parte fuere de un profesional de la medicina, cirugía o farmacia y tuviese relación con el ejercicio de sus actividades profesionales, la multa no podrá ser inferior a 125 pesetas ni superior a 250» (art. 262 Ley de Enjuiciamiento Criminal).

El parte de lesiones deberá recoger claramente los datos del lesionado, del médico, el momento y lugar de los hechos, el mecanismo lesional y quién lo produjo («según refiere el paciente») y una descripción pormenorizada del tamaño, el aspecto y la localización de las lesiones físicas, sin olvidar una valoración de las lesiones psicológicas si es necesario (ansiedad, llanto...). El parte se remite al juez de instrucción, conservando una copia en el centro. El paciente recibirá también un informe clínico de su situación para aportarlo junto con la denuncia; en algunos centros se sustituye el informe por otra copia del parte judicial. Si ha intervenido en el proceso, la policía puede solicitar también una copia: «La Policía Judicial solicitará del facultativo o personal sanitario que atendiere al ofendido copia del informe relativo a la asistencia prestada para su unión al atestado policial» (Ley 38/2002 de Juicios Rápidos).

Violencia de género

El problema de la violencia en el ámbito familiar (violencia contra la mujer, violencia contra los menores, contra los ancianos) requiere un abordaje multidisciplinar, y la parte legal es sólo un aspecto de todos los que se deben tocar. El médico se encuentra en una posición privilegiada para detectarlo, por lo que deberemos estar atentos e indagar en casos de sospecha. Nos centraremos en el caso de violencia contra la mujer.

Cuando un médico detecta un caso de violencia contra la mujer en su actividad asistencial, tiene el deber de iniciar una serie de medidas para proteger la vida y la salud de la víctima, teniendo en cuenta cuál es la situación en la que se encuentra en cuanto a grado de riesgo, situación laboral, recursos sociofamiliares, existencia de menores potencialmente maltratados y estadio de reconocimiento de la víctima de su situación.

En España existe la obligación legal de poner en conocimiento de la autoridad judicial la existencia de lesiones ante la constatación de malos tratos, obligación que se cumple mediante la notificación al juzgado del **parte de lesiones e informe médico** que le acompaña, informando antes de la mujer afectada de su remisión y registrándolo en la historia clínica. Ante un caso de violencia familiar, si la agredida nos pide que no lo digamos ni lo comuniquemos a la policía ni a la autoridad judicial, nos encontramos ante una controversia entre el respeto a la autonomía de la mujer, el compromiso de confidencialidad y nuestra obligación de notificar y velar por la vida y el beneficio de la salud de la paciente. En estos casos, se recomienda **comunicar a la Fiscalía dicha situación**, como establece el precepto legal. La Fiscalía decidirá, según los indicios que se puedan aportar o ampliar, cuál es la situación procesal adecuada.

Además de emitir el parte de lesiones, otras medidas que se deben poner en marcha son:

- Acompañar a la mujer en el afrontamiento de su situación.
- Informar a la mujer de la situación en que se encuentra según el grado de riesgo que presenta.
- Registrar en la historia clínica.
- Atender de forma integral e interdisciplinar los problemas físicos, psíquicos y sociales encontrados.
- Plantear la elaboración de una estrategia de seguridad ante una posible situación de riesgo extremo.
- Plantear y favorecer la toma de decisiones para iniciar cambios en la situación.
- Prevenir nuevas situaciones de violencia.
- Ofertar, si es posible, la participación en intervenciones grupales.
- Derivar (si se estima necesario y previo consentimiento de la mujer) al trabajador social para que movilice los recursos adecuados a la situación en la que se encuentra la mujer.
- Actuar con los hijos y otras personas dependientes si las hubiera.
- Plantear la intervención de la policía si el riesgo es extremo.

RESUMEN

- La legislación sanitaria se encuentra dispersa en diferentes normas de ámbito estatal, autonómico y deontológico; pero toda es coincidente en lo esencial, el reconocimiento a los derechos de información, autonomía, confidencialidad, acceso a su historia clínica, lo que supone unos deberes paralelos para los profesionales.
- El paciente es el titular del derecho a la información asistencial relacionada con su proceso, que puede compartir de forma tácita o expresa con las personas vinculadas por razones familiares o de hecho. El médico responsable garantiza el derecho facilitando la información verbal (en ocasiones, también escrita), verdadera y comprensible para el paciente; con excepciones como los casos de urgencia, incapacidad legal o de hecho, negativa del paciente a recibir información o en el caso excepcional del estado de necesidad terapéutica. Tras recibir la información, el paciente ejercita su autonomía mediante el consentimiento informado, que será previo a la intervención, verbal (en ocasiones, también escrito) y revocable en cualquier momento. En casos de trastorno psíquico, riesgo para la salud pública o situaciones de urgencia, puede prescindirse del consentimiento.
- La mayoría de edad sanitaria para consentir se alcanza a los 16 años, salvo para intervenciones graves, ensayos clínicos, reproducción asistida

Continúa...

RESUMEN **(Cont.)**

o interrupción voluntaria del embarazo, en que deberán consentir los padres. El menor maduro es aquel menor de 16 años que presenta capacidad intelectual y emocional (competencia) suficiente para consentir por sí mismo para determinadas intervenciones. Los padres no pueden ejercitar la representación del menor para determinados actos, y nunca lo harán en contra del interés del menor, en cuyo caso el médico advertirá al juez o al fiscal para que intervengan en defensa del interés del menor.

- ✔ El consentimiento puede anticiparse mediante el otorgamiento de las instrucciones previas. El paciente determina lo que quiere o no para cuando no pueda expresarse por la progresión de la enfermedad, pudiendo designar un representante y registrarlas, para garantizar su cumplimiento. El límite de las instrucciones previas lo pone la *lex artis* y la ley.
- ✔ Existe una obligación general de secreto para todos los que accedan a datos del paciente, con penas incluso de prisión por vulnerarlas, si bien existen excepciones que justifican su divulgación, como el interés de terceros, la salud pública, una investigación judicial o la propia autorización del paciente. La historia clínica recoge todos estos datos de manera única, veraz, inteligible y accesible a los profesionales implicados en la asistencia, los usuarios y sus representantes, instituciones sanitarias y autoridades en el ámbito de sus funciones; todos los que acceden quedan sujetos al deber de secreto. La historia debe custodiarse al menos 5 años, incluso en el caso de pacientes fallecidos, pudiendo acceder sus familiares debidamente acreditados.
- ✔ La interrupción voluntaria de embarazo está permitida dentro de las 14 semanas sin necesidad de justificación, y dentro de las 22 semanas por riesgo de la salud de la madre o del feto, debiendo realizarse en un centro acreditado. Las menores ejercitarán este derecho a través del consentimiento paterno. Los profesionales pueden ejercitar la objeción de conciencia a esta práctica.
- ✔ La incapacitación judicial es un mecanismo de protección para quienes por enfermedad no pueden autogobernarse, que deben iniciar los profesionales ante el juez si no hay familiares que lo hagan.
- ✔ Los médicos, especialmente los forenses, tienen la obligación de reconocer y atender a los detenidos que la policía presente, garantizando siempre la seguridad del personal sanitario. Asimismo, deben realizar el parte de lesiones y comunicarlo al juez ante la posibilidad de que las lesiones atendidas sean consecuencia de un delito; con especial atención en los casos de maltrato, en cuyo caso no sólo se hará el parte de lesiones, sino que se activarán todos los mecanismos para la protección de la víctima, sobre todo en las más vulnerables (menores, mujeres maltratadas, ancianos).

RECURSOS DIDÁCTICOS

- ✔ Enfoca
- ✔ Aplica
- ✔ Entrena

Bibliografía

Ley 41/2002, de 14 de noviembre, Básica Reguladora de la Autonomía del Paciente y de Derechos y Obligaciones en Materia de Información y Documentación Clínica: https://www.boe.es/buscar/act.php?id=BOE-A-2002-22188.

Protocolo común para la actuación sanitaria contra la violencia de género. Ministerio de Sanidad, Servicios Sociales e Igualdad, 2012: http://www.violenciagenero.msssi.gob.es/profesionalesInvestigacion/sanitario/docs/PSanitarioVG2012.pdf.

11 Responsabilidad profesional médica

F. León Vázquez

Puntos clave

- La actividad médica conlleva aparejada la responsabilidad profesional.
- La responsabilidad es la obligación de reparar y satisfacer el daño o perjuicio ocasionado por sí mismo o por otro.
- Se responde por actos propios y ajenos, como en el caso del tutor por actos del residente, por la responsabilidad *in vigilando*.
- Existe responsabilidad contractual y extracontractual; esta última reclama en el ámbito de la asistencia sanitaria pública.
- Se responde por actos y por omisiones, dolosos o imprudentes.
- La obligación del médico es de medios, no de resultados.
- Para que se genere responsabilidad, debe existir un daño físico o moral que tenga un nexo causal con la actuación del profesional.
- No genera responsabilidad el daño que el paciente tiene el deber jurídico de soportar.
- La responsabilidad se puede exigir por procedimientos extrajudiciales o judiciales.
- El arbitraje es un procedimiento extrajudicial para dirimir la responsabilidad profesional.
- La reclamación previa administrativa es un requisito extrajudicial imprescindible previo a la vía judicial contencioso-administrativa, en los procedimientos de reclamación patrimonial contra el personal de la Administración.
- La responsabilidad deontológica la gestiona el Colegio de Médicos provincial, y puede llegar a sanciones como la suspensión de colegiación del profesional.
- La responsabilidad disciplinaria se dirime a través de un expediente administrativo.
- La vía penal es la jurisdicción más rápida y barata; por eso, es elegida por muchos demandantes, aunque a menudo termina en absolución del profesional.
- Por vía penal la sanción puede ser multa, privación de libertad e inhabilitación profesional, y puede llevar asociada la responsabilidad civil subsidiaria.
- Por vía patrimonial de la Administración, el médico implicado no está imputado ni se le pide una pena personal, sino que acude como testigo y se pide una indemnización al seguro de responsabilidad de la institución.
- El médico residente que actúa debidamente supervisado comparte su responsabilidad con el tutor, hasta el punto de que su responsabilidad es menor que la del tutor, incluso en ocasiones resulta absuelto.
- La mejor manera de evitar una demanda es con una adecuada comunicación con el paciente y sus familiares.
- En caso de demanda, la historia clínica es el principal elemento de prueba de la actuación del profesional, por lo que no debe ser modificada *a posteriori*.

Concepto de responsabilidad

La Real Academia Española define la responsabilidad como la «obligación de reparar y satisfacer el daño o perjuicio ocasionado por sí mismo o por otro». La responsabilidad profesional es la obligación de reparar (indemnizar) por las consecuencias negativas (daños) derivadas de los actos, las omisiones, los errores voluntarios e involuntarios cometidos en el ejercicio de la profesión. Los pacientes y sus familiares que se sientan perjudicados pueden reclamar contra el profesional o la institución que les atendió; este derecho se deriva del derecho a una tutela judicial efectiva (art. 24 Constitución Española). El mismo artículo también asiste al médico para defenderse de las acusaciones.

En materia de responsabilidad, se diferencia la responsabilidad contractual (art. 1101 Código Civil), derivada de un pacto o contrato entre las partes, y la responsabilidad extracontractual (art. 1902 Código Civil), que se deriva del daño causado sin que medie un contrato entre la víctima y el causante. Esta última es la más habitual en la actividad médica en el sistema público. La responsabilidad extracontractual establece que quien «por acción u omisión causa daño a otro, interviniendo culpa o negligencia, está obligado a reparar el daño causado». La responsabilidad, por tanto, implica la asunción de un compromiso de compensación por los daños provocados no sólo por uno mismo, sino también por aquéllos que estén a nuestro cargo. A este último aspecto se refiere el concepto de responsabilidad in vigilando (art. 1903 del Código Civil): «La obligación que impone el artículo anterior es exigible, no sólo por actos u omisiones propios, sino por los de aquellas personas por las que se deba responder».

El ejercicio profesional del médico implica la toma de decisiones en situaciones complejas, de las cuales se puede derivar un daño indeseado al paciente. La profesión médica es una actividad que interviene en la presencia de una situación de riesgo no provocado, pero que, a su vez, genera riesgos adicionales que sí provocamos con nuestra actuación profesional. Intervenimos en situaciones en donde el riesgo y el daño ya están presentes, debido a la enfermedad que pone en peligro la integridad física y la vida de nuestro paciente, y con nuestra intervención se genera, de manera momentánea y controlada, un riesgo adicional. Pensemos en la atención a una persona con apendicitis. El paciente se encuentra en riesgo de muerte debido a su enfermedad de base, y a ese riesgo inherente a su enfermedad el anestesista le añade el riesgo adicional de administrarle unos fármacos potencialmente mortales si no se manejan a las dosis adecuadas. Por otro lado, el cirujano le somete a otro riesgo adicional al provocarle una herida quirúrgica abdominal y manipularle el foco de infección. Todo ello con el único fin de aliviarle el sufrimiento y curarlo, pero asumiendo un «riesgo» de generarle otros daños adicionales. Los profesionales deben asumir estas situaciones de riesgo y, si se produce un daño que el paciente no tenga el deber de soportar, se nos podrá exigir una responsabilidad y la indemnización del daño causado. La tendencia actual de la sociedad es a aumentar el número de reclamaciones contra los médicos debido a varios factores socioculturales del mundo contemporáneo (Tabla 11-1), si bien el aumento de las demandas no va parejo de un aumento del número de condenas.

En el ámbito sanitario, la responsabilidad se complica con la actuación profesional del **médico interno residente** (MIR) y la responsabilidad que se genera con su actividad asistencial, tanto responsabilidad propia como responsabilidad de los tutores que se encuentran supervisando su actuación y su aprendizaje.

Otro tipo de responsabilidad que engloba a la del tutor y el MIR recae sobre la **institución**, sobre los actos realizados por alguno de los empleados que trabajan en ella, la culpa *in eligendo*: «Se responsabiliza a los dueños o directores de un establecimiento o empresa respecto de los perjuicios causados por sus dependientes o empleados en la ejecución de sus tareas» (art. 1903 Código Civil). Equivaldría a la responsabilidad *in vigilando* aplicada a una institución, que ha de responder por lo realizado por el personal que trabaja a su servicio.

Elementos de la responsabilidad

La obligación del médico, de forma general, no es la de curar al paciente, sino que es proporcionar los cuidados y medios que requiera según el estado actual de la ciencia (*lex artis*) para conseguir la mejoría. Es, por tanto, una obligación de medios, equivalente a un arrendamiento de servicios en el mundo de los contratos. Sólo en la medicina «satisfactiva» (p. ej., cirugía estética) es exigible una obligación de resultados, equivalente a un contrato de arrendamiento de obra.

Para que exista responsabilidad en el ámbito sanitario ordinario (obligación de medios), se requiere:

- Un **acto** médico o una **omisión**, voluntarios o no, del profesional. La acción u omisión puede ser diagnóstica (no pedir una prueba necesaria o valorarla inadecuadamente), terapéutica (indicar un tratamiento inadecuado o no proporcionar el que necesitaba) o preventiva (omitir una vacuna necesaria o poner una inadecuada).
- Los actos y las omisiones pueden ser cometidos con **dolo** (voluntariedad de causar un daño, algo excepcional en el ámbito sanitario) o con **imprudencia** (lo más habitual en las reclamaciones). La imprudencia puede ser grave o leve (o levísima) según la desviación respecto de la práctica correcta (*lex artis*) que cabía esperar del profesional.
- Debe existir **negligencia** o **culpa** del profesional. Negligente es el acto realizado sin la previsión, pericia ni diligencia suficientes. Culpa es «la omisión de aquella diligencia que exija la naturaleza de la obligación, y corresponde a las circunstancias de las personas, el tiempo y el lugar» (art. 1104 Código Civil). Ambos conceptos son muy próximos: generan responsabilidad las acciones negligentes, los procedimientos llevados a cabo sin la diligencia exigible, la impericia en una técnica y el retraso o error diagnóstico inexcusable (el error diagnóstico no genera responsabilidad por sí solo si es «excusable» a juicio del tribunal).
- Tiene que generarse un **daño**. El daño será físico (lesiones o muerte), daño moral o daño patrimonial. El perjuicio puede ser presente o futuro; y se indemniza tanto lo que el paciente pierde (daño emergente) como lo que podría haber ganado de no sufrir tal daño (lucro cesante). El momento para establecer el alcance del perjuicio sobre el paciente en los casos en que existen lesiones es el momento en que «quedan establecidas las secuelas». Si no hay daño, no se puede exigir responsabilidad, aunque hubiera omisión o impericia. Sin embargo, la doctrina del daño moral permite indemnizar más allá del daño físico palpable. Si un médico manda un medicamento a un paciente alérgico, pero éste se percata a tiempo y no se lo toma, no llega a generar un daño y, por tanto, no puede haber exigencia de responsabilidad, salvo que se alegue un daño «moral».
- El concepto de **nexo causal** indica que el daño debe ser consecuencia de la acción u omisión del profesional, no debido a otras actuaciones. Corresponde su demostración al perjudicado (art. 217 de la Ley de Enjuiciamiento Civil). El médico deberá demostrar lo contrario (inversión de la carga de la prueba) en casos de daño desproporcionado, en medicina satisfactiva o, si lo estima el juez, al desaparecer o alterarse la historia clínica. La **rotura del nexo causal** exime de responsabilidad, como ocurre con la intervención de un tercero (si el paciente acude a otro profesional, el daño puede haberse visto afectado por la intervención de aquél), por la conducta del propio paciente (no sigue nuestros consejos, es incumplidor) o si existe caso fortuito o fuerza mayor (algo inesperado o inevitable, como un terremoto).

Tabla 11-1. Factores que aumentan la litigiosidad en el ámbito sanitario

- Creación de riesgos de los profesionales
- Inexactitud de la medicina: ciencia y arte
- Conocimiento en constante evolución
- Aumento de la litigiosidad en todos los ámbitos de las relaciones humanas
- El derecho a la salud visto como un bien de consumo
- Recursos limitados, necesidades infinitas
- Los medios de comunicación amplifican las expectativas
- Tecnificación y superespecialización de la asistencia

Causas de exención de responsabilidad

Por el contrario, no existe responsabilidad en los siguientes casos:

- Cuando la actuación profesional es conforme a la *lex artis ad hoc*, es decir, se adecúa completamente a la práctica correcta habitual, de acuerdo con el lugar y las circunstancias donde se está ejerciendo, no debe prosperar la reclamación. Otra manera de decirlo: cuando el profesional emplea la diligencia «del buen padre de familia» en su práctica, está a salvo de la responsabilidad. Otra cosa distinta es lo que opine el juez, auxiliado por los peritos médicos y el forense, en su caso.

- ✔ Cuando el paciente tiene el «deber jurídico de soportar» el daño ocasionado. Se indemniza el daño que el paciente no tiene por qué soportar; por ejemplo, el resultado fallido de una cirugía por una mala técnica quirúrgica. Sin embargo, un paciente deberá soportar una complicación esperable si ha sido advertido antes del procedimiento, y no puede exigir compensación por ello; por ejemplo, una cicatriz hipertrófica a pesar de que se tomaron todas las precauciones para evitarla.
- ✔ El paciente deberá asumir la limitación del estado de la ciencia en ese momento. Es posible que en el futuro descubramos que la técnica no era la más adecuada, o que seamos capaces de detectar un nuevo virus en la sangre de los donantes (como ocurrió con los contagios de virus de hepatitis C antes de que se testara en todos los donantes de sangre), pero eran pruebas no disponibles ni exigibles entonces.
- ✔ El error diagnóstico excusable, es decir, aquella interpretación inadecuada de síntomas, signos y pruebas diagnósticas, no entra en el campo de las reclamaciones indemnizables.
- ✔ Cuando existen hechos de fuerza mayor y caso fortuito, acontecimientos inesperados de todo punto o que, siendo esperables, son inevitables, el daño que se produce no puede ser atribuido a la actuación del profesional. Una vez más, queda a criterio del juez apreciar esta circunstancia.
- ✔ Cuando se da una rotura del nexo causal, al aparecer la intervención de un tercero, o por negligencia del paciente.

Tipos de responsabilidad

Cuando se produce un daño derivado de un acto u omisión médica, existen varias vías por las que el propio afectado o sus familiares pueden reclamar una compensación: la vía penal, la vía civil o la vía contencioso-administrativa (patrimonial de la Administración). El médico también puede responder por vía disciplinaria (estatutaria) o vía deontológica, sin que de ellas se derive compensación económica para la víctima (Tabla 11-2).

La activación de una u otra dependerá del tipo de acto asistencial, de las características particulares de cada situación y de la voluntad del demandante, pudiendo ponerse en marcha varias de ellas a la vez de manera complementaria, bien de forma sucesiva, siendo prioritaria la vía penal sobre el resto. La reclamación del paciente puede tramitarse por vías judiciales o extrajudiciales.

Tabla 11-2. Vías de exigencia de responsabilidad

- ✔ Penal
- ✔ Civil
- ✔ Patrimonial de la Administración (contencioso-administrativa)
- ✔ Disciplinaria (Estatuto Profesional)
- ✔ Deontológica (Colegio de Médicos)
- ✔ Moral-ética

Reclamaciones extrajudiciales

Reclamación contractual

En el ámbito de la **sanidad privada**, un paciente puede reclamar mediante un escrito privado a la empresa o al profesional con los que le vinculan un contrato de prestación de un servicio, porque le han ocasionado el presunto daño. Le solicitará la devolución del coste de la asistencia, o puede ir más allá y solicitar también una indemnización como reparación del daño sufrido. Si el profesional le resarce suficientemente, queda excluida cualquier reclamación judicial.

Reclamación previa administrativa

En el ámbito de la **sanidad pública**, la responsabilidad es extracontractual. La solicitud de reparación se realiza ante la propia Administración sanitaria, mediante un escrito en el que se solicita la indemnización por el daño sufrido: es la reclamación previa administrativa. Dado que no existe pago directo por la asistencia, se reclama solamente la indemnización por los daños y perjuicios ocasionados por la atención. El inspector médico reunirá la evidencia disponible y, junto con el abogado de la aseguradora, decidirán si procede atender la reclamación económica exigida de forma total o parcial, o, por el contrario, desestimarla.

Arbitraje

El arbitraje es otra forma de reclamación extrajudicial en la que las partes implicadas deciden voluntariamente someterse a la decisión tomada por un tercero (árbitro), generalmente renunciando a su derecho a realizar acciones judiciales posteriores ante cualquier jurisdicción. Las partes pueden decidir que se someterán al arbitraje antes de que la discrepancia se produzca (a través del propio contrato que les obliga) o tras la aparición del conflicto. Este procedimiento es anecdótico en temas de responsabilidad sanitaria aunque los colegios profesionales promueven su utilización, por la rapidez y abaratamiento de los procesos.

Responsabilidad deontológica

La reclamación del paciente también puede presentarse ante el Colegio de Médicos provincial correspondiente, que trasladará el asunto a su **Comisión Deontológica**. En esta instancia, se revisa la actuación del médico con relación a las normas del Código de Ética y Deontología Médica, que propone unas penas conformes a la gravedad de los hechos (leves, graves o muy graves), de acuerdo con los Estatutos Generales de la Organización Médica Colegial. El procedimiento se articula del mismo modo que un proceso judicial, empezando con una instrucción que incluye fase de prueba, testimonios, peritajes... al término de la cual el médico que actúa como ponente eleva al pleno de la Comisión Deontológica una propuesta de sanción o absolución. En caso de resultar condenado, la Junta Directiva del Colegio impone una sanción colegial que va desde la amonestación verbal hasta el apercibimiento de oficio, la suspensión temporal de la colegiación o la expulsión del colegio profesional. La exigencia de responsabilidad deontológica no impide un proceso judicial; sin embargo, el procedimiento colegial debe detenerse hasta que recaiga resolución penal firme.

Responsabilidad disciplinaria

También la Administración sanitaria, actuando como una empresa pública, puede exigir la responsabilidad disciplinaria al profesional. En el caso de los profesionales del Servicio Público de Salud, la exigencia se hace mediante un expediente disciplinario, en el que un inspector médico actúa como instructor de la causa y analiza la actuación del profesional conforme a los criterios del Régimen Disciplinario del Estatuto Marco del Personal Estatutario de los Servicios de Salud. Las condenas pueden ir desde el apercibimiento, la separación del servicio, el traslado o la expulsión definitiva del servicio.

Reclamaciones judiciales

Si el paciente o su familia optan por la vía judicial, se les abren varias jurisdicciones ante las que poder reclamar, cada una con sus peculiaridades.

Responsabilidad penal

En la jurisdicción penal se juzgan los hechos más graves; sin embargo, la gravedad no la establece el resultado dañino, sino la naturaleza de los hechos imputados. La gravedad se establece en función de que la acción (u omisión) del presunto culpable esté tipificada en el Código Penal, independiente del resultado producido. Una acción dolosa (a propósito) tiene siempre más relevancia penal que una imprudente (involuntaria). Si un paciente fallece a consecuencia de una asistencia médica correcta, sin que existiera imprudencia ni negligencia, no se puede exigir responsabilidad penal; pero quizá sí que exista responsabilidad civil o patrimonial de la Administración. Sin embargo, un paciente puede no perder su vida y sufrir una pequeña secuela física (una fea cicatriz); si la actividad profesional fue negligente o imprudente (se dejó una gasa dentro del abdomen), sí que se genera responsabilidad penal.

Es la forma de comienzo de muchos procesos por la agilidad, gratuidad y facilidad para obtener información por el querellante. Tiene la ventaja adicional de que intervienen el Ministerio Fiscal y el médico forense, a cuenta de la Administración de Justicia, con lo cual la presencia de peritos no resulta obligada si el demandante está conforme con la opinión del médico forense.

Aunque haya muchas demandas, afortunadamente las condenas penales son raras y en general de pequeña entidad. En caso de desestimarse una querella por esta vía, las pruebas obtenidas pueden ser utilizadas por los demandantes para presentarlas en otras vías de reclamación (no se cierran otras jurisdicciones).

El procedimiento se puede abrir a instancia de parte (el perjudicado o sus familiares) o de oficio por el Ministerio Fiscal cuando los hechos son más graves. Normalmente, aun cuando la demanda la inicie el particular, el fiscal tiene opción de adherirse al procedimiento como parte demandante, en defensa del interés público.

Durante la fase de instrucción, previa al juicio, se analizan los hechos para determinar si están recogidos (tipificados) como falta o delito en el Código Penal. Para que exista responsabilidad, los hechos deben ser subsumibles en un «tipo» penal, deben estar descritos expresamente en una lista cerrada de posibles delitos (Tabla 11-3). Deberá determinarse quién es el culpable que acarreará con la sanción. Por el contrario, en las reclamaciones patrimoniales no es necesario encontrar al culpable; con que exista un daño objetivo, es suficiente. En caso de que el juez instructor aprecie indicios de delito, propondrá la apertura de juicio oral, tras el cual se dictará una sentencia condenatoria o resolutoria. La sentencia no es firme, y ambas partes podrán recurrirla ante la instancia superior.

Por vía penal, el profesional responde de forma personal, con sanciones que consisten en multas (que se abonan al Estado, no al perjudicado), inhabilitación profesional (prohibición de trabajar de médico mientras dure la condena) o privación de libertad (prisión mayor, fin de semana, arresto domiciliario). Ninguna de las tres puede estar cubierta por ningún seguro de responsabilidad. Las condenas llevan aparejadas la existencia de una **responsabilidad civil subsidiaria**, que se resuelve en el mismo proceso y obliga a pagar una cantidad de dinero, esta vez sí, al perjudicado o a su familia. La obligación del pago de la indemnización recaerá sobre el propio condenado, o sobre la institución para la que trabaja o, como ocurre habitualmente, sobre el seguro de responsabilidad de cualquiera de ambos (Tabla 11-4).

Responsabilidad civil

La responsabilidad patrimonial nace de la obligación de responder pecuniariamente, indemnizando por daños y perjuicios causados a un tercero. Se puede exigir en la vía civil, cuando se hace ante una empresa privada, por vía patrimonial de la Administración, ante un ente público, o incluso por vía penal, asociada a otro tipo de penas.

En la jurisdicción civil, la responsabilidad que se exige es de tipo patrimonial, la pena sólo puede ser económica. Es la forma de reclamación patrimonial habitual en el **ejercicio privado** de la profesión, no se puede reclamar a ninguna Administración por esta vía (en el pasado, sí era posible). Se puede reclamar a una persona o a una institución por el incumplimiento de una obligación contractual o extracontractual, según esté o no re-

Tabla 11-3. Delitos tipificados con relevancia en responsabilidad profesional

- ✔ Homicidio imprudente (art. 142)
- ✔ Lesiones (arts. 147-152)
- ✔ Suicidio asistido y eutanasia (art. 143)
- ✔ Aborto y lesiones al feto (arts. 144-146, 157-158), excepto en las situaciones despenalizadas por la Ley Orgánica 2/2010, de 3 de marzo, de salud sexual y reproductiva y de la interrupción voluntaria del embarazo
- ✔ Manipulación genética (art. 159 y siguientes)
- ✔ Omisión del deber de socorro (art. 196)
- ✔ Violación del secreto profesional (arts. 197-199)
- ✔ Falsedad documental (art. 390)
- ✔ Intrusismo (art. 403), que no contempla la mera discrepancia de competencias entre distintas especialidades médicas

Tabla 11-4. Sanciones por vía penal

- ✔ Privación de libertad
- ✔ Multa pecuniaria
- ✔ Inhabilitación profesional
- ✔ Responsabilidad civil subsidiaria

cogida expresamente en el contrato. Esta reclamación está habitualmente cubierta por el seguro de responsabilidad civil.

La responsabilidad se rige por el Código Civil (arts. 1089-1093, 1101, 1104, 1902, 1903), donde se determinan dos formas de responsabilidad:

- ✔ **Contractual:** (art. 1101 Código Civil) por incumplimiento de un contrato el paciente decide acudir a un médico concreto y solicita sus servicios.
- ✔ **Extracontractual** (art. 1902 Código Civil): no media contrato, pero se vulneran derechos y obligaciones de la relación médico-paciente, expresados en la Ley 14/1986 General de Sanidad y en la Ley 41/2002 de Autonomía del Paciente.

Se diferencian en el plazo de prescripción de las acciones (15 años para la contractual, 1 año para la extracontractual, contados a partir de la muerte o del establecimiento definitivo de las secuelas), un mayor rigor en la apreciación de culpa o negligencia en la extracontractual, y basta con un daño culposo para exigir responsabilidad extracontractual, mientras que debe vulnerarse el contrato en el otro caso. Los tribunales pueden exigir ambas responsabilidades a la vez.

El médico que desarrolla su actividad en la sanidad privada debe estar cubierto por un seguro de responsabilidad profesional (art. 46 Ley 44/2003 de Ordenación de Profesiones Sanitarias). Quien lo hace solamente en la sanidad pública queda bajo el paraguas del seguro de responsabilidad profesional que obligatoriamente tiene suscrita la institución pública para la que desempeña su labor. Algunas aseguradoras ofrecen en estos casos seguros de «segunda capa», de utilidad cuestionable.

Responsabilidad patrimonial de la Administración

Equivale a la responsabilidad civil, pero en el ámbito público. Se reclama contra la institución pública (Servicio Público de Salud) por el resultado no satisfactorio de una asistencia sanitaria. No se reclama contra el profesional, que, en caso de ser llamado a declarar, lo hará en calidad de testigo (no de imputado). Se pide una indemnización por daños y perjuicios, por lo que la condena será de carácter patrimonial y corresponderá abonarla al Servicio de Salud o a su seguro de responsabilidad correspondiente.

En virtud de la Ley 4/1999, que reformó la Ley 30/1992 de Régimen Jurídico de las Administraciones Públicas, para los **profesionales del Servicio Público de Salud** y de cualquier servicio público, la responsabilidad por la vía civil ha sido asumida subsidiariamente por la institución, a través de la **responsabilidad patrimonial** de la Administración. Quien va como acusado en el proceso es una Administración pública y, en caso de condena, ésta recae sobre el seguro de responsabilidad profesional que tiene obligación de suscribir, no directamente sobre el profesional. Hoy en día debe ser la única vía de reclamación patrimonial contra los médicos del servicio público.

Los particulares pueden exigir directamente a la Administración la indemnización por los daños y perjuicios que les ocasionen, a través de un procedimiento extrajudicial de **reclamación previa administrativa** que agota la vía administrativa y, si resulta denegada, se abre el camino a los tribunales contencioso-administrativos. En ocasiones, no llega a demostrarse culpa de ningún profesional concreto; sin embargo, se puede exigir una **responsabilidad objetiva** a la Administración por la mera existencia de un daño sin identificar al culpable. Ello ocurre, por ejemplo, en situaciones de daño desproporcionado (p. ej., amputación de la pierna sana).

La Administración condenada podría reclamar a su empleado el importe de la indemnización que abonó por su culpa, repitiendo la acción contra él en otro proceso. Esta acción, llamada **de regreso**, no suele ser empleada por las Administraciones.

El caso especial del personal en formación: responsabilidad del residente y del tutor

El médico residente (MIR), como especialista en formación, está empleado en el centro sanitario con una doble función, docente y asistencial. Para cumplir con ambas, debe realizar su actividad de manera supervisada y con una responsabilidad creciente. La supervisión la ejerce su tutor, o el médico a cuyo cargo se encuentra en su rotación, sin que sea necesario que la supervisión sea de presencia física directa en todo momento. El Real Decreto (RD) 1146/2006, de 6 de octubre, por el que se regula la relación laboral especial del MIR, y el RD 183/2008, de 21 de febrero, que desarrolló determinados aspectos del sistema de formación especializada, establecen cómo debe ser la tutorización y la supervisión del residente en lo referente a determinados actos médicos.

El artículo 15 del RD 183/2008 trata de la responsabilidad progresiva del residente, expresando que «implicará la asunción progresiva de responsabilidades [...] y un nivel decreciente de supervisión, a medida que se avanza en la adquisición de responsabilidades». También manifiesta que, durante el **primer año** de residencia, la **supervisión** de residentes «será de **presencia física** y se llevará a cabo por los profesionales que presten servicios en los distintos dispositivos del centro por el que el personal en formación está rotando», dejando claro que no sólo es el tutor, sino cualquier médico que esté en el servicio donde se encuentre el residente, quien estará encargado de su formación y será corresponsable de sus actos, sin perjuicio de la responsabilidad propia del residente. Concreta aún más al indicar que «los mencionados especialistas visarán por escrito las altas, bajas y demás documentos relativos a las actividades asistenciales en las que intervengan los residentes de primer año». De tal forma que un MIR de primer año no puede firmar documentos él solo, incluyendo las altas médicas. Si así se hiciese, el adjunto incurriría en culpa *in vigilando*, y el residente cometería una imprudencia. En los sucesivos años de especialidad, habrá una «supervisión decreciente de los residentes a partir del segundo año [...] El tutor del residente podrá impartir, tanto a éste como a los distintos especialistas que presten servicios en los distintos dispositivos del centro, instrucciones específicas sobre el grado de responsabilidad de los residentes a su cargo [...] Las comisiones de docencia elaborarán protocolos escritos de actuación para graduar la supervisión de las actividades que lleven a cabo los residentes [...] Dichos protocolos se elevarán al órgano de dirección del centro para que el jefe de estudios de formación especializada consensúe con ellos su aplicación y revisión periódica». Todo ello, sin perjuicio de que el residente pueda en cualquier momento recurrir a los médicos del servicio en el que se encuentre para consultar sus dudas, independientemente del año de formación en el que se encuentre, y de la obligación del MIR de seguir las instrucciones de los adjuntos.

El MIR responderá penal, civil, deontológica y disciplinariamente de sus propios actos, como cualquier otro médico. Y, además, responde el tutor en función del grado de supervisión, con tres escenarios posibles:

- La responsabilidad del MIR se verá limitada cuando el acto asistencial estuviera **debidamente supervisado**, en cuyo caso la **responsabilidad** será **compartida** con el tutor (o médico supervisor en ese momento), hasta el punto de que en algún caso el residente pueda quedar exento de responsabilidad por completo (sentencia de la Audiencia Provincial de Navarra 94/1998, de 13 de mayo), que recae en su totalidad sobre el tutor.
- Cuando el MIR realice **sin supervisión** directa un acto médico para el cual **ya esté capacitado**, conforme a su tutor y al protocolo de su unidad docente, responderá en solitario de los daños ocasionados: es la culpa «por asunción». Algunos tribunales exigen también cierta responsabilidad al tutor que sobrevaloró la capacidad del MIR y le dio autonomía excesiva.
- Cuando el MIR actúe **sin supervisión** por haber sido «**abandonado**» por el tutor, será éste quien responda por faltar al deber de vigilancia (culpa *in vigilando*, art. 1903 Código Civil); salvo que se trate de situaciones de **urgencia** (estado de necesidad), en cuyo caso queda absuelto.

Todo ello sin olvidar que la institución pública donde presta sus servicios el residente responde por las actuaciones del MIR mediante la responsabilidad patrimonial, a través del seguro de responsabilidad que tenga contratado.

Medidas para evitar las demandas y las condenas

Los usuarios tienen el derecho de defender sus derechos a través de los medios judiciales y extrajudiciales descritos. Los profesionales vivimos las demandas como una agresión a nuestra profesionalidad. No es raro que el médico empiece su condena al recibir la reclamación, padeciendo la llamada «pena de banquillo», una larga y penosa espera hasta la resolución judicial. En la mayoría de los casos, la absolución final o, a lo sumo, la condena económica al seguro de la institución, no evitan el calvario del profesional cuya práctica ha sido puesta en entredicho, el cambio radical de su modo de ejercicio («medicina defensiva») e, incluso, el abandono de la profesión.

La mejor medida para evitar una demanda es tener una buena comunicación con paciente y familia, a través de unas sencillas medidas:

- Informar debidamente al paciente (y a la familia, si éste lo consiente) de su patología, pronóstico y de los beneficios, efectos secundarios y alternativas de los procedimientos diagnósticos y terapéuticos indicados. La información será verbal como norma (alguna vez será exigible escrita) y se registrará en la historia clínica.
- Obtener el consentimiento, verbal siempre y escrito en ocasiones, antes de cualquier intervención sanitaria.
- Mantener una adecuada comunicación y empatía con el paciente, incluyendo el reconocimiento de un error. Un paciente puede entender un error, pero no podrá perdonar una mentira.
- Cuando se haya producido el error, el profesional debe garantizar las medidas suficientes para minimizar el alcance de los daños.
- Comunicar las situaciones conflictivas al comité de ética asistencial del centro, para ayudarnos en la toma de decisiones delicadas con valores importantes en juego.
- Comunicar los errores que no generan daño (y, por tanto, tampoco responsabilidad) al comité de seguridad del centro, para corregirlos y evitar que se repitan.
- Utilizar la historia clínica como el mejor registro de nuestra actividad asistencial, recogiendo el consentimiento verbal mediante una anotación en la historia clínica y el consentimiento escrito firmado dentro de la historia clínica. En caso de demanda, una buena historia clínica es la mejor estrategia para probar la inocencia del profesional.
- Seguir los protocolos establecidos y, en su ausencia, actuar conforme a la *lex artis ad hoc* (la práctica asistencial estándar en cada circunstancia concreta).
- Evitar la medicina defensiva, que genera más problemas legales de los que resuelve.

Si, a pesar de todas las medidas preventivas, se produce finalmente la demanda, para evitar la condena deberemos:

- No modificar ningún dato de la historia clínica *a posteriori*. En los sistemas informáticos se registran los accesos a la historia y las modificaciones dejan huella. La historia clínica será nuestra mejor aliada, por escueta que sea, siempre que no esté alterada. El demandante dispone de la historia clínica para intentar justificar que la actuación del profesional le causó el daño. La ausencia de historia clínica invierte la carga de la prueba, de forma que correspondería al profesional probar su inocencia.
- Trasferir la atención del paciente y su familia a otro colega. Evitar cualquier comunicación con ellos o sus representantes desde que se conoce la interposición de la demanda.
- Comunicar la demanda al seguro de responsabilidad cuanto antes.
- Evitar la pena de banquillo, esto es, asumir la demanda como algo inherente a la práctica asistencial y seguir adelante con la actividad habitual sin cambiarla ni caer en una medicina defensiva.
- Procurarse un especialista de prestigio que pueda realizar un peritaje que analice la actividad sanitaria objeto de la demanda.
- Demostrar el cumplimiento del protocolo o buscar causas de excepción al protocolo en el caso denunciado.

- Detectar situaciones de rotura del nexo causal, como situaciones de fuerza mayor o caso fortuito, culpa de la víctima, evolución natural de la enfermedad, lesión preexistente, ocultación de información clínica relevante por parte del paciente... que eximan de responsabilidad.
- Valorar la posibilidad del «contraataque»: tras resultar absuelto, considerar la posibilidad de demandar al demandante cuando su reclamación no tuvo ningún fundamento. Esta acción es difícil que prospere, salvo en casos de temeridad por parte del demandante que haya afectado al honor del médico y la institución demandados.
- En caso de condena, se puede plantear recurrirla en un corto plazo de tiempo ante una instancia superior, mediante un recurso de apelación ante la Audiencia Provincial (penal o civil) o Tribunal Superior de Justicia (contencioso-administrativo), según la jurisdicción en la que se haya condenado. Al presentar el recurso, puede solicitarse adicionalmente la suspensión cautelar de la sentencia, esto es, que no se ejecute hasta que no resuelva el tribunal superior ante el que se recurre.

Normativa

- Reglamento General para el Régimen de Gobierno y Servicios de las Instituciones Sanitarias de la Seguridad Social del 7 de junio de 1972.
- Real Decreto 127/1984, de 11 de enero, por el que se regula la formación médica especializada y la obtención del título de Médico Especialista.
- Ley 44/2003, de 21 de noviembre, de Ordenación de las Profesiones Sanitarias.
- Ley 55/2003, de 16 de diciembre, del Estatuto Marco del Personal Estatutario de los Servicios de Salud.
- Real Decreto 1146/2006, de 6 de octubre, por el que se regula la relación laboral especial de residencia para la formación de especialistas en Ciencias de la Salud.
- Real Decreto 183/2008, de 8 de febrero, por el que se determinan y clasifican las especialidades en Ciencias de la Salud y se desarrollan determinados aspectos del sistema de formación sanitaria especializada.
- Código de Ética y Deontología Médica. Consejo General de Colegios Oficiales de Médicos, 2011.
- Estatutos Generales de la Organización Médica Colegial.

RESUMEN

- La responsabilidad profesional es inherente a la actividad de los médicos, y se define como la obligación de reparar y satisfacer el daño o perjuicio ocasionado por sí mismo o por otro, como está recogida en el Código Civil. Se responde no sólo por actos asistenciales propios, sino también por los ajenos, como los tutores que tienen responsabilidad *in vigilando* por los actos asistenciales del residente al que supervisan. También generan responsabilidad las omisiones de actos debidos según la circunstancia del paciente.
- La obligación del médico es de medios, no de resultados. Para que exista responsabilidad, debe existir un acto u omisión doloso (voluntario) o imprudente, que genere un daño real y físico (en algún caso, también se responde por el daño moral) y que ambos estén relacionados mediante un nexo causal. La rotura del nexo causal elimina la responsabilidad. Tampoco generan responsabilidad las consecuencias que el paciente tiene el deber jurídico de soportar, y los daños derivados de fuerza mayor, caso fortuito, error diagnóstico y, por supuesto, actuaciones realizadas conforme a las normas de la *lex artis ad hoc*.
- Existe responsabilidad patrimonial contractual (propia de la actuación en la medicina privada) y extracontractual (esta última en la asistencia sanitaria pública). La responsabilidad se puede exigir por procedimientos extrajudiciales o judiciales.
- Entre los extrajudiciales destaca el arbitraje, como un buen procedimiento para dirimir la responsabilidad profesional, pero poco empleado. También la reclamación previa administrativa es un requisito extrajudicial imprescindible previo a la vía judicial contencioso-administrativa, en los procedimientos de reclamación patrimonial contra el personal de la Administración. La responsabilidad deontológica la exige el Colegio de Médicos provincial y puede llegar a suspender de colegiación al profesional. La responsabilidad disciplinaria se dirime en un expediente administrativo también extrajudicial.
- La vía penal es la jurisdicción más rápida y barata, elegida por muchos demandantes, aunque a menudo termina en absolución del profesional. Intervienen el fiscal y el médico forense. Las sanciones pueden ser multa, privación de libertad e inhabilitación profesional, y puede asociar la responsabilidad civil subsidiaria, que es la única sanción susceptible de ser asegurada.
- La vía patrimonial de la Administración utiliza la jurisdicción contencioso-administrativa para reclamar una indemnización pecuniaria contra el servicio sanitario público. El médico no está imputado, no se pide una pena personal, sino que acude como testigo. Se reclama una indemnización al seguro de responsabilidad de la institución, y no es necesario demostrar la existencia de «culpable».
- El médico residente también tiene su responsabilidad, que comparte con su supervisor o tutor. Cuando actúa debidamente supervisado, la responsabilidad recae principalmente sobre su tutor, hasta el punto de que en ocasiones el residente resulta absuelto. Si el médico residente se extralimita en sus funciones, asume la responsabilidad por sí solo, salvo en los casos de urgencia.
- La mejor manera de evitar una demanda es con una adecuada comunicación con el paciente y sus familiares. En caso de error, hay que ser sincero al comunicarlo. En los casos necesarios, se debe obtener el consentimiento del paciente en forma escrita, y en todas las intervenciones, de manera verbal y recogerlo en la historia clínica, salvo las excepciones recogidas en la ley.
- En el caso de que se produzca la demanda, habrá que asegurarse de no modificar el contenido de la historia clínica *a posteriori*. Una buena historia clínica será el mejor elemento para demostrar lo realizado por el profesional para demostrar su inocencia.

RECURSOS DIDÁCTICOS

- ✔ Enfoca
- ✔ Aplica
- ✔ Entrena

Bibliografía

Aparicio Ríos M. Apuntes sobre la naturaleza jurídica de la figura del MIR. Asesoría jurídica del sindicato médico de Granada, 2002.

Barrios Flores LF. La responsabilidad profesional del médico interno interno residente. Derecho Sanitario. 2003;11(1):1-21.

León Vázquez F, Diéguez Pereira V. La responsabilidad profesional en el marco jurídico. En: Casado V, editor Tratado de Medicina Familiar y Comunitaria. Barcelona: Semfyc Ediciones; 2012.

León Vázquez F, Diéguez Pereira V, Canals Aracil M. Aspectos legales de la atención sanitaria urgente. En: Cordero Torres J, Hormeño Bermejo, editores. Manual de Urgencias y Emergencias. Grupo de Urgencias y Atención Continuada de Semfyc. Barcelona: Semfyc Ediciones; 2012. P. 5-11.

Ricarte Díez JL, Martínez Carretero JM. Métodos de enseñanza y aprendizaje en el residente. En: Cabero Roura. Manual para tutores de MIR. Madrid: Editorial Médica Panamericana; 2008. p. 103-14.

Santo González A. Las particularidades de la formación especializada. En: Responsabilidad profesional del MIR. Documento de opinión de Semergen; 2005. p. 28-40.

SECCIÓN III. Toxicología

12 Manejo general de las intoxicaciones

Á. Nieto Sánchez y R. García Martínez de Bartolomé

Puntos clave

- ✔ Concepto de intoxicación.
- ✔ Gestión médica general del paciente intoxicado.
- ✔ Descontaminación digestiva.
- ✔ Errores y aciertos en la práctica toxicológica.

Reseña histórica

Desde que se tiene evidencia de los textos científicos más rudimentarios y antiguos, es posible observar que los venenos y tóxicos estaban presentes, tanto en su descripción como en su forma de tratar y remediar la situación tóxica.

En algunos papiros egipcios se habla de venenos y tóxicos, así como en el juramento hipocrático.

Durante el descubrimiento de América, los exploradores y colonos españoles y portugueses se enfrentaron a plantas, sustancias y venenos desconocidos hasta entonces para ellos.

A lo largo de la historia de la humanidad los tóxicos han estado presentes. Hasta el siglo XX, el manejo y terapéutica eran totalmente rudimentarios y basados en maniobras poco eficientes. El vómito forzado y los catárticos se han utilizado desde la antigüedad.

Los primeros intentos de mejorar la atención al paciente intoxicado surgen en América, con la creación en 1953 del centro de información toxicológica *Presbiterian Saint Luke's Hospital* en Chicago.

Sin embargo, es a partir de los años sesenta del siglo XX, cuando la sistematización de la atención al intoxicado mejora claramente los resultados. En este aspecto, los países escandinavos adoptan un modelo de atención al intoxicado protocolizado cuyos principales autores son los suecos Clemens y Nilson. Dicho modelo mejora drásticamente la mortalidad en el paciente intoxicado hasta entonces inaceptable. Este método se desarrolla prácticamente a la par que la creación de las primeras unidades de cuidados intensivos. El ingreso en estas unidades, la protocolización del manejo y la atención especial de la vía aérea y la terapia antidótica hacen que los resultados en la atención al paciente intoxicado mejoren notablemente.

En España el primer centro de información toxicológica se crea en 1971.

Sin embargo, durante el siglo XX, la presencia de nuevos tóxicos y su utilización en guerras y atentados terroristas hacen que determinadas sustancias sigan siendo una amenaza.

Intoxicaciones masivas como la fuga de metilisocianato en Bhopal (India) en 1984 o el síndrome tóxico por aceite adulterado en España en los años ochenta son ejemplos de nuevas toxicidades con elevada mortalidad. La sofisticación de algunas armas biológicas con ántrax, ricino o cianuro sigue siendo un reto para la atención de los pacientes afectados por las mismas.

Toxicología y evidencia científica

Como ya se ha visto, la toxicología clínica se ha desarrollado principalmente en los últimos 50 años. Sin embargo, es un desarrollo parcial, ya que existe poca evidencia científica como resultado de la obvia imposibilidad de poder desarrollar estudios clínicos controlados. La exposición al tóxico no sería ética, frente a un comparador que sería placebo.

Esto ha hecho que la toxicología avance mediante el conocimiento que otorgan las series de casos, o en ocasiones con la escasa experiencia que da la presencia de un sólo caso descrito en la literatura.

La evidencia científica es lo que hace avanzar el manejo de las entidades clínicas. Como la posibilidad de realizar ensayos clínicos es prácticamente nula, sólo se puede recurrir a metodología ensayo-error y a la experimentación animal, con las limitaciones que ésta tiene al extrapolarla a los humanos.

Concepto

Una intoxicación se define como un síndrome clínico caracterizado por la ingestión, inhalación o contacto de una sustancia que puede alterar el equilibrio sistémico del organismo. Esto puede ocurrir de forma accidental, o de forma voluntaria con intención autolítica o suicida.

Las intoxicaciones suponen el 1 % de todas las urgencias atendidas en países desarrollados. Y esta cifra permanece constante en las últimas décadas y es similar independientemente de los sistemas de salud que atiendan al paciente.

El tóxico más frecuentemente implicado es el etanol, seguido de las benzodiacepinas y en tercer lugar del monóxido de carbono.

Son algo más frecuentes en mujeres, y la existencia de gestos e intentos autolíticos asociados a las mismas hacen que la prevalencia de alteraciones psiquiátricas no sea despreciable.

Esta distribución se refleja de forma similar en estudios de prevalencia como el VEIA (vigilancia epidemiológica de la intoxicación aguda) 04 o el Hispatox 06.

Manejo general y síndromes tóxicos

La atención a un paciente intoxicado siempre conlleva seis pasos ineludibles. Estas fases están puestas en orden pedagógico aunque en la práctica real puede que no siempre se siga. Es muy importante mantener un orden de prioridades con la finalidad de asegurar la estabilidad del paciente.

Estas fases son:

- ✔ Actuación emergente.
- ✔ Actuación y evaluación diagnóstica general.
- ✔ Tratamiento genérico.
- ✔ Tratamiento específico.
- ✔ Observación, seguimiento y corrección.
- ✔ Tratamiento psiquiátrico y rehabilitador si procede.

Actuación emergente

Se lleva a cabo la misma actuación que con cualquier otro paciente crítico. Habrá que atender las distintas situaciones médicas críticas que vayan surgiendo. Hay que tener en cuenta que el paciente intoxicado se puede presentar en una situación de inestabilidad hemodinámica, neurológica, con arritmia grave, hemorragia digestiva, etc.

Por tanto, inicialmente la atención debe ser similar a la de un paciente crítico que no estuviera intoxicado. De hecho, en estas fases la presencia de una entidad crítica prevalece sobre el hecho de que el paciente esté intoxicado.

Es esencial en esta fase vigilar el nivel de consciencia, el ritmo cardíaco y las funciones hepática y renal.

Con el paciente estabilizado, o si la labor en equipo lo permite, al mismo tiempo, se irá investigando cuál es el origen de la presunta intoxicación.

Actuación y aproximación diagnóstica general

La anamnesis es esencial en un paciente intoxicado. En muchas ocasiones va a ser difícil llevarla a cabo con el propio paciente, debido al bajo nivel de consciencia o a la falta de colaboración de éste. En estos casos se deberá solicitar información a su entorno y a los profesionales que hayan atendido previamente al paciente, ya que toda información puede ser muy útil. No obstante, la anamnesis en ningún caso debe distraer de la atención al paciente sobre todo en su fase emergente.

De forma específica, se deberá preguntar cuál es el potencial tóxico causante del cuadro, la cantidad, el tiempo que ha transcurrido desde el contacto, si se han realizado maniobras previas, la presencia o no de trastornos psiquiátricos, así como una investigación epidemiológica del entorno.

Hoffman asegura que una buena anamnesis es la base de un correcto diagnóstico toxicológico y es más coste-efectiva que la determinación de tóxicos.

En cuanto a la exploración física de un intoxicado, la realidad es que no tiene por qué variar demasiado de la de un paciente que no lo esté. Sin embargo, es cierto que hay una serie de puntos en los que se debe poner un especial interés y que son ineludibles.

El primero es la exploración neurológica, la cual se debe realizar de la forma más completa posible, entendiendo la alta posibilidad de que el paciente no colabore.

En segundo lugar se debe atender de forma minuciosa al aspecto del paciente, su coloración, diaforesis, aliento, apariencia de la piel.

La tercera fase será realizar una correcta auscultación cardiopulmonar, así como una exploración abdominal detenida.

Por último, se debe valorar al paciente tanto en decúbito prono como supino. Hay ocasiones en las que éste puede presentar una picadura o una entrada de tóxico en la parte dorsal y si no se valora en decúbito supino esto puede pasar desapercibido.

Presentaciones clínicas y principales síndromes tóxicos

La presentación de las intoxicaciones se resume en cuatro síndromes o formas de manifestación principales:

- ✔ Bajo nivel de consciencia.
- ✔ Alteraciones de la conducta.
- ✔ Cuadros convulsivos.
- ✔ Manifestaciones específicas: neurológicas, cardiológicas, digestivas, cutáneo-musculares, renales, etcétera.

De estas formas de presentación, la más importante es la primera. El bajo nivel de consciencia matiza toda la asistencia al intoxicado. Va a interferir con la anamnesis, determina en qué condiciones se puede realizar la descontaminación digestiva, plantea el diagnóstico diferencial y sobre todo es la causa más común de complicaciones en el paciente intoxicado por desproteger la vía aérea.

Sin embargo, es muy frecuente encontrar las manifestaciones clínicas de la presentación de los tóxicos agrupadas por síndromes funcionales. Los más frecuentes son:

- ✔ **Síndrome colinérgico:** origina diaforesis, diarrea, bradicardia, broncoespasmo y miosis.
- ✔ **Síndrome anticolinérgico:** taquicardia, taquipnea, hipertermia, midriasis y estreñimiento.
- ✔ **Síndrome opiáceo:** miosis, depresión respiratoria y coma.
- ✔ **Síndrome hipnótico-sedante:** coma, hipotermia, *shock* y depresión respiratoria.
- ✔ **Síndrome alucinógeno:** alucinaciones, diaforesis, agitación.
- ✔ **Síndrome serotoninérgico:** hipertensión arterial, hipertermia, taquicardia y rubor facial.
- ✔ **Síndrome simpaticomimético:** hipertensión, hipertermia, taquicardia, agitación y midriasis.

Los tóxicos más representativos de cada uno de los síndromes tóxicos se refieren en la Tabla 12-1.

Exploraciones complementarias en el intoxicado

Para llevar a cabo el diagnóstico, una vez realizada una correcta y exhaustiva anamnesis y exploración física, se deben solicitar de forma dirigida una serie de pruebas complementarias.

Tabla 12-1. Síndromes tóxicos más frecuentes y tóxicos representativos implicados

Tóxico	Síndrome
Colinérgico	Organofosforados, setas
Anticolinérgico	Antipsicóticos, antiparkinsonianos, ipratropio
Opiáceo	Opiáceos
Hipnótico-sedante	Benzodiacepinas, alcohol, CO
Alucinógeno	LSD, metanfetaminas,cocaína
Serotoninérgico	IRSS, serotonina
Simpaticomimético	Cocaína

CO: monóxido de carbono; IRSS: inhibidor de la recaptación selectiva de serotonina; LSD: ácido lisérgico.

Las más importantes son:

- **Hemograma.** Sirve para calibrar, sobre todo, las posibles alteraciones de la hemoglobina.
- **Bioquímica básica.** Es fundamental para plantear el diagnóstico, la monitorización y el tratamiento. Permite valorar la glucosa, la función renal, la creatincinasa y los iones principalmente.
- **Tiempos de coagulación.** Es un dato muy relevante, pues se ve alterado en numerosas intoxicaciones y, por regla general, puede expresar insuficiencia hepática.
- **Gasometría.** Es una de las exploraciones principales que hay que hacer al paciente intoxicado. Muchas de las intoxicaciones graves cursan con alteraciones del equilibrio ácido-base que pueden ser evaluadas. Igualmente la posibilidad de insuficiencia respiratoria, así como otros datos (como la carboxihemoglobina), facilitan el diagnóstico y el manejo de estos pacientes.
- **Radiografía de tórax y de abdomen.** Si la clínica lo aconseja pueden aportar valor diagnóstico.
- **Electrocardiograma.** Es una prueba rápida, barata y no invasiva, que resulta inexcusable en la atención a un intoxicado para detectar posibles arritmias.
- **Tomografía computarizada craneal.** En numerosas ocasiones la presentación clínica de un intoxicado puede simular o solapar situaciones neurológicas diversas, que una vez hechas la anamnesis y la exploración, precisan de la realización de una prueba de imagen para plantear posibles diagnósticos diferenciales.

Las determinaciones de tóxicos se pueden realizar cuando no está claro el diagnóstico o hay necesidad de conocer los niveles de tóxico para plantear el tratamiento, como puede ocurrir con el paracetamol.

Sin embargo, es aconsejable, solicitar estas determinaciones de una forma dirigida y siempre que se cumpla la premisa anterior. En principio, si un paciente presuntamente intoxicado no presenta inestabilidad sistémica y su situación clínica no parece acompañarse de complicaciones no sería necesaria su petición.

Por otra parte, hay dos aspectos que se deben comentar al respecto:

- Para la determinación de tóxicos por situación clínica, se pueden seguir las rutinas habituales de extracción y proceso. Sin embargo, en el caso de que la determinación esté solicitada por la autoridad judicial, ésta debe cumplir unas exigencias altas de seguridad y confidencialidad y ser sometida a una cadena de custodia.
- La determinación de tóxicos requiere inicialmente consentimiento informado del paciente o de su representante válido. En numerosas ocasiones, la necesidad clínica es acuciante y no hay un representante válido. En estos casos la determinación se realizará sin consentimiento amparada por el eximente cuadro clínico. Para el resto de situaciones, es necesario y mandatorio firmar un consentimiento informado.

Los tóxicos que se determinan con más frecuencia se relacionan en la Tabla 12-2.

Tratamiento genérico y descontaminación digestiva

En la atención a un paciente intoxicado, se deben llevar a cabo tres actuaciones de forma simultánea y protocolizada, sin perder de vista que lo fundamental es asegurar la estabilidad clínica del paciente.

Estas tres actuaciones son:

- Medidas de apoyo a las funciones vitales.
- Intentar disminuir la absorción del tóxico.
- Extraer y neutralizar el tóxico absorbido.

Medidas de apoyo a las funciones vitales

Se trata de actuar sobre los sistemas en los que se produzca una disfunción, corrigiendo las posibles alteraciones.

Tabla 12-2. Tóxicos más frecuentemente determinados

Etanol
Paracetamol
Salicilatos
Tricíclicos
Anfetaminas
Cannabinoides
Cocaína
Opiáceos

En el sistema respiratorio, será necesario asegurar la vía aérea y llevar a cabo las maniobras de oxigenación y/o ventilación que la situación requiera en sus distintas formas (oxígeno normobárico, ventilación no invasiva, cámara hiperbárica, etc.).

En cuanto al sistema cardiovascular, es fundamental atender en todo momento el ritmo cardíaco y corregir las posibles arritmias que puedan surgir. También son necesarias la monitorización estrecha de la presión arterial y el tratamiento precoz de un posible *shock*.

En cuanto a la esfera neurológica, se atenderá el muy frecuente bajo nivel de consciencia y las posibles complicaciones que puedan surgir, como crisis comiciales o la presencia de focalidad neurológica no explicada.

El sistema renal también requiere una especial protección y atención. El mantenimiento de volumen que permita su funcionamiento así como la ayuda en caso de fracaso mediante técnicas como la hemodiálisis o hemofiltración son frecuentes. En ocasiones, la eliminación del tóxico pasa por llevar a cabo una de estas técnicas.

Disminución de la absorción del tóxico

Para disminuir la absorción del tóxico se puede actuar en función de la vía por la que éste haya penetrado en el organismo:

- ✔ **Vía parenteral.** Generalmente es difícil actuar en este caso, pues el tóxico ya está en el árbol circulatorio. Solamente cabría la posibilidad en algunas mordeduras de ofidios de proceder a realizar un torniquete. Sin embargo, esta técnica está desaconsejada actualmente, por las posibles complicaciones que pueden aparecer.
- ✔ **Vía conjuntival.** Se utiliza un lavado abundante con suero fisiológico.
- ✔ **Vía dérmica.** Se debe desnudar al paciente y retirarle toda la ropa, ya que puede ser reservorio del tóxico, y proceder a realizar un lavado con agua y jabón neutro si la situación clínica lo permite.
- ✔ **Vía digestiva.** Se realizará una descontaminación digestiva, según se refiere a continuación en el siguiente punto.

Descontaminación digestiva

Supone el empleo de una serie de técnicas para intentar disminuir la absorción del tóxico por vía digestiva, que es la más frecuentemente implicada. Para ello, se van a exponer una serie de técnicas.

Lavado orogástrico. Consiste en la introducción de una sonda orogástrica y, una vez comprobada su correcta colocación, se procede a la aplicación de suero fisiológico y a su extracción posterior mediante aspirado con jeringa. Lo que pretende esta técnica es extraer la máxima cantidad de tóxico posible que permanezca en el sistema gástrico.

Es una maniobra invasiva y que puede tener complicaciones, por lo que las actuales recomendaciones son que hay que realizarla en la 1ª hora desde la ingestión del tóxico y sólo si éste tiene un peligro potencial. Por tanto, no se realizará un lavado en situaciones que excedan ese tiempo o si la cantidad o el tipo de tóxico no plantean complicaciones mayores.

El lavado se debe realizar siempre con una sonda orogástrica. En la Fig. 12-1 se puede apreciar la diferencia de calibre entre una sonda nasogástrica y una orogástrica. La sonda orogástrica deja a través de sus orificios la posibilidad de un paso de porciones de comprimidos que la sonda nasogástrica no permite.

Por otra parte, la sonda posibilita administrar carbón activado. Aunque no sería ésta la forma habitual de administración, ya que el carbón activado se puede administrar por vía oral. No obstante, ya que el paciente se encontraría con un acceso digestivo amplio, se suele aplicar por la sonda.

La retirada de la sonda se debe realizar cuidadosamente y de forma lenta. Siempre conviene pinzarla antes de su extracción para impedir la aparición de cuadros vagales al retirarla.

El lavado es una técnica invasiva que debería requerir consentimiento informado. Si éste no se pudiera llevar a cabo, se entiende que es por una urgencia y necesidad imperiosa de llevarlo a cabo.

El lavado tiene una serie de contraindicaciones. Las más importantes son:

- ✔ Bajo nivel de consciencia: la contraindicación principal en este estado es que no se puede realizar el lavado a no ser que se proceda a la intubación del paciente y al sellado y exclusión de la vía aérea; de otra forma, la posibilidad de aspiración es muy elevada.
- ✔ Crisis convulsivas no controladas.
- ✔ Gestantes: es una contraindicación relativa, por la variación anatómica que supone la gestación.
- ✔ Malformaciones anatómicas.
- ✔ Niños menores de 2 años: en cualquier caso habría que sedar y proceder a intubación; la facilidad del vómito espontáneo en este tramo etario suele proteger al respecto.
- ✔ Cáusticos: conviene individualizar la situación, pero el lavado puede producir el doble de lesión al extraerlo.

Carbón activado. Es un compuesto que tiene como propiedad la adsorción de determinadas moléculas formando polímeros que impiden la absorción del mismo a nivel digestivo. No adsorbe los siguientes elementos:

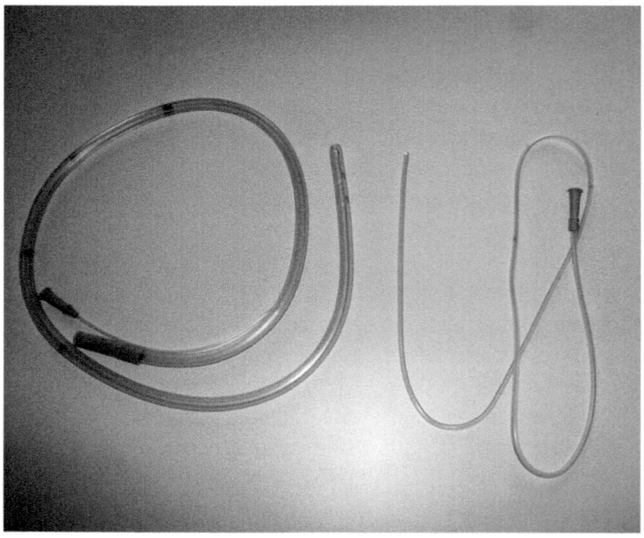

Fig. 12-1 | Diferencias de calibre entre la sonda orogástrica y la sonda nasogástrica.

- Metales.
- Hidrocarburos.
- Litio.
- Hierro.
- Alcoholes (etanol, metanol, etilenglicol).

Es particularmente útil en intoxicaciones en las que el tóxico tiene un metabolismo enterohepático con producción de metabolitos tóxicos. La dosis habitual son 50 g para una persona de constitución media.

Está contraindicado en la ingesta de cáusticos, cuando hay hemorragia digestiva o ante sospecha de perforación digestiva. En la Fig. 12-2 se expone un aplicador de carbón activado.

Lavado intestinal continuo. Es una técnica que consiste en aplicar la solución evacuante de Bohm (polietilenglicol) mediante una sonda nasogástrica hasta que el paciente emite deposiciones líquidas claras. Persigue generar un efecto de arrastre del tóxico y es particularmente útil en la intoxicación por metales pesados y organofosforados.

Catárticos y eméticos. Actualmente están en desuso. La administración de jarabe de ipecacuana para provocar el vómito es muy poco utilizada y tiene el riesgo de poder generar una aspiración si el nivel de consciencia no es óptimo.

Extracción del tóxico absorbido

La única vía que puede permitir su extracción y sobre la que se puede actuar con maniobras terapéuticas es la renal.

Para ello, se tienen dos grandes grupos de técnicas:

- **Depuración renal:**
  - Diuresis forzada alcalina mediante sueroterapia y bicarbonato: es válida para agentes como barbitúricos, salicilatos, metotrexato y flúor.
  - Diuresis forzada neutra mediante sueroterapia: puede resultar útil con el litio, el paraquat y las setas.
- **Depuración extrarrenal.** Se realizan técnicas como la hemodiálisis, la hemofiltración y la plasmaféresis, que permiten la extracción del tóxico. Éste es el caso del metanol, entre otros.

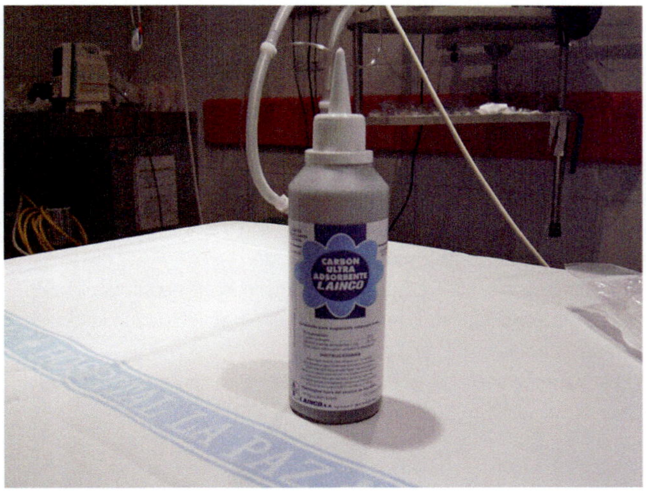

Fig. 12-2 | Aplicador de carbón activado.

Utilización de antídotos

Existen una serie de compuestos químicos que neutralizan la acción tóxica de otros y que se denominan antídotos. Son una familia miscelánea de elementos.

Su mecanismo de acción es muy variado:

- Antídotos funcionales como las oximas y la atropina que actúan sobre bloqueos enzimáticos.
- Antídotos que actúan sobre el metabolismo, como el etanol, el fomepizol o la N-acetilcisteína. Neutralizan los metabolitos tóxicos.
- Antídotos que actúan sobre el bloqueo de la bomba iónica, como el bicarbonato.
- Antídotos que actúan sobre la toxicocinética, como la emulsión lipídica.
- Anticuerpos que bloquean el tóxico, como el idarucizumab o los anticuerpos antidigital.

De forma general, los antídotos se deben utilizar con precaución y siempre que la intoxicación esté confirmada. No hay que olvidar que muchos de ellos poseen importantes potenciales efectos secundarios e incluso pueden agravar el curso clínico de la intoxicación.

Los antídotos más frecuentemente utilizados en la práctica clínica se exponen en la Tabla 12-3. Los de uso menos frecuente se muestran en la Tabla 12-4.

Tabla 12-3. Tóxicos y antídotos más comunes

Tóxico	Antídoto
Anticolinérgicos	Fisostigmina
Benzodiacepinas	Flumacenil
Betabloqueantes	Glucagón
Digital	Anticuerpos antidigital
Etilenglicol y metanol	Etanol y fomepizol
Organofosforados	Atropina y pralidoxima
Mercurio	Dimercaprol
Metahemoglobinizantes	Vitamina C y azul de metileno
Opiáceos	Naloxona
Setas	Atropina. Sibilina. Penicilina
Ofidios	Suero específico
Dicumarínicos	Vitamina K
Dabigatrán	Idarucizumab

Tabla 12-4. Antídotos de uso menos frecuente

Tóxico	Antídoto
Metrotexate	Glucarpidasa
Paraquat	Tierra de Fuller
Heparina	Protamina
Metales (incluidos radiactivos)	Pentetato cálcico trisódico
Antraciclinas (sobredosis y extravasación)	Desrazoxano

Observación y seguimiento

El paciente intoxicado requiere unas horas de observación que van a ser muy útiles para confirmar el curso clínico, descartar complicaciones y comprobar antes del alta que ha recuperado su situación basal.

Es importante recordar que muchos tóxicos como los antidepresivos, o el metanol, tienen un período de latencia relativamente prolongado y que una correcta observación del paciente puede prevenir la aparición de complicaciones de forma diferida.

Igualmente es necesario que todo intoxicado acceda voluntariamente a una valoración del psiquiatra, para que éste valore el riesgo autolítico, la pauta de medicación y haga un seguimiento cuando se le dé el alta, bien sea domiciliaria o ingresado en el hospital.

Errores comunes en toxicología clínica

En los distintos congresos y reuniones científicas se han ido analizando cuáles son los principales errores en la práctica de la atención al paciente intoxicado con la finalidad de identificarlos y, al evitarlos, generar una asistencia de calidad a nuestro paciente.

Los más comunes son:

- ✔ Hacer lavados con sondas de pequeño calibre y sin una correcta protección de la vía aérea.
- ✔ No utilizar el carbón activado por vía oral y recurrir a sondaje, en ausencia de indicación de lavado.
- ✔ No administrar oxígeno de forma precoz a los intoxicados por humo.
- ✔ Forzar la diuresis mediante la administración de diuréticos potentes que pueden empeorar la función renal y el equilibrio iónico.
- ✔ Atender a un intoxicado sin datos del evento.
- ✔ Administrar tiamina a pacientes intoxicados por etanol sin hábito etílico previo.
- ✔ Tratar a un intoxicado por paracetamol sin tener en cuenta las 4 horas de latencia preceptivas para aplicar el nomograma de Rumack-Matthew.

Recomendaciones y prácticas de calidad en la toxicología clínica

El resumen de lo que se considera una correcta asistencia a un paciente intoxicado se puede extraer de las prácticas clínicas. En España, el estudio Calitox, realizado en el año 2006, revisa a través de 24 indicadores si la asistencia toxicológica en el centro sigue o no los estándares de calidad. Este estudio no sólo hace referencia a aspectos asistenciales sino también docentes y de investigación.

Por otra parte, se pueden resumir las recomendaciones principales en cuanto a asistencia de la siguiente manera:

- ✔ Realizar una correcta anamnesis e investigación del entorno del paciente.
- ✔ Prestar desde el principio atención a la situación clínica que puede ser crítica.
- ✔ Cuidar y proteger la vía área en función de las circunstancias.
- ✔ Determinar los tóxicos si la situación clínica lo requiere.
- ✔ Solicitar un consentimiento informado, si es posible, para la determinación de tóxicos, así como antes de llevar a cabo maniobras invasivas, como el lavado gástrico.
- ✔ Dar el parte judicial ante toda intoxicación.
- ✔ Utilización correcta de antídotos. En ocasiones, el tiempo con un correcto soporte y observación puede sustituir al antídoto. En caso de necesario uso, vigilar las posibles complicaciones que la administración del antídoto puede ocasionar.

RESUMEN

- ✔ La toxicología clínica se ha desarrollado como especialidad en los últimos años. Se ha centrado en la mejoría de la atención del paciente crítico, aunque hay pocos ensayos clínicos y se basa en la experiencia de las series de casos.
- ✔ En la atención del paciente intoxicado se debe priorizar la atención de la situación urgente, que pone en riesgo la vida, y al mismo tiempo hacer una correcta anamnesis, exploración y pruebas complementarias, así como plantear el diagnóstico y el tratamiento.
- ✔ En el tratamiento se va a intentar disminuir el impacto tóxico, primero disminuyendo la absorción. En este primer paso, la descontaminación digestiva, utilizando lavado y carbón activado, resulta útil. Posteriormente, se puede utilizar, si corresponde, un primer antídoto asumiendo sus posibles efectos secundarios. Por último, se puede intentar forzar la diuresis para poder eliminar el tóxico.
- ✔ En la atención al intoxicado es esencial el correcto manejo de la vía aérea, que suele ser la fuente de mayores complicaciones por el bajo nivel de consciencia y el riesgo de aspiración.

RECURSOS DIDÁCTICOS

- ✔ Enfoca
- ✔ Aplica
- ✔ Entrena

Bibliografía

Benson BE, Hoppu K, Troutman WG, Bedry R, Erdman A, Höjer J, et al. Position paper update: gastric lavage for gastrointestinal decontamination. Clin Toxicol. 2013;51:140-6.

Burillo Putze G, Mesa Fumero J. Toxicología clínica, urgencias y urgencias pediátricas. Emergencias. 2012;24:346-7.

Burillo Putze G. Urgencias hospitalarias por intoxicaciones agudas: estudio multicéntrico nacional. Tenerife: Tesis Doctoral, Universidad de La Laguna; 2010.

Dueñas Laita. Intoxicaciones agudas en medicina de urgencias y cuidados críticos. 1ª ed. Barcelona: Masson;2005.

Hoffman R, Flomenbaum N, et al. Goldfrank's Toxicologic Emergencies. 10ª ed. New York: McGraw-Hill;2015.

Marraffa JM, Cohen V, Howland MA. Antidotes for toxicological emergencies: A practical review. Am J Health-Syst Pharm. 2012; 69:199-212.

Martínez L, Mintegi S, Molina JC, Azkunaga B. Indicadores de calidad en intoxicaciones pediátricas. Actualización 2017. Disponible en: https://seup.org/pdf_public/gt/intox_indicadores.pdf Nogué Xarau S. Intoxicaciones agudas. Barcelona: Menarini;2010.

Nogué S, Puiguriguer J, Amigó M. Indicadores de calidad para la asistencia urgente de pacientes con intoxicaciones agudas. (CALITOX-2006). Asociación Española de Toxicología Clínica. Disponible en: http://www.fetoc.es/asistencia/Calitox_stc_2006.pdf

Villanueva Cañadas E. Gisbert Calabuig. Medicina Legal y Toxicología. Barcelona: Elsevier;2004.

13 Psicofármacos, analgésicos y fármacos cardiovasculares

Á. Nieto Sánchez

Puntos clave

- ✔ Manejo del flumazenilo.
- ✔ Gestión del nomograma de Rumack-Mathew.
- ✔ Clínica de la intoxicación por digital y utilización de antídoto.
- ✔ Estabilización hemodinámica en un intoxicado por fármacos cardiovasculares.

Intoxicación por benzodiacepinas

Las benzodiacepinas son un grupo de fármacos muy extendidos a nivel mundial, con altas tasas de prescripción y probablemente sobreutilizados en la población.

Ocupan el segundo lugar en la incidencia de las intoxicaciones de forma global, detrás del etanol, y son la primera causa de intoxicación medicamentosa.

Las benzodiacepinas se clasifican en función de su semivida de eliminación como:

- ✔ Acción corta: midazolam.
- ✔ Acción intermedia: alprazolam, lorazepam, bromazepam.
- ✔ Acción larga: diazepam, clordiazepóxido.

Son fármacos muy predictibles desde el punto de vista farmacodinámico y toxicocinético cuando no están interferidos con la toma de otras sustancias que pueden alterar su acción, como puede ser el caso del etanol.

Actúan en el GABA, y en ocasiones se les considera «aliados» de una intoxicación por la estabilización neuronal que confieren, así como por la sedación reversible mediante flumazenilo que pueden aportar.

La **manifestación clínica** de un intoxicado por benzodiacepinas es la sedación variable hasta llegar al coma. Puede manifestarse como disartria, obnubilación, hipotonía, hiporreflexia, etc. En dosis masivas inhiben el centro respiratorio y puede haber bradicardia e hipotensión con tendencia al *shock*.

Desde el punto de vista **diagnóstico**, se pueden determinar benzodiacepinas tanto en orina como en suero. Sin embargo, es una determinación que no suele tener una rentabilidad diagnóstica elevada, ya que el contexto clínico suele aportar más datos que la propia determinación. En ningún caso debe cambiar la actitud ni el diagnóstico diferencial, ya que las benzodiacepinas suelen acompañar a numerosas intoxicaciones.

En un intoxicado con benzodiacepinas leve, el **tratamiento** consistirá en la observación cuidadosa del paciente y comprobar su evolución.

Cuando el paciente ha ingerido una cantidad elevada, o presenta clínica compatible con ello, se deben aplicar medidas de descontaminación digestiva. Se realizará un lavado, según normas habituales, y se puede administrar carbón activado, ya que es muy eficiente en adsorción de este grupo farmacológico.

El antídoto es el flumazenilo. Revierte la unión de la benzodiacepina al complejo GABA (ácido gamma aminobutírico) de forma muy eficaz. El flumazenilo no se debe utilizar en intoxicaciones por benzodiacepinas de carácter leve. Y es un criterio de calidad reconocido en Calitox 2006 el pautarlo con una puntuación en la escala de coma de Glasgow inferior a 12 (indicador nº 11). Está contraindicado en presencia de crisis comiciales o agitación psicomotriz. Su empleo puede originar una deprivación brusca del efecto farmacológico y precipitar un cuadro de agitación.

Intoxicación por barbitúricos, antidepresivos y neurolépticos

Intoxicación por barbitúricos

El empleo de los barbitúricos ha ido descendiendo en las últimas dos décadas; sin embargo, todavía el médico puede enfrentarse a intoxicaciones por este grupo farmacológico.

Clínicamente, se presentan de forma muy variable. De hecho, tienen tendencia lipofílica con acantonamiento en el tejido adiposo y posible suelta inesperada con efecto intenso. La presentación más común es el bajo nivel de consciencia progresivo hasta alcanzar el coma profundo. Hay que tener en cuenta que el etanol y los hipnosedantes pueden incrementar su efecto.

No se suelen diagnosticar específicamente. El **diagnóstico** se realiza por la sospecha y las manifestaciones clínicas compatibles.

El **tratamiento** se basa en descontaminación digestiva y manejo sintomático de la situación.

Intoxicación por antidepresivos

Los antidepresivos son un grupo de fármacos misceláneo, con estructuras químicas variables, y con presentación toxicológica distinta. Constituyen la segunda causa de intoxicación medicamentosa voluntaria y se clasifican en tres grandes grupos:

- ✔ Tricíclicos.
- ✔ Inhibidores selectivos de la recaptación de serotonina (ISRS).
- ✔ Inhibidores de la monoaminooxidasa (IMAO).

Los antidepresivos son fármacos sumamente extendidos. En los últimos años han variado su espectro, ya que se están actualmente usando ISRS, en sustitución de los clásicos antidepresivos tricíclicos y tetracíclicos, así como los IMAO. No obstante, todos ellos se siguen prescribiendo, por lo que es conveniente conocer su potencial toxicidad.

Antidepresivos tricíclicos

Todas sus **manifestaciones clínicas** derivan de sus propiedades anticolinérgicas, de la depresión que pueden producir sobre el sistema nervioso central, así como de su cardiotoxicidad.

La cardiotoxicidad es extraordinariamente importante, ya que aparece de forma tardía y sirve de monitorización para valorar la intensidad de la intoxicación. En esencia, se trata de un bloqueo de los canales de sodio del miocito cardíaco, que origina un enlentecimiento de la conducción y sobre todo un alargamiento del QRS. Los valores plasmáticos de los fármacos no se correlacionan con la gravedad del cuadro, siendo mucho más fiable la valoración del ensanchamiento del QRS.

En cuanto al **tratamiento**, se puede realizar descontaminación digestiva, siendo más laxos con los tiempos por el efecto anticolinérgico, que enlentece el vaciado gástrico. El bicarbonato permite tratar la cardiotoxicidad, ya que revierte el bloqueo de los canales del sodio.

Inhibidores selectivos de la recaptación de serotonina

Los ISRS son fármacos muy utilizados actualmente. La sobredosis y la intoxicación producen un cuadro inespecífico con náuseas y vómitos, visión borrosa, depresión del sistema nervioso central y taquicardia sinusal.

Sin embargo, el cuadro clínico más específico es la aparición de un síndrome serotoninérgico, resultado del incremento de serotonina no recaptada en el espacio sináptico. Este síndrome se caracteriza por la adición al cuadro anterior de temblor, hiperreflexia, diaforesis, rabdomiólisis y afectación del sensorio.

El **tratamiento** es de soporte, la mayoría de las ocasiones ingresando en UCI, aportando volumen, sedación y monitorización estrecha. La ciproheptadina, antihistamínico bloqueante de serotonina, puede ser un coadyuvante útil en estos casos.

Inhibidores de monoaminooxidasa

Los IMAO actualmente se están utilizando en menor cuantía que en décadas previas. El cuadro tóxico que produce una sobredosis es similar al originado por los ISRS. Producen un cuadro parecido al síndrome serotoninérgico.

Sin embargo, puede ser más frecuente que la intoxicación la posibilidad de interacción de estos fármacos con alimentos que contienen tiramina (quesos fermentados, vino, cerveza y embutidos), con producción de una crisis hipertensiva. Igualmente, estos fármacos interaccionan con los antidepresivos tricíclicos, los ISRS y la metildopa.

El manejo en caso de crisis hipertensiva será sedación con benzodiacepinas y tratamiento de la hipertensión con nitroprusiato, fentolamina o urapidilo.

Intoxicación por neurolépticos

En el ámbito psiquiátrico, los neurolépticos son ampliamente prescritos. Son una familia de fármacos muy variados y con distintos mecanismos de acción, y son utilizados en población con mayor predisposición a la intoxicación voluntaria, por lo que son relativamente frecuentes las intoxicaciones por este grupo.

Los neurolépticos tomados en dosis supraterapéuticas suelen cursar con nivel de consciencia bajo y posible aparición de efectos secundarios específicos. Asocian también tendencia a la hipotensión, ya que tienen un efecto vasodilatador no despreciable.

Entre los dos efectos secundarios que pueden aparecer, podemos destacar la presencia de distonías y el síndrome neuroléptico maligno. Ambos son dosis-independientes y dependen más de una predisposición individual.

La presencia de distonías y efectos seudoparkinsonianos es relativamente frecuente. Su tratamiento es el biperideno, que se suele asociar de forma preventiva a la prescripción del neuroléptico.

Más grave es la aparición de un síndrome neuroléptico maligno, caracterizado por bajo nivel de consciencia, hipertermia, rigidez, posibles convulsiones y rabdomiólisis. Requiere ingreso en UCI en la mayoría de las ocasiones, y su tratamiento es de soporte, hidratación y dantroleno.

Intoxicación por paracetamol

El paracetamol es el analgésico más prescrito a nivel mundial. Está en segundo-tercer lugar en la clasificación de intoxicaciones medicamentosas por orden de frecuencia, superado por las benzodiacepinas.

Es un fármaco sumamente seguro. A dosis terapéuticas correctas, no produce ningún tipo de efecto negativo ni tiene grandes interacciones medicamentosas. Sin embargo, a dosis tóxicas es potencialmente mortal, ya que produce fallo hepático fulminante.

El paracetamol se ingiere por vía oral y alcanza su concentración máxima a las 4 horas. Tiene una vida media de 2 a 4 horas.

Su metabolismo es hepático y depende de la constitución de glucuronoconjugación y formación de par-conjugados que se eliminan por orina de forma neutra. Pero hay otra vía mediada por el citocromo P450. En este segundo proceso se produce N-acetil-p-benzoquinoneimida (NAPBQ), que es el principal metabolito tóxico hepático, y depende de glutatión para su detoxificación y extracción.

La metabolización del paracetamol se puede apreciar en la Fig. 13-1.

La dosis terapéutica del paracetamol es de 10-20 mg/kg, repartida en tres tomas a lo largo del día. La dosis tóxica, con los matices interindividuales, estaría en torno a 150 mg/kg, la letal entorno a 250 mg/kg. En niños puede ser mortal con 150 mg/kg.

Las **manifestaciones clínicas** de la intoxicación son progresivas y se pueden establecer en cuatro fases:

- ✔ **Fase I: situación prelesional.** Sintomatología inespecífica digestiva. Dispepsia, náuseas y vómitos.
- ✔ **Fase II: 24-48 horas tras ingesta.** Se inicia el daño hepático. Se intensifican los síntomas. Puede aparecer dolor en el hipocondrio derecho.
- ✔ **Fase III: 48-72 horas.** Insuficiencia hepática grave. Alteración de la coagulación. Patrón de citólisis con elevación violenta de transaminasas. Hipoalbuminemia e hipoglucemia.
- ✔ **Fase IV: 72-96 horas.** La insuficiencia hepática conlleva un fracaso multiorgánico secundario, produciendo la muerte si no se consigue revertir el cuadro.

El **diagnóstico** de la intoxicación hay que hacerlo con cierta intuición sobre la posible ingesta. No siempre el paciente o el entorno la reconocen o le dan poca importancia.

La confirmación se realiza mediante la determinación de niveles en suero de paracetamol. Una vez realizada la determinación, hay que aplicar el nomograma de Rumack-Mathew. El nomograma no es sino una gráfica de abscisas y ordenadas con una línea que determina la toxicidad. En las abscisas está el tiempo transcurrido desde la ingesta, y en las ordenadas, la concentración de paracetamol. Cualquier valor por encima de la línea expresará toxicidad, y por debajo estará en rango de seguridad.

El nomograma no se debe comenzar antes de las 4 horas, teniendo en cuenta la toxicocinética del paracetamol.

En la Fig. 13-2 se expone el nomograma de Rumack-Mathew.

No obstante, el nomograma tiene una serie de inconvenientes. Es aplicable sólo cuando hay una ingesta única y se conoce el tiempo de latencia. No se puede comenzar hasta las 4 horas posingesta y asume la disponibilidad permanente para poder realizar paracetamolemia.

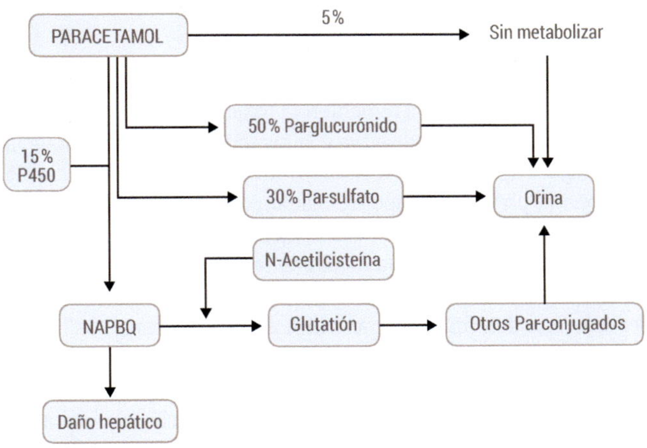

Fig. 13-1 | Metabolización del paracetamol. NAPBQ: N-acetil-p-benzoquinoneimida.

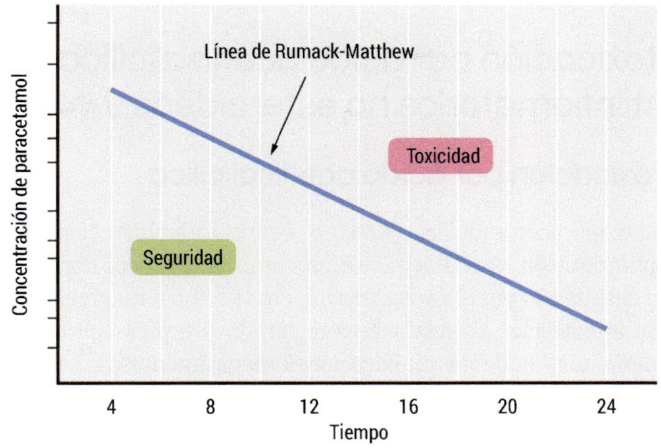

Fig. 13-2 | Nomograma de Rumack-Matthew.

Para evitar estos inconvenientes se puede realizar un cálculo matemático basado en las semividas del paracetamol. En esencia, es realizar una determinación de paracetamol en un tiempo que denominaremos C1, y posteriormente otra C2. En función del cociente que obtengamos, si éste es mayor que el valor de referencia, existirá bajo riesgo de toxicidad. Si es igual o menor, puede haber riesgo de toxicidad. En la Tabla 13-1 se encuentran los valores de referencia para realizar este cálculo.

La dependencia del glutatión para tener una correcta detoxificación hace que las intoxicaciones con bajo glutatión (desnutrición, trastorno de la conducta alimentaria, síndromes constitucionales) sean de mal pronóstico. Igualmente, las intoxicaciones por paracetamol que cursan de forma concomitante con fármacos inductores del citocromo P450 como puedan ser fenitoína, carbamacepina, fenobarbital o rifampicina.

El **tratamiento** se basa en una correcta descontaminación digestiva, aplicando lavado y carbón activado.

El antídoto es la N-acetilcisteína. Está preparada en formulación antidótica. No es un antídoto inocuo, ya que puede producir broncoespasmo, *rash*, exantema y taquicardia. Pero se debe utilizar siempre en zona de riesgo del nomograma de Rumack, así como cuando se desconozca éste, pero haya sospecha de intoxicación relevante.

Hay que tener en cuenta que el paracetamol atraviesa la barrera placentaria y puede producir muerte fetal en caso de intoxicación, con mayor probabilidad cuanto más temprana sea la gestación. El tratamiento en la gestante es seguro.

Tabla 13-1. Valores de referencia del paracetamol en función de su semivida

Tiempo C1-C2	Cociente	Tiempo C1-C2	Cociente
2	1,4	8	4
3	1,7	9	4,7
4	2	10	5,6
5	2,4	11	6,7
6	2,8	12	8
7	3,7		

Intoxicación por ácido acetilsalicílico y antiinflamatorios no esteroideos

Intoxicación por ácido acetilsalicílico

El ácido acetilsalicílico (AAS), o aspirina, también tiene una amplia difusión. Probablemente no como analgésico, donde ha sido desplazado por el paracetamol, pero sí como antiagregante.

Su intoxicación es relativamente común y supone aproximadamente el 5 % de las intoxicaciones medicamentosas. La dosis tóxica en el adulto se produce a partir de los 10 g y es mortal a partir de los 30 g.

Desde el punto de vista clínico, la aspirina produce un cuadro relativamente inespecífico con náuseas, vómitos, epigastralgia y fiebre. Los cuadros más graves producen coma, alteraciones de la coagulación, convulsiones, distrés respiratorio del adulto, insuficiencia renal, *shock* y fracaso multiorgánico.

Son muy características las alteraciones del equilibrio ácido-base que produce la aspirina. Inicialmente, y ante la intensa acidificación del medio, el organismo responde con hiperventilación provocando una alcalosis respiratoria. Posteriormente, y ante el agotamiento de los mecanismos de compensación, entra en acidosis metabólica.

Estas alteraciones del equilibrio ácido-base son características, lo que, sumado a un contexto clínico adecuado y a la determinación de salicilatos en suero, permite hacer el **diagnóstico**.

El **tratamiento** de esta intoxicación se basa en el soporte del paciente, prestando atención a su estabilidad clínica global. Se debe corregir el equilibrio ácido-base, tratando con bicarbonato, y también es conveniente alcalinizar la orina. Previamente, se aplica una correcta descontaminación digestiva, con utilización de carbón activado.

El empleo de inhibidores de la bomba de protones puede ser útil como preventivo de hemorragia digestiva, así como tratamiento sintomático de la gastritis química producida por la aspirina.

Intoxicación por antiinflamatorios no esteroideos

De amplísima difusión, son fármacos relativamente seguros en dosis terapéuticas e incluso supraterapéuticas moderadas.

Los antiinflamatorios no esteroideos (AINE) se clasifican en:

- ✔ Pirazolonas: metamizol, aminopirina, fenilbutazona.
- ✔ Derivados del ácido acético: indometacina, diclofenaco.
- ✔ Derivados del ácido fenilpropiónico: ibuprofeno, naproxeno y cetoprofeno.
- ✔ Oxicams: piroxicam.
- ✔ Inhibidores de la COX2: celecoxib.

La intoxicación por dosis masiva de cualquiera de estos fármacos produce un cuadro caracterizado por epigastralgia y posible hemorragia digestiva, insuficiencia renal, discrasias sanguíneas, crisis hipertensiva, posible insuficiencia cardíaca y asma.

Es característica de este grupo de fármacos la posible hipersensibilización inmunoalérgica, que también puede aparecer de forma aguda durante la intoxicación.

El **tratamiento** es genérico y de soporte. Se irán tratando los distintos episodios que aparezcan en función de la prioridad clínica.

Intoxicación por digital

La digital ha sido hasta hace unos años uno de los pilares del tratamiento cardiológico tanto para la insuficiencia cardíaca como por su efecto frenador en arritmias rápidas. En la actualidad, su uso se ha visto desplazado por los betabloqueantes, pero todavía se sigue prescribiendo notablemente. En algunas estadísticas, hasta el 15 % de los pacientes ingresados en un hospital toman digital.

La digital proviene de una planta, la *Digitalis purpurea*.

Su **mecanismo de acción** se basa en inhibir la ATPasa de la membrana de las células del sistema eléctrico cardíaco, originando tres efectos principales: disminuir el automatismo, prolongar el período refractario y disminuir la conducción nodal.

En rango tóxico, aumenta la actividad simpática y genera arritmias.

Desde el punto de vista **toxicocinético**, la digital tiene una muy buena absorción oral, aunque se interfiere por alimentos y antiácidos. Asimismo, posee baja unión a proteínas (25 %). Su eliminación es principalmente renal (80 %). Un factor principal en la toxicidad de la digital es la potasemia, ya que bajos niveles de potasio inhiben la ATPasa, originando mayor cardiotoxicidad.

Por otra parte, se deben distinguir dos situaciones distintas. La más frecuente es la intoxicación crónica en pacientes con dosis superiores a su eliminación. No obstante, puede tratarse de una intoxicación aguda con alta ingesta de comprimidos de digital por error o con intencionalidad suicida.

Las **manifestaciones clínicas** de la intoxicación por digital aparecen principalmente en tres sistemas:

- ✔ **Digestivo.** Produce un cuadro inespecífico, con náuseas, vómitos, dolor abdominal y posible síndrome diarreico.
- ✔ **Neurológico.** Puede aparecer inestabilidad, temblor, cefalea, convulsiones y discromatopsia. Esta última consiste en la percepción alterada de los colores, y es un hallazgo clásico.
- ✔ **Cardiológico.** La intoxicación por digital puede producir cualquier tipo de arritmia. Sin embargo, son más frecuentes las bradiarritmias como fibrilación auricular lenta, bloqueo aurículo-ventricular de grado variable, y, en los casos más graves, bradicardia grave y asistolia.

El curso clínico de la intoxicación por digital puede verse afectado por factores que incrementen la toxicidad. Los dos más importantes son la hipopotasemia y la insuficiencia renal, aunque la hipomagnesemia, la hipercalcemia, la hipoxia, la existencia de cardiopatía previa y el hipotiroidismo contribuyen igualmente a una evolución desfavorable de la intoxicación.

El **diagnóstico** se efectúa mediante la determinación de digital en suero, siguiendo un contexto clínico adecuado. Es esencial realizar una determinación analítica de función renal, así como de iones, principalmente sodio y potasio.

La realización de un electrocardiograma es inexcusable. La presencia de arritmia apoyará el diagnóstico. La clásica cubeta digitálica (concavidad en precordiales anteriores) es signo de impregnación digitálica, pero no tiene que ser diagnóstico de intoxicación. Es más, una cubeta digitálica con una frecuencia cardíaca normal y un ritmo estable podría aproximar una correcta digitalización. En la Fig. 13-3 se puede apreciar una cubeta digitálica en el electrocardiograma.

En cuanto al **tratamiento**, se deben tomar una serie de medidas generales, entre las cuales están:

- Intento de mejoría de la función renal.
- Corrección de las alteraciones iónicas, como la potasemia.
- Vigilancia y monitorización de las posibles arritmias cardíacas, y tratamiento si procede.
- La descontaminación digestiva es eficaz. El carbón activado es un excelente adsorbente en esta intoxicación.
- El alto volumen de distribución de la digital hace que medidas como la diálisis o la hemofiltración no sean muy eficaces.

El tratamiento específico son los anticuerpos antidigital. Este tipo de anticuerpos son una fracción Fab inmunoglobulínica que produce una disociación de forma intensa del complejo ATPasa-digital, creando un complejo Fab-digital que se elimina por orina de forma neutra.

Tienen el inconveniente de tener un elevado coste, así como su naturaleza inmunológica, que puede plantear reacciones anafilácticas hasta en el 1 % de los pacientes atendidos.

En estas circunstancias, los anticuerpos antidigital tienen unas indicaciones estrictas, que son principalmente en un contexto de intoxicación aguda:

- Arritmias malignas refractarias.
- *Shock* cardiogénico.
- Digoxinemias superiores a 6 ng/mL.
- Hiperpotasemia que no responde a tratamiento.

Intoxicación por betabloqueantes

Grupo de fármacos muy extendidos y prescritos en numerosas condiciones clínicas. Se pueden clasificar en tres grupos:

- **No selectivos:** bloquean receptores β1 y β2: propranolol, timolol.
- **Selectivos:** bloquean receptores cardíacos β1: atenolol, bisoprolol, metoprolol, nevibolol.
- **Mixtos:** bloquean receptores β y α: carvedilol, labetalol.

Su **mecanismo de acción** consiste en el bloqueo que se produce sobre la fijación de un simpaticomimético al activar la adenilciclasa. Este bloqueo se produce de forma intensa, e impide la activación de la ATPasa. El resultado es un menor efecto adrenérgico y simpático por parte del agente (fármaco, hormona tiroidea, aminas endógenas, etc.).

Las **manifestaciones clínicas** que origina una intoxicación por betabloqueantes son fundamentalmente hemodinámicas. Cursa con bradicardia y *shock*, así como con bloqueo del sistema renina-

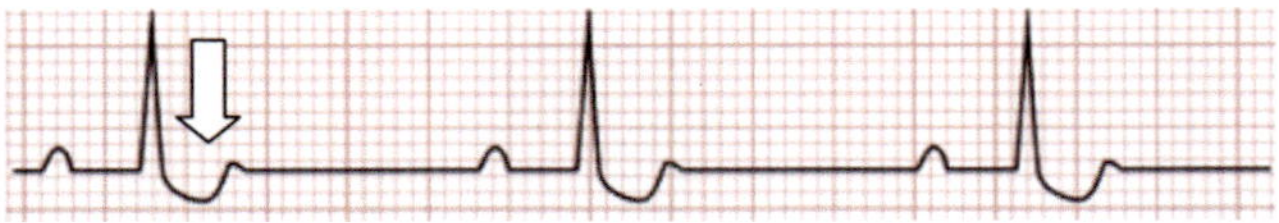

Fig. 13-3 | Cubeta digitálica.

angiotensina que facilita y tiende a la hiperpotasemia. El bloqueo del glucagón puede precipitar hipoglucemia. Las convulsiones y la tendencia al bajo nivel de consciencia son frecuentes en intoxicaciones relevantes.

Aunque algunos betabloqueantes son cardioselectivos, la mayoría a altas dosis pierden esta característica, siendo frecuente la aparición de broncoespasmo en pacientes particularmente predispuestos (como asmáticos o enfermos de EPOC [enfermedad pulmonar obstructuva crónica]).

El **diagnóstico** se debe realizar basado en un contexto clínico adecuado que aúna alteraciones hemodinámicas compatibles con la ingesta del betabloqueante. No se suelen determinar de rutina. La valoración del equilibrio iónico y de ácido-base es muy importante para plantear el tratamiento.

En cuanto al **tratamiento**, la descontaminación digestiva es prioritaria. Se debe utilizar lavado si cumple criterios, así como carbón activado.

Generalmente, la inestabilidad hemodinámica que aparece desde los primeros momentos hace que sea necesaria la utilización de drogas vasoactivas. En este caso, el isoproterenol, como cronotropo positivo puro, puede ser de alta utilidad.

El antídoto específico de los betabloqueantes es el glucagón. Éste actúa interviniendo en el complejo adenilciclasa-calcio, favoreciendo la disponibilidad de calcio para las células implicadas. Cuando se utiliza, se debe monitorizar estrechamente glucemia, potasio y posible acidosis.

Intoxicación por antagonistas del calcio

Los antagonistas del calcio son un grupo de fármacos muy utilizados en medicina cardiovascular.

Se clasifican básicamente en:

- **Antagonistas del calcio dihidropiridínicos:** amlodipino, nifedipino, nicardipino.
- **Antagonistas del calcio no dihidropiridínicos:** diltiazem y verapamilo.

Todos tienen un mecanismo de acción común, ya que reducen la entrada de calcio al interior de la musculatura lisa vascular produciendo vasodilatación y reducción de la capacidad contráctil miocárdica. Sin embargo, en cuanto al efecto cronotropo, tanto el diltiazem como el verapamilo reducen la frecuencia cardíaca, mientras que los dihidropiridínicos la incrementan, especialmente el nifedipino.

Las **manifestaciones clínicas** de una intoxicación por este grupo farmacológico van a ser eminentemente vasculares, con hipotensión y depresión miocárdica que puede llevar a la insuficiencia cardíaca. La mayor o menor bradicardia objetivada dependerá del tipo de antagonista en cuestión, como se ha referido.

Si este efecto se mantiene, puede llevar a *shock* refractario y fracaso multiorgánico con progresión a asistolia.

El **diagnóstico** se debe efectuar por las manifestaciones clínicas y la sospecha de la ingestión. No se determinan en suero u orina de forma rutinaria.

El **tratamiento** de esta intoxicación se realiza de forma primaria, estabilizando al paciente con aporte de volumen que trate la hipotensión y, si fuera necesario, drogas vasoactivas que traten el fallo de bomba. Se debe realizar descontaminación digestiva.

Como antídoto, se puede emplear gluconato cálcico. Tanto el bicarbonato como la insulina con glucosa se han mostrado beneficiosos. No obstante, se debe monitorizar tanto la glucemia como el potasio, ya que esta terapia puede inducir hipoglucemia e hipopotasemia.

La monitorización cardíaca debe ser continua.

RESUMEN

- ✔ En esta lección se han tratado varios grupos farmacológicos muy distintos entre sí, pero que tienen el aspecto común de ser muy frecuentes en su prescripción y, por tanto, en la potencial intoxicación. De forma genérica, la descontaminación digestiva es útil en todos ellos.
- ✔ En cuanto a las benzodiacepinas, destacan por una disminución progresiva del nivel de consciencia y una buena respuesta a flumazenilo, que debe ser empleado siempre con Glasgow inferior a 12.
- ✔ Los antidepresivos tricíclicos tienen toxicidad cardiológica, y los inhibidores selectivos de la recaptación de serotonina pueden producir un síndrome serotoninérgico.
- ✔ El paracetamol y su intoxicación se manejan mediante el nomograma de Rumack-Mathew.
- ✔ En el ácido acetilsalicílico, las alteraciones del equilibrio ácido-base con alcalosis respiratoria inicial y posterior acidosis metabólica son muy características.
- ✔ La digital es un proarritmógeno, principalmente de arritmias leves. Su intoxicación se trata con anticuerpos específicos antidigital en indicaciones concretas.
- ✔ Por último, tanto betabloqueantes como antagonistas del calcio son grupos farmacológicos que comparten en su intoxicación la depresión del sistema hemodinámico. El glucagón para los primeros y el gluconato cálcico para los segundos son los antídotos de elección.

RECURSOS DIDÁCTICOS

- ✔ Enfoca
- ✔ Aplica
- ✔ Entrena

Bibliografía

Acuña JP. Intoxicación grave por psicofármacos. Rev Med Clin Condes. 2011;22:332-339.

Boyer EW. The serotonin Syndrome. N Engl J Med 2005;352:1112-20.

Dueñas Laita. Intoxicaciones agudas en medicina de urgencias y cuidados críticos. 1ª ed. Barcelona: Masson; 2005.

Hoffman R., Flomenbaum N, et al. Goldfrank's Toxicologic Emergencies. 10ª ed. New York:McGraw-Hill; 2015.

Melo OL, et al. Convulsiones secundarias a la administración de flumazenilo en un caso de sobredosis de benzodiacepinas y antidepresivos tricíclicos. Rev Toxicol 2004;21:38-40.

Nogüe S, et al. Tratamiento de la intoxicación digitálica. Bases para el uso de los anticuerpos antidigital. Emergencias. 2012;24:462-475.

Puiguriguer J. Valoración del riesgo de hepatotoxicidad cuando no es posible aplicar el nomograma de Rumack-Matthew. Emergencias. 2010;22:365-8.

14 Intoxicación por humo y gases, intoxicación por disolventes

Á. Nieto Sánchez

Puntos clave

- Oxigenoterapia en monóxido de carbono.
- Prevención del síndrome neurológico tardío.
- Terapia antidótica del cianuro.
- Toxicidad de los disolventes.

Introducción y breve reseña histórica

Los gases han sido ampliamente utilizados por la humanidad desde que se tuvo acceso a su control y producción. Su uso en guerras y en atentados terroristas ha sido común.

Podríamos poner tres ejemplos:

- Utilización de gas mostaza en la Primera Guerra Mundial. Gas de los llamados vesicantes, producía importantes quemaduras en todo el organismo.
- Catástrofe de Bophal (India, 1984). Escape de metilisocianato como compuesto intermedio de la producción de herbicidas. Hasta 500.000 afectados con numerosos fallecimientos. Posteriormente, apareció el problema que llega hasta nuestros días de contaminación del suelo por el compuesto.
- Atentado del metro de Tokio (1995). Difusión de gas sarín. Gas nervioso que paraliza la musculatura respiratoria y produce la muerte por insuficiencia respiratoria.

Estos ejemplos son representativos de la intoxicación por gases. Sin embargo, actualmente el gas más común que produce morbimortalidad es el monóxido de carbono, así como, en los incendios, la posible aparición de gas cianhídrico o cianuro.

Las intoxicaciones por gases son frecuentes en la práctica clínica y son importantes por ser potentes tóxicos que en ocasiones pueden causar la muerte.

Intoxicación por monóxido de carbono

El monóxido de carbono (CO) es un gas inodoro, insípido y no irritante que está presente en pequeñas concentraciones en la atmósfera, pero cuando su concentración se incrementa produce elevada toxicidad.

Es el tercer tóxico por orden de frecuencia de forma global, detrás del etanol y las benzodiacepinas. Probablemente, la importante incidencia de esta intoxicación tiene relación con las características del gas, ya que, al no ser irritante, puede pasar desapercibido.

La fuente más común en la actualidad son las calderas de gas con una deficiente combustión que producen CO. También están descritas intoxicaciones con finalidad suicida, con exposición en un ámbito cerrado al motor de un vehículo. Otra intoxicación, de mecanismo distinto, es la producida por el cloruro de metileno, que es un compuesto que aparece en numerosos disolventes. El cloruro de metileno puede provocar CO en su metabolización hepática, que produciría las mismas alteraciones que el CO inhalado.

Patogenia y fisiopatología

El mecanismo por el que el CO es tóxico se basa en la producción de carboxihemoglobina, la cual tiene una afinidad por el oxígeno de hasta 300 veces superior. Esto hace que el oxígeno disuelto en sangre queda atrapado y secuestrado por la carboxihemoglobina (COHb), sin liberarse en los tejidos periféricos, colocando al organismo en una situación de hipoxia sistémica. Desde el punto de vista gráfico, lo podríamos expresar como un desplazamiento de la curva de la hemoglobina hacia la izquierda, ante la cual, con la misma concentración de oxígeno, en presencia de monóxido de carbono la disponibilidad de los tejidos es esencialmente menor (Fig. 14-1).

Sin embargo, éste no es el único mecanismo por el que el CO es tóxico. El bloqueo de la citocromo-oxidasa, produciendo «asfixia» y muerte celular, así como la activación de los sistemas proinflamatorios como el de las proteasas, origina un efecto inflamatorio sistémico que afecta principalmente al sistema nervioso central.

Podemos ver en la Tabla 14-1 cuáles son los tres mecanismos patogénicos del CO.

Clínica

Las manifestaciones clínicas que va a provocar la intoxicación por CO dependen de los niveles de carboxihemoglobina que presente el paciente. Técnicamente, se considera que existe intoxicación por CO cuando la carboxihemoglobina supera el 10 %.

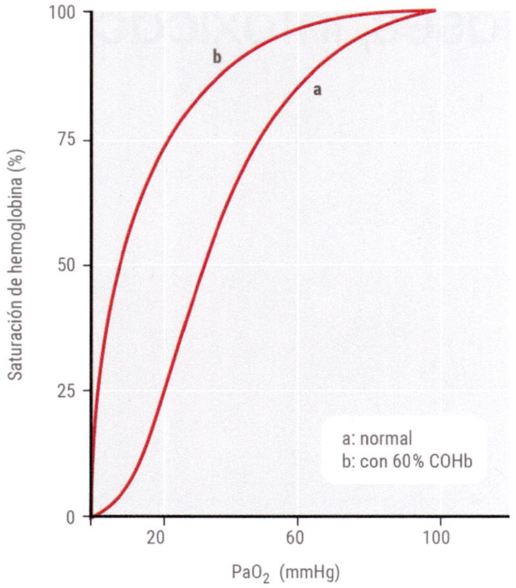

Fig. 14-1 | Curva de hemoglobina en presencia de monóxido de carbono.

En este rango, las manifestaciones clínicas suelen ser insidiosas con un cuadro que puede recordar a una viriasis, malestar general, mialgias, sensación distérmica, etc. Este cuadro tan inespecífico, asociado a que no se suele relacionar con la fuente de CO, hace que sea difícil su diagnóstico en las fases iniciales si no se sospecha.

Según va ascendiendo el nivel de carboxihemoglobina, el paciente presenta síntomas derivados de la afectación de los órganos y sistemas, principalmente el cardiovascular y el neurológico.

En torno al 20 % de carboxihemoglobina, el paciente puede presentar sensación de inestabilidad, cefalea, disnea, dolor torácico. Según va ascendiendo el nivel de carboxihemoglobina, el nivel de consciencia, con los problemas habituales que conlleva, disminuye, y un estado confusional se instaura con posible agitación asociada.

Niveles superiores al 50 % son difícilmente compatibles con la vida, produciéndose el fallecimiento del paciente por disfunción cardiopulmonar, edema del sistema nervioso y fracaso global multiorgánico.

En la Tabla 14-2 podemos ver los síntomas más habituales de la intoxicación por CO en función de la carboxihemoglobina.

Tabla 14-1. Mecanismos fisiopatológicos del monóxido de carbono

Carboxihemoglobina y bloqueo de la donación de oxígeno a los tejidos periféricos
Bloqueo de la citocromooxidasa mitocondrial
Efecto proinflamatorio por peroxidación lipídica y proteasas

Tabla 14-2. Síntomas en la intoxicación por monóxido de carbono en función de la carboxihemoglobina

COHb	Sintomatología
< 10 %	Asintomático
10-20 %	Cefalea
20-30 %	Náuseas, vómitos y sensación de inestabilidad
30-40 %	Alteraciones visuales
40-50 %	Cuadro confusional. Síncope
> 50 %	Coma, fracaso multiorgánico y muerte

Diagnóstico

Para realizar el diagnóstico de intoxicación por CO, es necesario disponer de un cooxímetro que muestre la carboxihemoglobina existente.

Es necesaria la sospecha clínica e incluirlo en el diagnóstico diferencial, pues, como ya se ha comentado, puede pasar desapercibido.

Para su diagnóstico se requiere tener más de un 10 % de carboxihemoglobina. Hay que tener en cuenta que toda la población tiene unos niveles basales de COHb de alrededor del 2-3 %. En fumadores, esta cifra puede ascender al 6-8 %.

Un error diagnóstico frecuente es utilizar un pulsioxímetro que no mida COHb (pulsicooxímetro) para el diagnóstico. Lo más probable es que el paciente presente unos niveles de saturación de O_2 elevados. Por otra parte, la gasometría arterial tampoco sirve, suele mostrar una pO_2 normal. Pero esto no es incompatible con una intoxicación grave por CO, ya que, como hemos comentado, la cantidad total de oxígeno es alta en esta intoxicación, pero este permanece retenido en la COHb sin poder donarse a los tejidos periféricos. Se suele afirmar que un intoxicado por CO en ausencia de patología pulmonar suele tener una pO_2 normal, con $satO_2$ normal o baja.

La oxigenoterapia no influye en el diagnóstico inicial, aunque una vez finalizada la exposición, o bien si se ha aportado una cantidad considerable de oxígeno, la COHb puede descender y dar un valor bajo que no refleje la situación clínica real del paciente.

Otro aspecto importante en el diagnóstico es hacer una encuesta sobre el entorno, ya que puede ocurrir que el paciente no sea el único expuesto a la fuente de CO, y otros puedan permanecer expuestos sin ser atendidos. En este caso, habría que avisar a las fuerzas de seguridad y bomberos para acceder a la fuente de CO y poder rescatar a los expuestos.

Tratamiento

El tratamiento de la intoxicación por CO es la oxigenoterapia. Ésta debe cumplir dos condiciones: alto flujo y administrarse de forma precoz.

Alto flujo con mascarilla con reservorio que consiga una FiO_2 cercana a 1. La precocidad en el tratamiento es fundamental. Se considera un criterio de calidad (Calitox criterio 10), pues puede prevenir secuelas graves en el corto y medio plazo, como el síndrome neurológico tardío.

A su vez, el oxígeno se puede administrar de tres formas:

- **Normobárica:** mediante mascarilla Ventimask.
- **Hiperbárica:** ubicando al paciente en una cámara hiperbárica, en la que el ambiente que le rodea es hiperóxico.
- **Mediante ventilación mecánica no invasiva:** hay experiencia con esta técnica que parece favorecer la recuperación de la oxigenación del organismo de forma más rápida.

La cámara hiperbárica se debe plantear sólo en aquellas circunstancias en las que la intoxicación por CO no está evolucionando satisfactoriamente con refractariedad al oxígeno normobárico, o el paciente presenta carboxihemoglobinas muy elevadas (superiores al 30 %). También es una indicación relativa la gestación, ya que la hemoglobina fetal amplifica el efecto de la carboxihemoglobina.

Sin embargo, en la práctica no es fácil sentar la indicación de la cámara hiperbárica, por baja disponibilidad, ya que no la poseen muchos centros, pero sobre todo porque una contraindicación formal es que el paciente esté inestable hemodinámica o neurológicamente; situación que suele coincidir con intoxicaciones relevantes por CO.

Uno de los objetivos que conseguir en un intoxicado por CO, una vez controlada la emergencia vital, es evitar las posibles secuelas de la intoxicación. Una secuela particularmente importante es el síndrome neurológico tardío. Se ha demostrado que pacientes expuestos a CO han desarrollado después cuadros extrapiramidales, de deterioro cognitivo, alteraciones de la personalidad e incluso brotes psicóticos. Cuando se analiza la atención de estos pacientes, hay una constante, y es no haber recibido una correcta oxigenoterapia tanto en caudal como en tiempo. Por ello, se preconiza una oxigenoterapia precoz para todo intoxicado por CO o cuando hay sospecha de la intoxicación.

Intoxicación por cianuro

La intoxicación por cianuro en forma de gas es la inhalación de ácido cianhídrico (CNH) o cianógeno (CN). Pueden presentarse en la industria de síntesis química, así como en el humo de incendios.

El nitroprusiato sódico mantenido durante un largo período y a dosis altas puede producir cianuro endógeno con concentración potencialmente tóxica.

El cianuro es un gas incoloro, no irritante y con cierto olor a almendras amargas. No obstante, la ausencia de afectación de la vía respiratoria hace que sea difícil detectarlo.

Es un gas muy tóxico, ya que 50 partes por millón (ppm) producen toxicidad, y puede ser letal con 200-300 ppm. No produce, como ya se ha dicho, afectación de la vía respiratoria, pero su toxicidad se basa en el bloqueo mitocondrial de la citocromooxidasa, que hace que no se produzca ATP, se generen grandes cantidades de ácido láctico y, en definitiva, se produzca la muerte celular. Es particularmente afín por las moléculas metálicas, como pueden ser las del grupo hemo.

En la Fig. 14-2 se puede apreciar cómo actúa el cianuro. Su resultado final es el posicionamiento de toda la economía en anaerobiosis con unas intensas hipoxia y acidosis metabólica láctica.

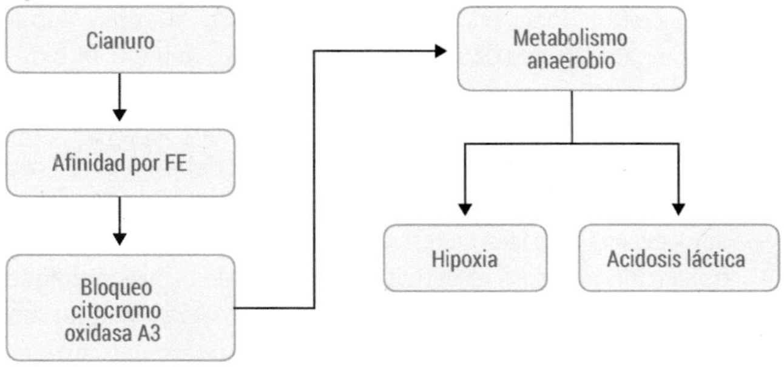

Fig. 14-2 | Fisiopatología de la intoxicación por cianuro.

Clínica

Las manifestaciones clínicas de un intoxicado por cianuro son consecuencia de la anaerobiosis sistémica que origina. De esta forma, provoca una sintomatología inespecífica que depende de los órganos y sistemas afectados. No obstante, aquellos sistemas que dependen más de una adecuada oxigenación siempre son los más afectados. En este sentido, tanto el sistema nervioso central como el árbol cardiovascular son particularmente sensibles.

La afectación neurológica origina bajada del nivel de consciencia progresiva hasta el coma. Asimismo, pueden aparecer focalidad neurológica y convulsiones.

En cuanto al sistema hemodinámico, suele cursar con hipotensión y *shock* refractario, así como fallo de bomba.

En el caso de que el paciente se recupere, pueden quedar secuelas por el daño previo consistentes en amnesia, alteraciones psicológicas, sintomatología extrapiramidal, ataxia o paresia espástica. También puede haber baja fracción de eyección y tendencia a la insuficiencia cardíaca.

Diagnóstico

Es complicado determinar cianuro en sangre o tejidos, y, de hecho, en la práctica clínica habitual no se realiza. Sin embargo, a nivel experimental es posible determinar cianuro o tioisocianato.

Suele diagnosticarse por la evidencia de haber podido inhalar ácido cianhídrico junto con una intensa acidosis metabólica láctica en la gasometría.

Por su prevalencia y dualidad en humo de incendios, la presencia de carboxihemoglobina alta, junto con la acidosis referida, permiten diagnosticar de una forma relativamente indirecta (pero segura) intoxicación conjunta de CO y cianuro.

Tratamiento

En el manejo genérico de un intoxicado por cianuro, existen unas premisas fundamentales, como son:

- Administrar oxígeno a alto flujo y con unas indicaciones similares al CO.
- Es muy importante aplicar volumen y drogas vasoactivas de forma precoz, pues la tendencia es hacia un *shock* cardiogénico refractario.

- El paciente debe ser desnudado, retirada la ropa, donde puede haber restos de cianuro que vuelvan a generar intoxicación. Asimismo, se debe hacer un lavado con agua y jabón neutro para retirar posibles restos del tóxico.
- Corrección de la acidosis metabólica. Se debe efectuar con bicarbonato sódico al 1M. La fórmula de la corrección es: 0,3 × exceso de bases negativas × peso del paciente. Esta multiplicación nos dará el déficit base o total de bicarbonato que presenta el paciente. La corrección se deberá efectuar un 50 % en las primeras 12 horas y después recalcular con una nueva gasometría.

Ejemplo: un paciente con acidosis metabólica por cianuro tiene la siguiente gasometría: pH: 7,09; pO_2: 154; pCO_2: 35; HCO_3: 7; EB: -20. Pesa 80 kg. Su déficit de bicarbonato total es de: 0,3 × 80 × 20: 480 mEq de HCO_3. Por tanto, deberemos pasar en las primeras 12 horas 240 mL de HCO_3 1M que aportará 240 mEq.

Desde el punto de vista específico, la historia antidótica del cianuro ha sido muy interesante. Existen tres grupos farmacológicos que se han empleado en su neutralización (Tabla 14-3):

- **Agentes metahemoglobinizantes.** Como el nitrito de amilo, nitrito sódico o el dimetilaminofenol. Producen, cuando se consigue una metahemoglobinemia intensa (superior al 20 %), por la mayor afinidad de la metahemoglobina, la formación de tiocianato, que es un compuesto intermedio menos tóxico. Sin embargo, no dejan de ser compuestos que transforman un problema en otro de menos cuantía. Actualmente se han dejado de utilizar.
- **Donantes de azufre.** Como el tiosulfato sódico, que se une al cianuro y produce tiocianato. Tienen la ventaja sobre los agentes anteriores que no se produce metahemoglobinemia, pero el inconveniente de revertir el efecto de forma lenta. Podrían utilizarse como adyuvantes.
- **Productos con cobalto.** Hay fundamentalmente dos, el EDTA-cobalto (que no se emplea por producir importante inestabilidad hemodinámica) y la hidroxicobalamina (que es el antídoto actual utilizado). La hidroxicobalamina actúa uniendo el cobalto al cianuro y formando cianocobalamina que se excreta por vía renal de forma atóxica. Tiñe la piel y las lágrimas de color naranja de forma reversible. Hay que emplearla de la forma más precoz posible. Se utiliza en formulación antidótica. Las indicaciones de la hidroxicobalamina son:
  - Lactato superior a 7,5 mmol/L.
  - Bajo nivel de consciencia.
  - Inestabilidad hemodinámica.
  - Acidosis metabólica intensa con anión GAP elevado.
  - Parada cardiorrespiratoria. En este caso, a doble de dosis.

Tabla 14-3. Antídotos del cianuro

Metahemoglobinizantes	Nitrito de amilo Nitrito sódico
Donantes de azufre	Tiosulfato sódico
Productos con cobalto	EDTA-cobalto Hidroxicobalamina

Se suelen utilizar de forma estandarizada dos viales que ya vienen preparados de 5 g (Cyanokit®). Se puede repetir la dosis en función de la evolución clínica.

En ocasiones, el colapso de todas las vías periféricas hace que sea muy difícil la aplicación antidótica. Para estas circunstancias cabe utilizar la vía intraósea si fuera preciso.

Intoxicación por otros gases

Otros gases en incendios

Cuando extraemos a un paciente que ha estado expuesto al humo de incendio, debemos asumir que puede haber inhalado una gran cantidad de compuestos con efectos muy variados tanto en afectación de distintos órganos como en intensidad.

Los más frecuentes son:

- Óxido de nitrógeno y amoníaco: producen irritación respiratoria.
- Sulfuro de hidrógeno: provoca irritación de la vía respiratoria y broncoespasmo, sobre todo en pacientes particularmente predispuestos.
- Derivados fluorados: son causantes de hepatotoxicidad y nefrotoxicidad.
- Fosfatos bicíclicos: pueden originar cuadros comiciales.
- Nitroderivados: producen metahemoglobinemia, que, si bien es un factor protector frente al cianuro, por regla general empeora la oxigenación sistémica.

Dióxido de carbono

Las intoxicaciones más frecuentes por este gas se producen principalmente en las industrias de gasificación, cavas y bodegas. Es un gas neutro que no provoca reacción en el organismo, pero cuando su concentración aumenta, el ambiente se va empobreciendo en oxígeno hasta poder originar la muerte por asfixia por ambiente hipóxico.

Las manifestaciones clínicas de este gas dependen del grado de dióxido de carbono que haya. Así, con concentraciones en torno al 3-4 % puede aparecer cierta somnolencia; con 8-15 %, náuseas, vómitos, cefalea, y con un 30-40 % se suele producir parada respiratoria por inhibición del centro respiratorio.

El tratamiento es la extracción del paciente, con medidas de seguridad, y la ventilación inmediata con oxígeno a alto flujo.

Sulfuro de hidrógeno

Se producen intoxicaciones relativamente frecuentes por este gas, que aparece en las fosas sépticas, pozos, cisternas, depuradoras, etc., y, por lo general, donde se produce putrefacción de la materia orgánica.

Es un gas que en su patogenia recuerda mucho al CO. Por una parte, produce sulfohemoglobina, que sería el equivalente a la carboxihemoglobina, la cual capta el oxígeno e impide su donación a los tejidos periféricos. Y en segundo lugar, se produce también un bloqueo de la respiración celular por bloqueo mitocondrial. Tiene menos efecto inflamatorio que el CO.

El tratamiento es el mismo que en el CO: oxígeno a alto flujo y de forma precoz y con ventilación asistida si procede.

Derivados clorados

Intoxicación muy frecuente en ámbitos domésticos, siendo la primera causa la suma de lejía y amoníaco como producto de limpieza. Esta mezcla libera cloro, que produce irritación de la vía respiratoria. Esta irritación suele conducir a inflamación de la vía aérea y broncoespasmo secundario, sobre todo en pacientes de EPOC (enfermedad pulmonar obstructiva crónica) o asmáticos.

También se suelen ver intoxicaciones de este tipo en piscinas en las que no se ha controlado el cloro añadido como desinfectante.

El manejo de estos pacientes es la broncodilatación, empleo de esteroides nebulizados o por vía sistémica, y, si la oxigenación lo permite, intentar evitar la oxigenoterapia, pues el propio oxígeno es irritante para la vía respiratoria. Probablemente ésta sea la única excepción en la que hay que evitar el oxígeno en intoxicación por gases.

Intoxicación por disolventes

Los disolventes son compuestos de gran heterogeneidad en cuanto a su origen y formulación química, presentes en numerosos ambientes, como puedan ser el industrial, doméstico y recreativo. Tienen en común una importante lipofilidad, así como volatilidad, las cuales van a ser el mecanismo por el cual van a producir toxicidad. Son disolventes todos los carburantes, la trementina, el benceno, el tolueno y el tricloroetano.

Son intoxicaciones muy frecuentes, ya que los disolventes están presentes en gran cantidad de entornos, y producen elevada morbimortalidad. En España, los informes de toxicovigilancia (no tienen en cuenta intoxicaciones medicamentosas ni por drogas de abuso) sitúan a los disolventes en tercer lugar después de los gases tóxicos y de los cáusticos.

La vía de entrada de estos tóxicos es la respiratoria o digestiva, aunque también pueden acceder por vía dérmica. Y se producen intoxicaciones en ambientes recreativos, domésticos, laborales y con intención autolítica.

Sus características químicas son muy importantes, ya que tienen alta volatilidad, baja viscosidad y baja tensión superficial. Esto induce que sean tóxicos aspirables con importante frecuencia. De hecho, en la mayoría de las ocasiones la entrada suele ser digestiva y la toxicidad respiratoria por aspiración.

En la Tabla 14-4 se pueden apreciar las distintas tensiones superficiales de varios compuestos químicos.

Clínica

La toxicidad de los disolventes es principalmente respiratoria y neurológica. Sin embargo, cualquier órgano de la economía puede verse afectado.

Se van a revisar los distintos órganos y sistemas potencialmente afectados por disolventes:

Tabla 14-4. Tensiones superficiales de distintos compuestos químicos

Líquido	γ (10^3 N/m)
Aceite de oliva	33,06
Agua	72,8
Alcohol etílico	22,8
Benceno	29,0
Glicerina	59,4
Petróleo	26,0

- ✔ **Respiratorio.** Como ya se ha comentado, la baja tensión superficial de estos compuestos hace que sean muy volátiles y puedan pasar a la vía respiratoria, así como ser aspirados con enorme facilidad. Aparte de irritación de la vía respiratoria con traqueítis, laringitis y bronquitis, pueden producir neumonía lipoidea (Fig. 14-3), e incluso síndrome de distrés respiratorio del adulto.
- ✔ **Neurológico.** La lesión más frecuente que producen los disolventes sobre el sistema nervioso central es una lesión neuronal aguda, con edema, lesiones de los microfilamentos y bloqueo sináptico de los neurotransmisores. Este cuadro de forma aguda origina una encefalopatía tóxica aguda secundaria al edema cerebral. De forma aguda, se podría presentar como una seudointoxicación etílica. Sin embargo, la toxicidad más importante no es la aguda, sino el daño crónico, que puede manifestarse como deterioro cognitivo y puede llegar a considerarse una enfermedad profesional en pacientes que manipulen disolventes (p. ej.: carburantes).
- ✔ **Dermatológico.** La toxicidad dermatológica se basa en la irritación por contacto, que abarca un amplio espectro, que puede ir desde una simple dermatitis hasta un síndrome de Steven-Johnson por sensibilidad específica.
- ✔ **Digestivo.** La toxicidad digestiva es inespecífica. Suele cursar con náuseas y vómitos. No son particularmente causticantes o erosivos, con lo cual no suelen desarrollar hemorragia diges-

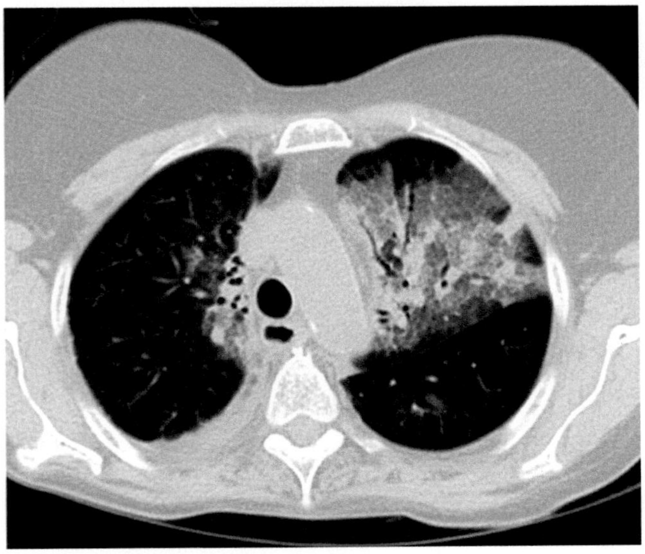

Fig. 14-3 | Neumonía lipoidea.

tiva. Hay disolventes, como el tricloroetano, que pueden producir hepatotoxicidad específica.

- ✔ **Nefrológico.** Están descritos cuadros de necrosis tubular aguda con insuficiencia renal secundaria.
- ✔ **Hematológico.** La toxicidad hematológica es muy variada. Están descritas situaciones de aplasia medular asociadas al benceno; metahemoglobinemia, asociada a las anilinas; hemólisis, hemoglobinuria y alteración de la coagulación, en relación con los hidrocarburos.

Diagnóstico

En ocasiones, no es fácil llegar al diagnóstico concreto de la intoxicación si no existe el antecedente de contacto con el disolvente. En ese sentido, la anamnesis es crucial.

Además, hay ciertos datos en la exploración física que son orientadores. Por ejemplo, la intoxicación por disolventes se podría definir como «una intoxicación etílica con fetor a barniz».

No se suele determinar el tóxico de rutina a nivel hospitalario. Por tanto, hay que reclutar datos de las bases toxicológicas, tanto para comprobar efectos inmediatos del tóxico como para ver la posible evolución.

El diagnóstico se debe completar con pruebas complementarias de rutina que se harían ante cualquier intoxicación.

Tratamiento

Existen varios aspectos que se deben tener en cuenta en el tratamiento de un intoxicado por disolventes:

- ✔ Se debe eliminar todo contacto con el tóxico. Lavado con jabón neutro. A nivel ocular, lavado con suero salino. Retirar toda la ropa potencialmente contaminada.
- ✔ Es muy importante mantener asegurada la vía aérea durante la atención del paciente. La tendencia al bajo nivel de consciencia y la casi segura aspiración de contenido tóxico obligan a ello.
- ✔ En cuanto a la descontaminación digestiva, se puede hacer lavado, que retirará parte del tóxico, e incluso se podrían prolongar los tiempos de latencia al respecto. No se debe provocar el vómito, por el mayor riesgo de nueva aspiración. Y podría plantearse una aspiración con sonda nasogástrica simple en el caso de los derivados del petróleo.
- ✔ El lavado se debe hacer siempre que haya disolventes con efecto sistémico, destilados del petróleo que contengan aditivos tóxicos (metales pesados o insecticidas) o cuando ha existido una gran cantidad de ingesta, por ejemplo, en una intencionalidad suicida.
- ✔ Hay que tener en cuenta que el carbón activado no adsorbe los hidrocarburos ni la mayoría de los disolventes.
- ✔ El aceite de oliva o la parafina reducen el riesgo de aspiración, pero empeoran la situación al mejorar la eficiencia de la absorción del tóxico. Además, facilitan el vómito, con lo que no deberían ser utilizados.
- ✔ Por último, el manejo de la vía aérea ha de ser muy cuidadoso, con oxigenoterapia a alto flujo. Los corticoides pueden ser utilizados en el caso de que haya broncoespasmo o anafilaxia. Los antibióticos que cubran microorganismos gramnegativos y anaerobios también pueden ser administrados en caso de neumonía lipoidea. Antibióticos planteables podrían ser cefalosporinas de tercera generación + clindamicina, moxifloxacino o carbapenems.

RESUMEN

- ✔ En esta lección se ha tratado la toxicidad de los gases y tóxicos volátiles. Hay tres grandes grupos de gases.
- ✔ El primero, el monóxido de carbono de alta incidencia, que produce toxicidad por secuestro del oxígeno por parte de la carboxihemoglobina, bloqueo mitocondrial e inflamación sistémica. Su tratamiento es el oxígeno, que, además, previene el síndrome neurológico tardío, bien de forma normobárica, hiperbárica o con ventilación mecánica o no invasiva, dependiendo de las circunstancias.
- ✔ Del segundo grupo, su representante es el cianuro. Produce asfixia celular y es un potente acidificador, así como uno de los tóxicos clásicos que originan acidosis metabólica, y debe ser corregida con bicarbonato. Tiene una historia antidótica muy interesante hasta que se ha llegado a la hidroxicobalamina, que es el antídoto actualmente empleado.
- ✔ Por último, los disolventes son un grupo misceláneo de tóxicos con afectación principalmente respiratoria y neurológica, en relación con sus propiedades químicas, entre las que destaca la baja tensión superficial, que puede hacer que se aspiren con facilidad. Pueden provocar lesiones en el resto de los órganos de la economía, y plantean algunas excepciones en el tratamiento, como en la descontaminación digestiva.

RECURSOS DIDÁCTICOS

- ✔ Enfoca
- ✔ Aplica
- ✔ Entrena

Bibliografía

Dueñas Laita A, et al. Bases para el manejo clínico de la intoxicación por humo de incendios. Emergencias. 2010;22:384-94.

Dueñas Laita A. Intoxicaciones agudas en medicina de urgencias y cuidados críticos. 1ª ed. Barcelona: Masson; 2005.

Hampson N, et al. Practice Recommendations in the Diagnosis, Management, and Prevention of Carbon Monoxide Poisoning. Am J Respir Crit Care Med. 2012;186:1095-101.

Hoffman R, Flomenbaum N, et al. Goldfrank's Toxicologic Emergencies. 10ª ed. New York: McGraw-Hill; 2015.

Oliu G, Nogué S, Miró A. Intoxicación por monóxido de carbono: claves fisiopatológicas para un buen tratamiento. Emergencias. 2010;22:451-9.

15 Intoxicación por drogas de abuso

Á. Nieto Sánchez y R. García Martínez de Bartolomé

Puntos clave

- Patrones de policonsumo en drogas de abuso.
- Toxicidad de la cocaína.
- Toxicidad de estímulo de receptores como opiáceos o endocannabinoides.
- Nuevos patrones.

Introducción

Las drogas de abuso tienen tanta antigüedad como la de la propia humanidad. El descubrimiento empírico y por casualidad de plantas y vegetales con efecto alucinógeno, euforizante, así como tranquilizante, ha sido muy común. De hecho, tanto la cocaína como los opiáceos son conocidos desde hace varios milenios.

Por fármaco de abuso entendemos todo tipo de sustancia que es capaz de modificar la sensopercepción y la relación con el propio entorno y, al mismo tiempo, es capaz de generar de forma relativamente rápida adicción tanto física como psicológica.

Es un fenómeno universal en el cual se podría afirmar que no existe ninguna sociedad en la que no se manifieste. Lo cierto es que es de una magnitud de gran envergadura, ya que provoca consumo de recursos sanitarios, no está exenta de importante morbimortalidad y genera problemas adyacentes como exclusión social.

Las intoxicaciones, de forma global, suponen el 1 % de las urgencias atendidas. De ese 1 %, la mitad son provocadas por drogas de abuso, es decir, el 0,5 % de todas las urgencias atendidas. La droga más frecuentemente implicada es la cocaína. Sin embargo, es excepcional ver intoxicaciones aisladas por cocaína; suelen acompañarse de un patrón de policonsumo, de forma que hace que sea difícil tanto el diagnóstico de presunción como el poder establecer unos protocolos determinados clínicos, ya que los efectos de unas drogas pueden potenciar, atenuar o matizar los de otras.

El policonsumo es extraordinariamente frecuente; así, cuando se determinan tóxicos en cribado inicial en un servicio de urgencias para plantear posibles diagnósticos, aproximadamente el 75 % de los pacientes da positivo en dos o más drogas.

Intoxicación por cocaína

Como se comentó al principio de la lección, la cocaína es conocida y utilizada desde hace más de 5.000 años.

Procede de una planta, la *Erytroxylon cola*, de forma que la droga que llega al consumidor proviene de su desecación. Ésta se puede hacer de dos formas principales:

- **Alcaloide.** Soluble. También denominada *free-base*. Es estable a altas temperaturas e ingresa por vía inhalatoria, intravenosa o fumada.
- ***Crack.*** Es un estado sólido deshidratado más impuro y adictivo. Frecuentemente utilizado en América.

Desde el punto de vista toxicocinético, la cocaína presenta una vida media relativamente corta (de 20 a 180 minutos), tras realizar una absorción muy rápida. Su mecanismo de acción es impedir la recaptación de aminas biógenas del espacio sináptico, de forma que quedan libres cantidades relevantes de dopamina, adrenalina, serotonina y noradrenalina. Se elimina por vía renal una vez metabolizada. En la Fig. 15-1 podemos apreciar el metabolismo de la cocaína.

Clínica

El cuadro clínico de una intoxicación por cocaína tiene relación con las aminas biógenas que han quedado libres circulantes, originando un cuadro simpaticomimético y adrenérgico que, de forma resumida, va a provocar taquicardia, sudoración, hipertermia, midriasis y agitación psicomotriz.

Este cuadro es de carácter sistémico, por lo que potencialmente cualquier órgano o sistema de la economía se puede ver afectado.

A nivel cardiovascular, se puede producir todo tipo de arritmias, así como síndrome coronario agudo por vasoconstricción coronaria. Está descrita la cocaína como causante de disección de

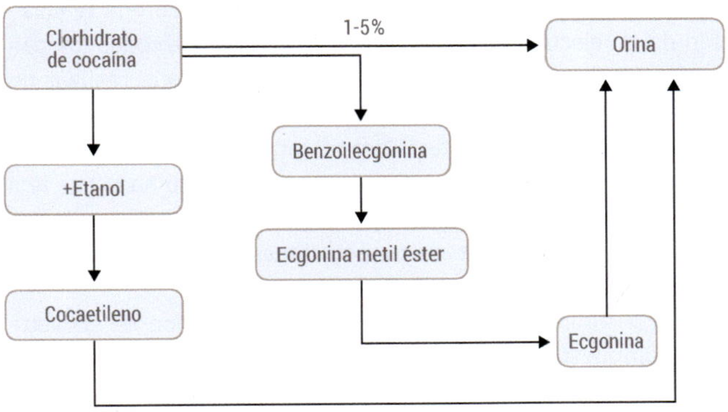

Fig. 15-1 | Metabolismo de la cocaína.

aorta. La hipertensión suele estar presente en la mayoría de las ocasiones. El consumo simultáneo de etanol y cocaína produce cocaetileno. El cocaetileno es un potente depresor de la función miocárdica y puede originar insuficiencia cardíaca y edema agudo de pulmón sobre una reserva cardíaca previa disminuida.

En tejidos blandos, como el tabique nasal o el paladar, la intensa vasoconstricción puede provocar la perforación de estas estructuras.

A nivel pulmonar está frecuentemente descrita la aparición de neumotórax, por necrosis parenquimatosa y rotura de posibles microbullas. También puede aparecer neumomediastino, hemorragia alveolar, distrés respiratorio del adulto y hemorragia alveolar.

En el ámbito del tubo digestivo e hígado, la cocaína puede provocar isquemia intestinal con perforación, hepatitis isquémica, y originar perforación de víscera hueca a cualquier nivel.

Desde el punto de vista neurológico, un intoxicado por cocaína puede presentar un cuadro ictal, que será más o menos intenso en función de la dosis consumida y la predisposición individual. También están descritas convulsiones y cuadros confusionales y de importante agitación psicomotriz. Por otra parte, aunque predomina la isquemia, no suele ser infrecuente la posibilidad de transformación en ictus hemorrágico por el cuadro hipertensivo y la fragilidad vascular que presentan estos pacientes.

A nivel renal, es muy frecuente la rabdomiólisis con insuficiencia renal secundaria a cuadros intensos de mioglobinuria. La necrosis tubular isquémica suele ser una constante. La rabdomiólisis es tan frecuente que la elevación de la CPK es una ayuda diagnóstica importante, como veremos más adelante en el diagnóstico de la intoxicación.

En cuanto a la mujer intoxicada por cocaína, puede presentar, en caso de gestación, *abruptio placentae*, por vasoconstricción placentaria, con muerte fetal. La presencia de abortos es extraordinariamente frecuente y, si la gestación siguiera adelante, un crecimiento intrauterino retardado suele ser la regla general.

Diagnóstico

Se basa en la sospecha clínica, pues en ocasiones se presenta como una agitación psicomotriz sin capacidad de interrogar o evaluar al paciente. Son síntomas de ayuda diagnóstica el dolor torácico, la cefalea y la propia agitación.

La creatina-cinasa elevada se correlaciona de forma clara con la presencia de cocaína.

Es muy importante, ante un cuadro tan expresivo clínicamente, poder hacer un diagnóstico diferencial que permita descartar patología grave, por ejemplo, a nivel cardíaco o del sistema nervioso central. Con relación a ello, es muy importante la realización de un electrocardiograma de forma seriada a todos los pacientes, y, si la situación neurológica no fuera clara, realizar un tomografía computarizada craneal.

La cocaína se puede determinar en sangre y en orina, la determinación es válida para las 72 horas previas. Esto hace que una determinación positiva no siempre implique consumo previo inmediato, lo cual puede tener connotaciones médico-legales y periciales interesantes.

Otra posibilidad diagnóstica es la determinación de cocaetileno, compuesto constituido por la suma de etanol y cocaína. Su positividad indica consumo de etanol y cocaína, y de forma segura de ambos. Esta determinación se puede emplear a nivel pericial, para asegurar la positividad de ambos tóxicos.

Tratamiento

El abordaje de un intoxicado por cocaína plantea dos retos importantes: por una parte, contener la agitación psicomotriz que suele estar presente; en segundo lugar, el manejo de la patología potencialmente grave que puede concurrir en el paciente, en ocasiones de forma enmascarada.

Inicialmente, es necesario sedar al paciente. Las benzodiacepinas de acción corta, como el midazolam, son excelentes opciones en el inicio. Con el paciente sedado, la evaluación diagnóstica y el planteamiento terapéutico (si procede) es mucho más seguro.

En el caso de que haya arritmias, se tratarán específicamente. Con la neutralización provocada con la sedación, la mayoría suelen revertir. En el caso de que aparezcan arritmias de QRS ancho, no está indicada la utilización de lidocaína.

La patología asociada a la vasoconstricción intensa puede provocar perforaciones o isquemia diferidas, de forma que es muy importante mantener al paciente en observación al menos 12-24 horas.

Desde el punto de vista de deshabituación, se debe enfocar desde el principio al paciente, y el concurso de psiquiatría y de trabajo social se puede iniciar desde la primera visita del paciente a un servicio de urgencias. La deshabituación de la adicción a la cocaína es un proceso lento y sumamente dificultoso. Supone un consumo alto de recursos sociales, sanitarios y de soporte psicológico. Además, los resultados no son muy exitosos, ya que la tasa de recaídas es alta.

Body-packer y *body-stuffer*

La posibilidad de enfrentarse desde el punto de vista médico a un *body-packer* o *body-stuffer* no es pequeña.

Los *body-packers* son aquéllos que transportan en el interior de su tubo digestivo varios o numerosos paquetes de cocaína, envueltos en plástico o látex, y que se introducen por vía rectal.

El *body-stuffer* es la persona que realiza una ingesta por vía oral de cocaína para intentar hacerla «desaparecer» ante una posible inspección policial, por ejemplo. Ambas situaciones plantean dos problemas desde el punto de vista médico:

- ✔ Obstrucción intestinal, sobre todo en el caso del *body-packer*.
- ✔ Absorción masiva de cocaína. La suelta incontrolada por rotura de una de las bolsas en el *body-packer*, o incluso una sobredosis en el *body-stuffer*, pueden llevar a una intoxicación intensa con aparición de los síntomas ya referidos en la clínica, pero con una alta morbimortalidad.

Ante la evidencia de un paciente con estos problemas, se debe realizar un tratamiento rápido que consiste en:

- ✔ En el caso del *body-stuffer*, sedación y manejo conservador. Se puede utilizar carbón activado como descontaminante digestivo, así como lavado intestinal continuo.

- En el *body-packer*, si no hay síntomas se puede hacer un lavado intestinal continuo. Ante la duda, o si comienzan a aparecer los primeros síntomas (bien sean tóxicos u obstructivos), se debería plantear laparotomía de urgencia, por el elevadísimo riesgo de estos pacientes.

En la Fig. 15-2 se puede apreciar un algoritmo de manejo de ambas situaciones.

Intoxicación por opiáceos

Los opiáceos son una familia compleja de compuestos químicos. Muchos de ellos derivan de la planta *Papaver somniferum*, pero otros son sintetizados químicamente.

La obtención de los opiáceos naturales se realiza mediante la desecación de la planta. En Extremo Oriente, en Pakistán y Afganistán existen vastas extensiones de terreno dedicadas a la plantación de la *P. somniferum* y a su posterior procesamiento.

El mecanismo global de acción de los opiáceos es la actuación sobre el sistema nervioso central en los mismos receptores que los péptidos endógenos (endorfinas, dinorfinas y encefalinas), y, para ello, estimulan receptores propios que se nombran con las letras del alfabeto griego: mu, delta, kappa y épsilon.

En función de la estimulación de cada uno de los receptores, se producirán efectos fisiológicos distintos. Así, el estímulo del receptor mu produce principalmente miosis, depresión respiratoria, analgesia y euforia. Y la activación del receptor kappa, analgesia y sedación.

A su vez, los opiáceos pueden ser agonistas de receptores, agonistas parciales, agonistas-antagonistas o antagonistas, como se muestra en la Tabla 15-1.

Al ser compuestos relativamente distintos, tienen diferencias en su metabolización; sin embargo, todo el grupo mantiene unos rasgos comunes como es su metabolización hepática, eliminación renal y facilidad para atravesar la barrera hematoencefálica.

Tabla 15-1. Clasificación de los opiáceos en función del estímulo o bloqueo de receptor

Agonistas puros	Agonistas / Antagonistas	Agonistas parciales	Antagonistas
Morfina	Pentazocina	Buprenorfina	Naloxona
Heroína	Nalbufina		Naltrexona
Petidina	Butorfanol		
Fentanilo	Dezocina		
Metadona			
Oxicodona			
Tramadol			
Codeína			
Dextropropoxifeno			

Clínica

La amplia extensión de los receptores opiáceos por todo el organismo hace que tengan efectos sistémicos variados. De forma resumida, son los siguientes:

- **Sistema nervioso central.** Son potentes analgésicos y, en función de la dosis, depresores progresivos del nivel de consciencia. Producen alteración del estado de ánimo con euforia inicial y disforia posterior, y originan miosis y activación del centro del vómito.
- **Respiratorio.** Provocan sedación del centro respiratorio, que se traduce en una mala dinámica ventilatoria por efecto central.
- **Hemodinámico.** Producen vasodilatación y tendencia a la hipotensión. A dosis altas, el *shock* suele estar presente.
- **Gastrointestinal.** Se enlentecen los movimientos peristálticos, de forma que el paciente tratado o intoxicado con opiáceos suele presentar estreñimiento pertinaz.
- **Endocrino.** Se alteran varios de los ejes hormonales principales. Existe una disminución de la ACTH. Puede aparecer disfunción tiroidea. Aparece una inhibición de los ejes sexuales con disminución de la libido y de la capacidad de reproducción.

Sin embargo, los efectos de los opiáceos en un paciente intoxicado se pueden resumir en la tríada clásica: coma, miosis y depresión respiratoria.

Todo ello se suele acompañar de alteraciones hemodinámicas debido a la hipotensión y a la bradicardia, que suelen abocar en un distrés respiratorio del adulto. Asimismo, la hipoventilación origina hipoxia e hipercarbia.

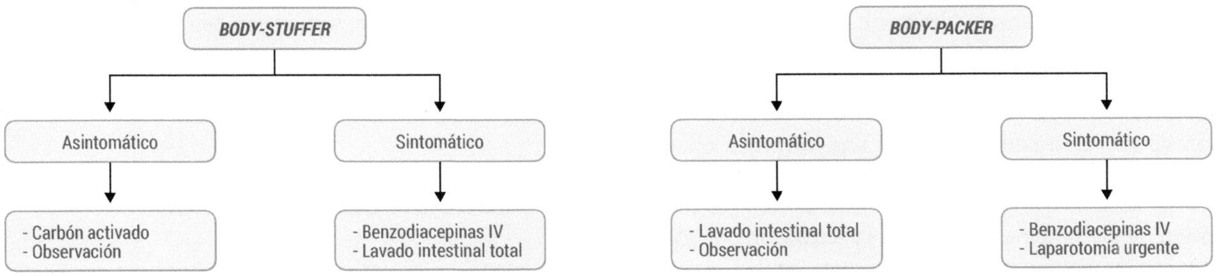

Fig. 15-2 | Manejo del *body-packer* y del *body-stuffer*.

Diagnóstico

El diagnóstico se tiene que hacer por sospecha clínica. Ante un paciente con las características comentadas, y en un entorno congruente, se debe pensar en intoxicación por opiáceos.

Los opiáceos se pueden determinar en orina, y su determinación puede apoyar el posible diagnóstico diferencial.

Generalmente, se determinan metabolitos intermedios que pueden ayudar a discriminar el tipo de opiáceo que está presente. Así, la determinación de 6-monoacetilmorfina indica que el paciente tiene presente heroína, ya que es su metabolito específico. Esto puede ayudar a discriminar en situaciones legales, en el caso de la deshabituación, si un positivo en opiáceos es por metadona o por heroína.

Adicionalmente, los metabolitos se pueden determinar en orina y en sudor con valor médico-legal.

La utilización de la naloxona como diagnóstico *ex jubantibus* sólo se debe hacer si la sospecha clínica es razonable y el la puntuación en la escla de coma de Glasgow del paciente es inferior a 12. No hay que olvidar que se incrementa el riesgo comicial en esta maniobra.

Tratamiento

El objetivo primario del tratamiento de un paciente intoxicado por opiáceos es mantener el sistema respiratorio seguro y eficiente. Tanto por bajo nivel de consciencia como por hipoventilación central, pueden existir dificultades para asegurarlo.

En caso de que el Glasgow esté por debajo de 7-8, casi seguro va a ser necesario intubar al paciente y conectarlo a un respirador. Se deben tomar todas las medidas necesarias para evitar que el paciente sufra una broncoaspiración, máxime cuando hay que asumir que los opiáceos son potentes agentes eméticos.

A la seguridad en la ventilación hay que añadir el correcto manejo del volumen. La vasodilatación producida hace que sea necesario aportar fluidos.

Tampoco es infrecuente, sobre todo en adictos por vía parenteral, la posibilidad de anafilaxia debida a la presencia de sustancias contaminantes en la droga inyectada. Se debe manejar con la utilización de esteroides y de adrenalina si fuera preciso.

La presencia de emesis, en ocasiones incoercible, puede complicar la asistencia a este tipo de intoxicados. Suele ser necesaria la utilización de antieméticos de acción central, como el ondansetrón.

El antídoto específico de los opiáceos es la naloxona. En su utilización se suele pautar un bolo y posteriormente se continúa con una perfusión de mantenimiento. Se debe reducir el ritmo de perfusión cuando se alcanzan Glasgow cercanos a 11-12, y lo ideal es mantener al paciente en ese rango hasta que se vaya superando la intoxicación. No hay que olvidar que puede producir crisis comiciales.

En ocasiones, el tratamiento tiene una vertiente opuesta consistente en la asistencia al paciente que ha presentado un síndrome de abstinencia o deprivación. Éste se caracteriza por la aparición de los síntomas opuestos a la activación opioide ya expuestos, de forma que el paciente presenta agitación psicomotriz, síndrome diarreico, midriasis, piloerección y dolor abdominal. El manejo es mediante sedación con benzodiacepinas y dextropropoxifeno. No está exenta esta situación de morbimortalidad, por lo que se debe realizar una asistencia lo más rápida y eficiente posible.

Intoxicación por anfetaminas

Las anfetaminas son un grupo farmacológico que tienen en común la característica de ser sintetizadas químicamente, es decir, no derivan de ningún elemento botánico. Se empezaron a utilizar durante el siglo xx, y su finalidad inicial fue farmacológica. En la actualidad se emplean de forma terapéutica en el trastorno por déficit de atención y en algunos casos de obesidad mórbida, pero son ampliamente extendidas en ámbitos recreativos, en muchas ocasiones adulteradas y si ningún control sanitario.

Las anfetaminas son estimulantes del sistema nervioso central de carácter simpaticomimético, e impiden la recaptación de dopamina y serotonina en zona sináptica. Generan fuerte tolerancia y dependencia psíquica, aunque el síndrome de abstinencia asociado a su consumo crónico es bastante más leve que en el caso de la cocaína o de los opiáceos.

Se utilizan generalmente por vía oral, aunque algunas formas también pueden ser fumadas. Se metabolizan a nivel hepático y se eliminan por vía renal.

Las anfetaminas más frecuentemente utilizadas son:

- ✔ **Comercializadas:** metilfenidato.
- ✔ **Recreativas:**
  - ✐ *Speed*: sulfato de anfetamina; no se debe confundir con el *speed-ball*, que es una mezcla de heroína y cocaína.
  - ✐ *Ice*: son cristales de dextrometilanfetamina que se fuman.
  - ✐ MDMA (3,4-metilendioxi-metanfetamina): metanfetamina, también denominada «éxtasis», y que no se debe confundir con el éxtasis líquido, que es un anestésico.
  - ✐ Mefedrona y catinona.

La **clínica** de un intoxicado por anfetaminas se basa en la presencia de un síndrome adrenérgico simpaticomimético. Recuerda mucho a la intoxicación por cocaína, aunque con un menor poder vasoconstrictor. Son frecuentes la hipertensión, la taquicardia y la hipertermia, e igualmente pueden producir cuadros de agitación psicomotriz. Su vida media (algo más larga que la de la cocaína) hace que el cuadro clínico se mantenga algo más en el tiempo.

A todo este cuadro se le puede asociar la posible presencia de adulterantes, que pueden provocar sintomatología totalmente inesperada, así como reacciones alérgicas o anafilácticas.

El **diagnóstico** se realiza por la sospecha clínica. Asimismo, son determinables de forma relativamente sencilla en orina.

El **tratamiento** es sintomático. Consiste en neutralizar el cuadro adrenérgico y de agitación con benzodiacepinas y sedantes. No tienen un antídoto específico. Se debe hacer una observación cuidadosa y monitorizada del paciente hasta que se produzca la metabolización y la eliminación del tóxico.

Intoxicación por cannabis

El cannabis, que se extrae de la *Cannabis sativa*, es conocido desde hace miles de años y está incorporado en la farmacopea clásica de múltiples culturas, como la árabe, la india o la china.

Actualmente, su consumo es legal en varios países y está extendido a lo largo de todo el mundo de forma amplia.

El principio activo del cannabis son varios cannabinoides, de los cuales el más activo es el delta-9-tetrahidrocannabinol (THC).

Se presenta de cuatro formas principales:

- Marihuana: contiene un 5 % de THC activo.
- Hachís: contiene un 20 % de THC; muy común en España por la cercanía a Marruecos.
- Aceite de cannabis: 70 % de THC.
- Pasteles, tartas, etc.: realizadas con cualquiera de los tres previos, varían, por tanto, en la cantidad de THC.

Desde el punto de vista **farmacocinético**, el THC es muy lipofílico, lo que supone una excelente absorción a nivel pulmonar o digestivo.

Se metaboliza principalmente en hígado, eliminándose en un 70 % por vía biliar y en un 20 % por vía renal.

Su lipofilidad hace que el cannabis, una vez ingresado, pueda permanecer (y determinarse) hasta un mes en el organismo.

Su mecanismo de acción se basa en la activación de receptores específicos del sistema endocannabinoide. Hay dos principales receptores: CB1 y CB2. Los primeros actúan en el sistema nervioso central y en la esfera psicológica, mientras que los CB2 regulan más el sistema inmunitario. Adicionalmente a esta activación de receptores, también el THC actúa con interacción sobre péptidos endógenos, como pueda ser la dopamina.

Los resultados de la activación de los receptores más la modulación de péptidos hace que el cannabis genere a nivel central regulación sobre la temperatura, dolor, saciedad, libido, vasodilatación y motilidad gastrointestinal.

Su amplia variedad de efectos hace que el THC sea útil de forma controlada terapéutica en algunas entidades como: emesis posquimioterapia, tratamiento de la espasticidad muscular en procesos como la esclerosis lateral amiotrófica, coadyuvante analgésico, epilepsia, glaucoma, etc. En cuanto a las **manifestaciones clínicas**, el cannabis suele cursar con sintomatología muy variada y bastante influida por el entorno. Produce euforia, sociabilidad, buen humor y relajación. Pero también ocasiona pérdida de memoria, de concentración y despersonalización. Asimismo, genera pérdida del concepto de riesgo, con las posibles consecuencias que conlleva.

El cannabis es inductor de brotes psicóticos. De hecho, es la primera causa de brote psicótico en tramos de edad jóvenes. De esta manera, una de las formas de presentación de la intoxicación puede ser bajo la forma de brote psicótico, que se debe manejar como tal.

También puede provocar síndrome amotivacional y *flashbacks* frecuentes (síntomas que aparecen recordando el efecto de la droga cuando ya no se está bajo sus efectos).

Tiene un cierto efecto broncodilatador que generalmente queda anulado por el contrario motivado por el tabaco con el que va mezclado.

El **diagnóstico** clínico es dificultoso de realizar por los patrones de policonsumo que hacen que numerosos síntomas se enmascaren con la mezcla de las distintas drogas.

Se puede determinar en orina y en sangre, así como en pelo y en sudor con valor médico-legal.

Tampoco es fácil determinar hasta qué punto un positivo en cannabis puede corresponder a intoxicación específica o bien a un consumo simple con intoxicación por otros compuestos. La realización de un panel de drogas de abuso puede ayudar a clarificar la situación.

El **tratamiento** es sintomático. Se tratarán las distintas presentaciones del cuadro comprobando que no hay riesgo vital. En caso de sospecha de psicosis, el paciente debe ser evaluado por psiquiatría y proceder a sedarle como ante cualquier otro brote psicótico, así como pautar neurolépticos.

Intoxicación por ácido lisérgico

El ácido lisérgico (o LSD) es una droga alucinógena y psicodélica, muy empleada en algunos colectivos durante las décadas de los años 60-70. Es de síntesis química.

Se consume por vía sublingual con absorción rápida, metabolización y conjugación hepática, así como eliminación renal.

Es antagonista serotoninérgico y agonista dopaminérgico, con un efecto principal anticolinérgico y simpaticomimético.

Entre sus **síntomas principales**, aparte del efecto simpaticomimético con descarga adrenérgica, produce alucinaciones y lo que se denomina «viaje», el cual está muy influido por el entorno y la compañía en la que se consume. El fenómeno de *flashback* es muy frecuente.

En cuanto al **diagnóstico**, no es un compuesto que se suela determinar de rutina, y se debe diagnosticar por la sospecha clínica producida por un cuadro adrenérgico alucinatorio tras el consumo sospechoso de tóxico.

Intoxicación por éxtasis líquido y ketamina

Tanto el éxtasis líquido como la ketamina son dos anestésicos empleados hace varias décadas y que se han dejado de utilizar por los efectos indeseables, sobre todo al despertar el paciente. Actualmente, la ketamina sigue siendo utilizada como anestésico veterinario.

Éxtasis líquido

El éxtasis líquido, o gammahidroxibutirato (GHB), es un anestésico. No se debe confundir con el éxtasis, que es un derivado anfetamínico. Muy asociado al consumo recreativo durante los años 2000, en esta década hubo intoxicaciones con alta incidencia.

Se presenta en unas pequeñas botellas características que se mezclan con la bebida y se ingiere.

El GHB es hidrosoluble, se absorbe bien por vía digestiva y atraviesa rápidamente la barrera hematoencefálica, eliminándose por vía urinaria.

Las **manifestaciones clínicas** que produce son muy típicas y características: tras ingerir el tóxico, el paciente suele entrar en un coma inducido del que se recupera pasado un tiempo variable con una casi segura agitación psicomotriz (motivo por el que se dejó de usar como anestésico). Pueden aparecer síntomas asociados a la complicación del coma; entre ellos, el más frecuente es la desprotección de la vía aérea con posibilidad de broncoaspiración.

Para efectuar el **diagnóstico**, la presentación clínica es tan típica que suele ser suficiente. Se puede determinar, si fuera necesario por motivos médico-legales, con cromatografía de gases.

El **tratamiento** tiene dos fases que corresponden a la presentación clínica. En la primera, se hará un soporte y atención del bajo nivel de consciencia, con especial protección de la vía aérea. Cuando el paciente despierta, como suele hacerlo de forma agitada, habrá que proceder a sedarlo para su protección y efectuar una observación cuidadosa hasta que pasen los efectos del GHB.

Ketamina

Anestésico derivado de la fenciclidina, se utiliza en polvo desecado. No se absorbe bien por vía oral, ingresando de forma inhalada o fumada.

Produce un metabolito activo que es más potente que el propio fármaco: la norketamina.

Las **manifestaciones clínicas** de la intoxicación consisten en bajo nivel de consciencia, estado disociativo, espasticidad, temblor y descarga adrenérgica.

Puede inducir un brote psicótico, así como *flashback* frecuente.

A nivel clínico también está descrita con relativa frecuencia la aparición de distrés respiratorio del adulto.

El **diagnóstico** es exclusivamente clínico, ya que no se suele determinar de rutina.

El **tratamiento** es de soporte, atendiendo a las posibles complicaciones que vayan surgiendo.

Intoxicación por drogas de abuso emergentes

En los últimos años han surgido numerosas formas químicas de drogas de abuso, con patología asociada que no siempre es fácil identificar por la presencia de mezclas de compuestos.

Como psicodélicos se utilizan hongos alucinógenos, mescalina o belladona.

También en fenómenos de sumisión química (que tiene unas amplias connotaciones desde el punto de vista médico-legal) se ha empleado la escopolamina o burundanga, la cual produce una relativa disminución del nivel de consciencia y anulación volitiva.

Han surgido nuevos derivados benzodiacepínicos como el *kai xin guo*, o mezclas particularmente tóxicas como la denominada heroína caníbal o *kokrodil*, que es una mezcla de gasolina y codeína.

También han aparecido nuevas metanfetaminas más potentes, como el *shabú*.

La presencia de brotes psicóticos inducidos por drogas va sumando nuevos causantes, y, así, un estimulante denominado DOM tiene registrada una alta incidencia de éstos.

Es un fenómeno que, con toda probabilidad, seguirá aportando nuevos agentes tóxicos y para el que el clínico que los va a atender tiene que priorizar la sintomatología que presenta el paciente más que el intento de diagnóstico, que en ocasiones es extremadamente difícil.

RESUMEN

- ✔ Las intoxicaciones por drogas de abuso suponen el 50 % de todas las urgencias atendidas por toxicidad.
- ✔ Son situaciones de riesgo en las que puede haber alta morbimortalidad.
- ✔ La cocaína produce un cuadro muy intenso adrenérgico con intensa vasoconstricción sistémica.
- ✔ Los opiáceos, estimulantes de receptores específicos, suelen cursar con coma, miosis y depresión respiratoria. Su antídoto es la naloxona, que se debe emplear sólo con bajos niveles de consciencia.
- ✔ Las anfetaminas y metanfetaminas producen un cuadro adrenérgico similar, aunque menos intenso, al de la cocaína. Su tratamiento es de soporte.
- ✔ El cannabis, en sus distintas formas de presentación, origina un cuadro psicológico que puede estar muy matizado por la mezcla con otros compuestos y el entorno. No hay que olvidar que es la primera causa de brote psicótico en la actualidad.
- ✔ El ácido lisérgico es un alucinógeno caracterizado por la alteración de la percepción de la realidad y el frecuente *flashback*.
- ✔ Tanto el GHB como la ketamina son dos anestésicos que producen tendencia al coma con agitación posterior. El tratamiento es sintomático y el diagnóstico se efectúa por lo típico de su presentación clínica.
- ✔ Están surgiendo numerosas drogas de abuso en los últimos años con diferentes presentaciones clínicas y casi siempre asociadas a patrones de policonsumo.

RECURSOS DIDÁCTICOS

- ✔ Enfoca
- ✔ Aplica
- ✔ Entrena

Bibliografía

Azkunaga B, Mintegi S, Bizkarra I, Fernández J; Intoxications Working Group of the Spanish Society of Pediatric Emergencies. Toxicology surveillance system of the Spanish Society of Paediatric E-mergencies: first-year analysis. Eur J Emerg Med. 2011;18:285-7.

Dueñas Laita A. Intoxicaciones agudas en medicina de urgencias y cuidados críticos. 1ª ed. Barcelona: Masson; 2005. Estudio EDADES 2017 En: http://www.pnsd.mscbs.gob.es/profesionales/sistemasInformacion/pdf/EDADES_2017_Informe.pdf.

Galicia M, Alonso JR, Nogué S. Intoxicaciones por drogas de abuso: sustancias emergentes en el siglo XXI. Emergencias. 2014;26:472-80.

García-Repetto R, Soria ML. Drogas emergentes: una perspectiva medicolegal. Rev Esp Med Legal. 2011;37:76-82.

Hawley LA, Auten JD, Matteucci MJ, et al. Cardiac complications of adult methamphetamine exposures. J Emerg Med. 2013;45:821-7.

Hill SL, Thomas SH. Clinical toxicology of newer recreational drugs. Clin Toxicol (Phila). 2011;49:705-19.

Hoffman R., Flomenbaum N, et al. Goldfrank's Toxicologic Emergencies. 10ª ed. New York: McGraw-Hill; 2015.

16 Intoxicación por alcoholes y glicoles

Á. Nieto Sánchez y R. García Martínez de Bartolomé

Puntos clave

- ✔ Manejo de la observación en la intoxicación etílica.
- ✔ Implicaciones médico-legales de la intoxicación etílica.
- ✔ Toxicidad de los metabolitos de metanol y etilenglicol.
- ✔ Importancia de la alcohol-deshidrogenasa en la metabolización de los alcoholes.

Intoxicación por etanol

El etanol es el primer tóxico por orden de frecuencia en todas las estadísticas y a nivel mundial. Forma parte de la cultura de muchos países y está insertado en la sociedad como un tóxico de «perfil bajo», con banalización de su consumo.

En España, el número de intoxicaciones etílicas atendidas en los servicios de urgencias es muy elevado. Además, está bajando de forma clara la edad media de la intoxicación, así como la del consumo de riesgo. Hasta un 15 % de adolescentes de 14 años reconocen haber hecho un uso abusivo del etanol en un período de 30 días.

Adicionalmente, el etanol es el responsable directo de hasta el 50 % de las muertes de accidentes de tráfico. Supone unos 200.000 años potenciales de vida perdidos por la acción directa o indirecta del etanol, y es el primer problema de salud prevenible, junto con el tabaco.

Las fuentes del tóxico son relativamente claras. La más importante es el consumo normalizado recreativo. Existen intoxicaciones pediátricas por accidente al dejar al alcance del niño una bebida, o incluso hay descritas intoxicaciones con fármacos que llevan como excipiente etanol, pero se trata de situaciones anecdóticas.

El cálculo de la cantidad diaria de etanol que toma un paciente se debe realizar mediante la fórmula: 0,8 × cc × graduación. Así, un paciente que tome un litro de cerveza al día al 5 % tomará: 0,8 × 1.000 × 0,05 = 40 g de etanol.

Toxocinética y metabolismo

La absorción del etanol es muy rápida por día digestiva, con una absorción de un 30 % en el estómago y de un 70 % en las primeras partes del intestino delgado.

La dosis generalmente no tolerada y letal es de 3 g/kg en niños y 5-8 g/kg en adultos.

La degradación es hepática hasta en un 90 % y hay una eliminación anecdótica renal y respiratoria. En esta metabolización hepática interviene de una forma nuclear la alcohol-deshidrogenasa (ADH). El punto esencial de la metabolización es el paso de etanol a acetaldehído, que lo cataliza la ADH.

La ADH y su eficiencia tienen una gran variabilidad interindividual. Generalmente, está asociada al peso y al sexo, de forma que el varón con más peso suele tener una ADH más eficiente y metabolizará más rápido este paso.

Toda esta metabolización se realiza en el hígado, quedando un concurso del citocromo P450 específico del 10 % aproximadamente en personas sin hábito etílico. En etílicos crónicos, este paso a través del P450 está aumentado hasta en un 25 %.

Adicionalmente, hay una participación mínima del sistema catalasa-peroxidasa.

En la Fig. 16-1 se exponen los distintos pasos del metabolismo del etanol.

Clínica

Las manifestaciones clínicas de la intoxicación etílica son progresivas y variables en función de la etanolemia que presente el paciente. Afecta principalmente al sistema nervioso central de forma aguda. De forma esquemática, se podría estratificar en:

- ✔ 50-100 mg/dL: euforia, sociabilidad, locuacidad, incoordinación leve.
- ✔ 100-200 mg/dL: nistagmo, disartria, ataxia, somnolencia, diplopía.
- ✔ 200-300 mg/dL: letargia, agresividad, vómitos.

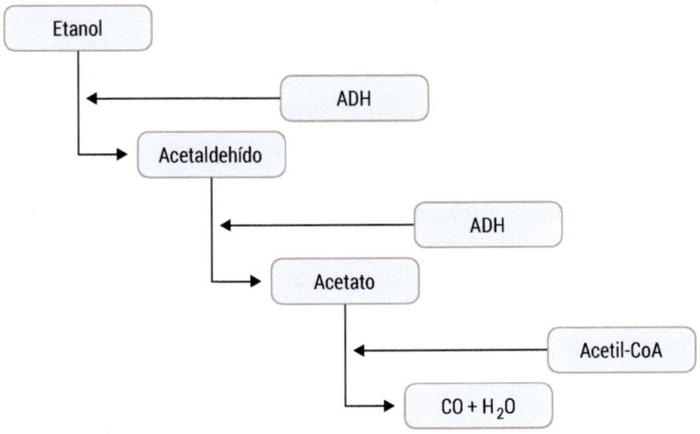

Fig. 16-1 | Metabolismo del etanol. Acetil-CoA: acetilcoenzima A; ADH: alcohol-deshidrogenasa.

- 300-400 mg/dL: coma con arreactividad.
- > 400 mg/dL: profundización del coma y parada respiratoria por sedación del centro respiratorio.

El curso de la intoxicación etílica no interferida por otros tóxicos es bastante predecible, y se recupera también de forma progresiva. Generalmente, en 8-12 horas suele estar superada. Se podría resumir en un bajo nivel de consciencia progresivo y reversible.

Sin embargo, la principal morbilidad asociada a la intoxicación etílica se basa en las complicaciones que puede presentar el paciente durante el período de bajo nivel de consciencia. Las más frecuentes son:

- **Neumonía aspirativa.** Es la más importante. La desprotección de la vía aérea puede provocar la aspiración y es la complicación que más se debe vigilar durante la observación.
- **Hipoglucemia.** El paciente con intoxicación etílica tiene bloqueadas parcialmente rutas metabólicas hepáticas. Una de ellas es la glucogenólisis, con lo que la disminución de glucagón provoca menos glucosa disponible.
- **Hipotermia.** El etanol es un potente vasodilatador, de forma que el paciente pierde una gran cantidad de calor endógeno de forma rápida.
- **Síndrome de Mallory-Weis.** Originado por vómitos frecuentes.
- **Fibrilación auricular.** El etanol es un excitante del sistema eléctrico cardíaco. Puede precipitar fibrilación auricular paroxística, así como desencadenar o descompensar otras arritmias.
- **Convulsiones.** El etanol baja el umbral comicial, con lo que puede provocar crisis en pacientes particularmente dispuestos.

Diagnóstico

El diagnóstico de la intoxicación es eminentemente clínico. La posibilidad de una intoxicación etílica en un contexto adecuado con síntomas compatibles, en muchas ocasiones, sirve para sentar el diagnóstico.

En caso de duda diagnóstica, se puede plantear realizar una etanolemia y confirmar o descartar la intoxicación.

Sin embargo, dado que el diagnóstico no es muy dificultoso, es muy importante establecer el diagnóstico diferencial de la intoxicación etílica siempre. En ocasiones, lo que aparenta ser una intoxicación por etanol puede ser simplemente un consumo asociado a otra patología más grave, como pueda ser un ictus o una hipoglucemia.

Entre las pruebas complementarias que se deben realizar a una intoxicación etílica están las de cualquier intoxicación. Pero, además, es inexcusable realizar una glucemia capilar ante toda sospecha de intoxicación etílica, así como una tomografía computarizada (TC) craneal si la evolución clínica no es compatible o quedan dudas diagnósticas razonables.

También se debe realizar una TC craneal si hay convulsiones, focalidad neurológica o traumatismo craneoencefálico.

Tratamiento

El tratamiento de una intoxicación etílica es principalmente de soporte, haciendo una observación cuidadosa del paciente y siguiendo unas pautas claras.

Es prioritario vigilar el patrón ventilatorio y la vía aérea; hay que monitorizar la temperatura y la glucemia, así como la situación hemodinámica.

Durante la observación, se debe mantener perfusión de suero glucosado.

La utilización de la tiamina ha sido muy controvertida. En la actualidad, sólo está indicada en aquellos pacientes en los que claramente hay un hábito etílico crónico previo y han presentado una intoxicación etílica. En estos casos, hay que ponerla siempre antes que la perfusión de glucosado para prevenir el síndrome de Wernicke-Korsakoff.

Para el manejo de la hipotermia, se deben utilizar mantas con aire caliente.

La hipoglucemia se controla con sueroterapia glucosada, pero hay que tener en cuenta que probablemente sea necesario aportar suero fisiológico, ya que el paciente con intoxicación etílica presenta deshidratación y la sueroterapia glucosada aporta sólo agua libre y glucosa, pero no iones.

Por otra parte, es preferible realizar la corrección de la hipoglucemia con suero glucosado y no con ampollas de Glucosmon® ya que estas segundas son muy hiperosmolares y aportan menos glucosa que un suero. A modo de ejemplo, un suero de glucosa al 10 % de 500 mL aporta 50 g de glucosa, mientras que un Glucosmon®, al 50 % de 10 mL tan sólo aportaría 5 g de glucosa.

El paciente debe ser manejado en una observación tranquila, con vigilancia de los parámetros antes referidos. Si no se consigue una recuperación en unas 8 horas, hay que replantear el diagnóstico diferencial.

Lo que **no se debe hacer** en una intoxicación etílica es:

- Realizar descontaminación digestiva, por la baja rentabilidad de una maniobra de riesgo como el lavado ante un tóxico que se absorbe rápidamente. El carbón activado no adsorbe el etanol y puede favorecer la presencia de vómitos, por lo que también está contraindicado.
- Administrar flumazenilo y naloxona, ya que, aunque hay descrita cierta respuesta de ambos en el seno de la intoxicación etílica, el riesgo de convulsiones es mayor que el beneficio potencial.
- Administrar tiamina a todo paciente con intoxicación etílica. También, administrar otro tipo de vitaminas, como B6 o B12.
- Remedios caseros, que pueden empeorar la situación.

Patología urgente asociada al consumo de etanol

Hay una serie de entidades que, sin ser intoxicaciones etílicas, se ven con frecuencia en los servicios de urgencias o en pacientes hospitalizados y que se asocian al etanol y que conviene conocer:

- **Deprivación etílica o *delirium tremens*.** Consiste en la deprivación brusca de etanol en un paciente que tiene un hábito etílico previo. Es una circunstancia que se da con relativa frecuencia cuando un paciente ingresa en un hospital y no se valora el consumo previo. Se caracteriza por un cuadro de agitación psicomotriz con alucinaciones visuales y convulsiones frecuentes. Presenta importante morbimortalidad. El tratamiento es la hidratación y la sedación con benzodiacepinas y clometiazol.

- **Síndrome de Wernicke-Korsakoff.** Está constituido por la afectación del sistema nervioso central y del periférico en forma de polineuritis, debido a un hábito etílico crónico y desnutrición, con descenso de tiamina. El cuadro clínico también es de carácter alucinatorio, con agitación y alteraciones de la memoria, como la confabulación. Asocia ataxia y alteraciones de la coordinación y de la marcha, debidas a la polineuritis. El tratamiento es el mismo que el *delirium tremens*: sedación y vitamina B1, antes de iniciar perfusión de glucosado.
- **Psicosis alcohólica.** Se trata de una psicosis en la que el factor precipitante es el etanol. El cuadro clínico es el de un brote psicótico, y el tratamiento es el mismo: neurolépticos.
- **Intoxicación psicógena.** Se trata del paciente que presenta clínica por etanol, pero no se corresponde con la cantidad de etanol que ha podido tomar. En ocasiones pueden ser llamadas de atención o alteraciones de la personalidad, pero se deben manejar con suma cautela y planteando diagnóstico diferencial de forma constante, pues pueden enmascarar otras patologías más graves.
- **Efecto disulfiram o antabus.** Fármaco utilizado en la deshabituación etílica, actualmente con poca incidencia, pero todavía utilizado. Produce un efecto desagradable cuando se mezcla con el etanol que consiste en una vasodilatación sistémica, pero sobre todo abdominal, que produce rubefacción facial, dolor intenso abdominal y ansiedad importante. Cursa con hipotensión secundaria a la vasodilatación. El tratamiento es la sedación del paciente con benzodiacepinas y aporte de volumen.

Implicaciones médico-legales del consumo de etanol

En ocasiones, el médico y el paciente se pueden ver inmersos en un conflicto legal por ocurrir un incidente como pueda ser una agresión o un accidente de tráfico estando bajo los efectos del etanol. Puede que el paciente solicite una muestra de etanol o un contraanálisis, o que la solicitud la hagan las fuerzas de seguridad, o que el paciente se niegue. En estas circunstancias, hay varios puntos que se deben tener en cuenta:

- El paciente es soberano a la hora de decidir qué quiere hacer o no, y no se puede engañar, y mucho menos forzar, a realizar una determinación.
- Las fuerzas de seguridad no tienen poder legal para poder exigir una determinación de etanol. El único que tiene capacidad para solicitarla es el juez.

La situación clínica es completamente distinta que la legal. En la primera, cuando se necesita realizar una determinación que infiere información en el diagnóstico diferencial, se efectuará como cualquier otra. Cuando hay que hacer una determinación con contenido médico-legal, hay que someter la misma a una estricta cadena de custodia que garantice que el propietario de la muestra es el paciente en cuestión.

En la Fig. 16-2 se expone un algoritmo realizado al respecto, en concreto para las circunstancias surgidas en accidentes de vehículos de motor. Se aplica para esta circunstancia u otras similares, tanto en etanol como en otras drogas de abuso.

Intoxicación por metanol

El metanol produce una intoxicación relativamente frecuente, pero, además, sumamente grave.

El metanol está presente de forma industrial en el alcohol de quemar, como acompañante de algunos disolventes, y también puede aparecer en la destilación defectuosa del etanol.

Por sí mismo, es un compuesto totalmente neutro, pero su toxicidad depende de sus metabolitos. Como la intoxicación depende de su metabolización, la respuesta interindividual es muy variable.

No obstante, una dosis de 30 mL de metanol puro suele ser letal para una persona estándar, y se calcula que la mortalidad global del metanol puede estar en torno al 50 % de todas las intoxicaciones por este compuesto. Este dato es difícil de establecer, ya que hay numerosas intoxicaciones leves que pueden pasar desapercibidas.

La vía de entrada es oral, y en la Fig. 16-3 podemos apreciar cómo se metaboliza el metanol.

Según se puede apreciar, la ADH es una protagonista nuclear en la metabolización del metanol. La producción de formaldehído y de ácido fórmico va a ser la causante de todo el cuadro tóxico.

Estos dos metabolitos tienen dos efectos fundamentales desde el punto de vista toxicológico: a) afectación del sistema nervioso central, con especial tropismo por el sistema ocular, y b) son potentes acidificantes, de forma que van a provocar una acidosis metabólica con anión GAP elevado.

Afortunadamente, el etanol es 10-20 veces más afín por la ADH que el metanol, lo que va a ser muy importante en su tratamiento.

Clínica

En cuanto a las manifestaciones clínicas, el inicio del cuadro va a consistir en una seudointoxicación etílica. En general, el paciente comienza con una embriaguez, probablemente más leve que si hubiera consumido etanol y bastante mejor tolerada. En función de la capacidad de metabolización, este tiempo de latencia va a ser variable, y, según se vaya formando formaldehído y ácido fórmico, van a aparecer los síntomas:

- A nivel del sistema nervioso central, el paciente puede presentar convulsiones y edema cerebral. Es muy frecuente la amaurosis por daño de los nervios y quiasma óptico.
- En cuanto a la esfera gastrointestinal, pueden aparecer náuseas y vómitos incoercibles, así como diarrea profusa. El fallo hepático suele estar presente desde las primeras fases.
- El equilibrio ácido-base se constituye en una acidosis metabólica grave, con anión GAP elevado, que se manifiesta en el paciente por intensa hiperventilación.

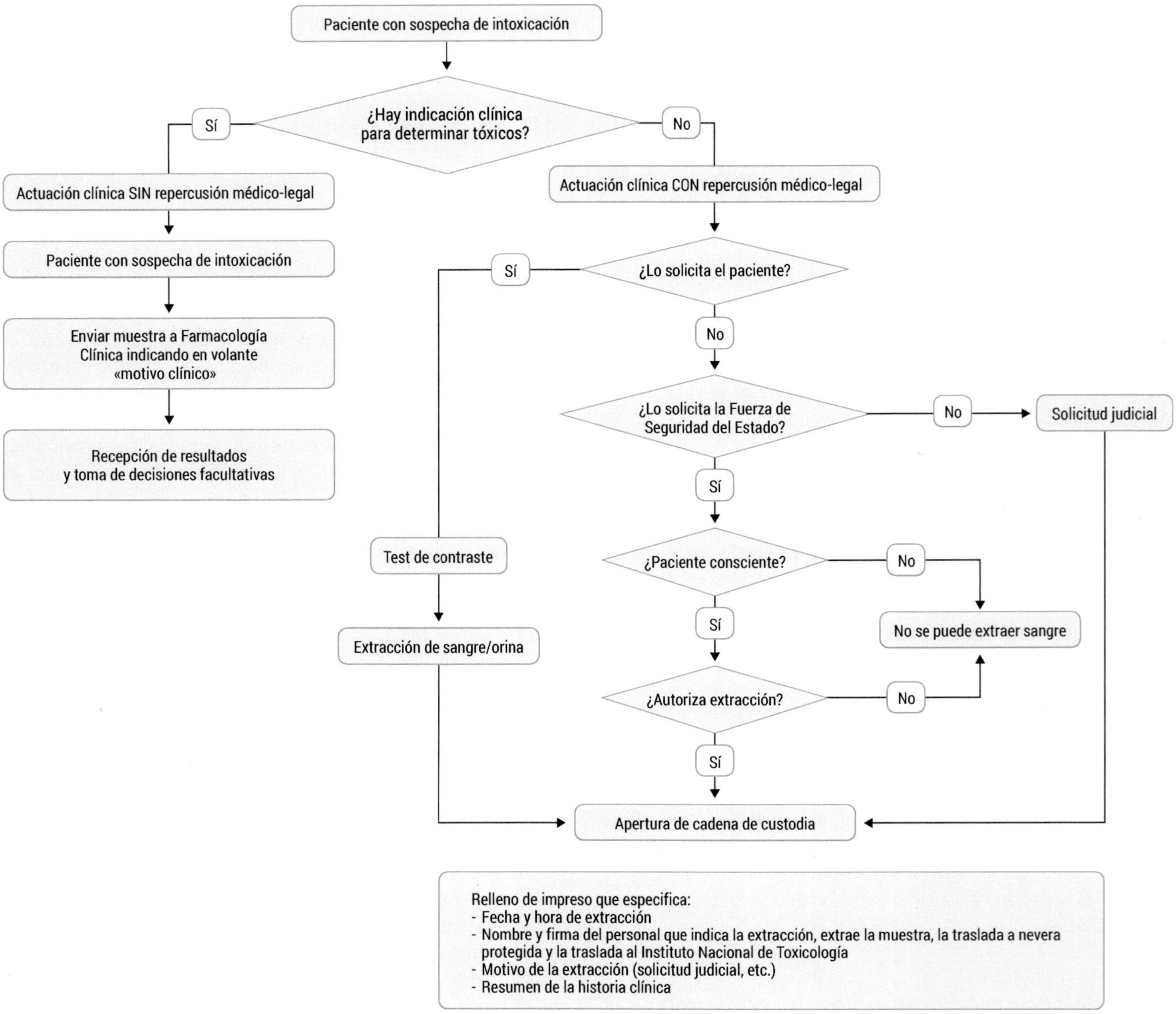

Fig. 16-2 | Algoritmo de actuación en caso de accidente de vehículo de motor.

La afectación de los distintos órganos y sistemas hace que el paciente entre de forma precoz en fracaso multiorgánico con alto riesgo vital.

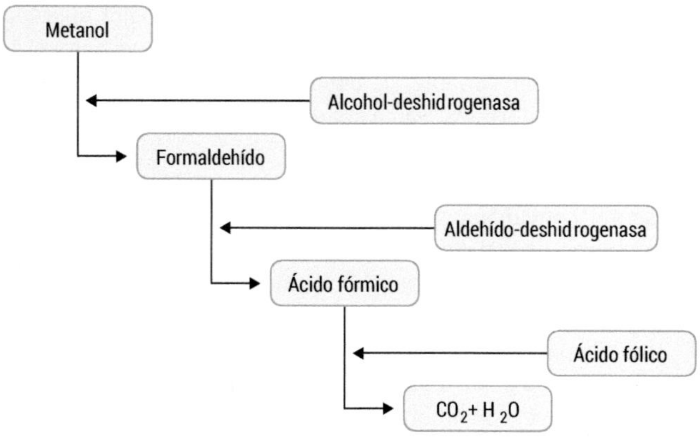

Fig. 16-3 | Metabolismo del metanol.

Diagnóstico

El diagnóstico es clínico y de sospecha. La presencia de una acidosis metabólica grave con anión GAP elevado ayuda a confirmarlo. No obstante, hay que hacer diagnóstico diferencial con situaciones relativamente frecuentes que pueden cursar con esta misma situación del equilibrio ácido-base, según se expone en la Tabla 16-1.

Cuando existan dudas sobre si hay intoxicación o no, la determinación de la metanolemia es obligada, dada la gravedad del cuadro.

Tratamiento

El tratamiento se debe instaurar de forma precoz. En cuanto a la descontaminación digestiva, en caso de una ingesta cercana al punto de asistencia y claramente identificada, se podría intentar realizar lavado gástrico. Hay que recordar que el carbón activado

Tabla 16-1. Situaciones clínicas con acidosis metabólica y anión GAP elevado

✔ Intoxicación por salicilatos	✔ Acidosis láctica
✔ Intoxicación por etilenglicol	✔ Acidosis por metformina
✔ Intoxicación por paraldehído y sulfuros	✔ Cetoacidosis diabética
	✔ Uremia

no adsorbe el metanol ni los alcoholes en general. Tampoco están indicados los catárticos.

El antídoto específico es el etanol. Compite con la ADH originando una reducción de la formación de metabolitos tóxicos procedentes del metanol. Se emplea por vía intravenosa, y para que sea eficaz hay que mantener etanolemias en torno a 1-1,5 mg/mL, lo cual es muy molesto para el paciente. También es muy hiperosmolar, con lo cual se debe coger un acceso de vía central, ya que la vía periférica puede verse dañada.

Frente al etanol surge el fomepizol como antídoto mucho más eficiente, ya que tiene una afinidad de 80.000 veces mayor por la ADH que el metanol y 8.000 veces que el etanol. No afecta a la glucemia ni al manejo de volumen. En resumen, es un antídoto muy eficaz, pero tiene como inconveniente su elevado coste.

Otras medidas adicionales que se pueden plantear como adyuvantes en el tratamiento del intoxicado por metanol son la alcalinización del medio mediante bicarbonato, la administración de ácido fólico por la extracción de ácido fórmico convirtiéndolo en dióxido de carbono y agua.

Además, se puede plantear hemodiálisis cuando la metanolemia supera 0,5 g/L, cuando aparece acidosis metabólica refractaria, sintomatología neurológica o insuficiencia renal.

Intoxicación por etilenglicol

Es otro alcohol muy difundido ya que se encuentra en los anticongelantes para automóviles y en múltiples disolventes.

La vía de entrada es la digestiva, siendo anecdótica la intravenosa y la cutánea.

Al igual que el metanol, es un alcohol potentemente tóxico por los metabolitos que produce.

El metabolismo del etilenglicol se puede ver en la Fig. 16-4.

Los metabolitos tóxicos son los ácidos oxálico, glióxico y glicólico.

El ácido oxálico es responsable de la producción de necrosis tubular aguda y de depresión respiratoria.

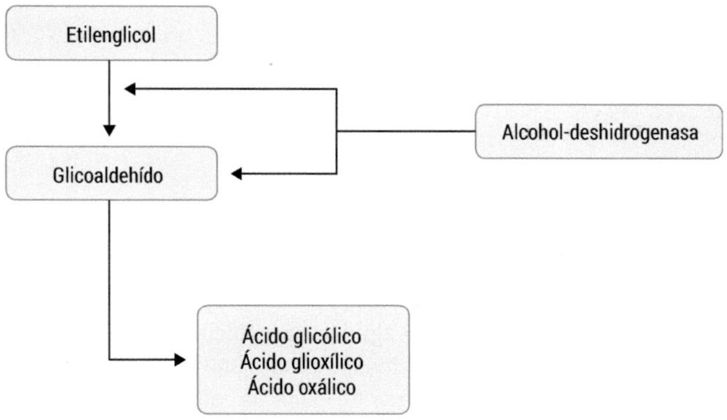

Fig. 16-4 | Metabolismo del etilenglicol.

Los ácidos glióxico y glicólico producen depresión del sistema nervioso central. Y en su conjunto provocan un cuadro de acidosis metabólica con anión GAP elevado.

La ingesta superior a 100 mL suele ser mortal.

Clínica

Las manifestaciones clínicas de la intoxicación por etilenglicol son muy parecidas a las del metanol, con un período de embriaguez inicial seguido de inestabilidad hemodinámica, distrés respiratorio y síntomas secundarios a la acidosis, que abocan a un fracaso multiorgánico.

Diagnóstico

El diagnóstico es clínico y de sospecha, en presencia de acidosis metabólica intensa. Se puede determinar el etilenglicol. Sin embargo, la realización de un sedimento de orina con presencia de cristales de oxalato cálcico suele ser un dato indirecto interesante de presencia de etilenglicol.

Tratamiento

En cuanto al tratamiento, las pautas son similares al metanol, con corrección de la acidosis metabólica, descontaminación digestiva exclusivamente con lavado si las circunstancias lo requieren, no estando indicado ni carbón ni catárticos. Se debe plantear la hemodiálisis con las mismas indicaciones que el metanol.

Asimismo, los antídotos son los competidores de la ADH, etanol y fomepizol.

RESUMEN

- ✔ El etanol origina la intoxicación más frecuente a nivel universal. Sus manifestaciones clínicas son progresivas en función de la etanolemia. Lo más importante es evitar las complicaciones asociadas al bajo nivel de consciencia, entre las cuales destaca la desprotección de la vía aérea.
- ✔ La determinación de etanol puede realizarse por situación clínica o requerimiento legal. En este caso, y con las restricciones de determinación que plantea la autonomía del paciente y la indicación judicial, se debe proceder a una cadena de custodia rigurosa.
- ✔ Tanto el metanol como el etilenglicol son dos alcoholes que por sí mismos son neutros, pero sus metabolitos son sumamente tóxicos. Dependen de la metabolización que cataliza la alcohol-deshidrogenasa, y producen acidosis metabólica intensa con rápido fracaso multiorgánico. Sus antídotos son el etanol y el fomepizol.

RECURSOS DIDÁCTICOS

- ✔ Enfoca
- ✔ Aplica
- ✔ Entrena

Bibliografía

Campion EW. Toxic alcohols. N Engl J Med. 2018;378:270-80.

Dueñas Laita A. Intoxicaciones agudas en medicina de urgencias y cuidados críticos. 1ª ed. Barcelona: Masson; 2005. Estudio EDADES 2017. Disponible en: http://www.pnsd.mscbs.gob.es/profesionales/sistemasInformacion/sistemaInformacion/pdf/EDADES_2017_Informe.pdf.

Hoffman R, Flomenbaum N, et al. Goldfrank's Toxicologic Emergencies. 10ª ed. New York: McGraw-Hill; 2015.

Izquierdo M. Intoxicación alcohólica aguda. Adicciones. 2002;14:175-93.

Kraut JA, Mullins ME. Toxic alcohols. N Engl J Med. 2018;378:270-80.

Varona Peinador M, et al. Intoxicación mortal por metanol. Emergencias. 1999;11:315-19.